湖南省针灸学会推荐用书

针灸护理

临床应用指导

主　审　常小荣

主　编　刘　梨　张月娟　龚志贤

副主编　何娅娜　林　奕　龚婷英　陈　政

编　委（以姓氏笔画为序）

王　英　王叶青　王婷婷　邓莉萍　田小华　皮桂芳
朱芙蓉　朱诗林　朱海艳　刘　伟　刘迈兰　刘红华
刘莲香　刘霞辉　羊桂芝　许　莹　扶小云　李　英
李旭辉　李绍君　李高祥　李群芝　杨媚月　肖月梅
吴　芳　吴　琳　何　花　余艳兰　邹　婵　邹秋玉
宋　霞　宋水燕　宋君荣　张吉妹　张建影　陈　芳
陈　瑛　卓彩虹　易婵娟　罗　平　罗　熠　罗海兰
岳志平　周运波　周群香　赵　燕　胡朝霞　钟梅花
段晓诚　贺成城　夏丽红　高迎春　高姣艳　涂　丽
龚湘萍　龚媛媛　常　卫　章　琼　彭　平　彭　鸿
彭廷云　彭花军　曾文珍　雷建兰　蔡亚宏　廖　腊
颜梅芳　魏香贵

華中科技大學出版社
http://www.hustp.com
中国·武汉

内容简介

本书为湖南省针灸学会推荐用书。

本书分为基础理论篇、技术操作篇、临床应用篇三篇，共十九章。本书保留了针灸学的主体知识结构，又针对不断发展的护理学临床实际进行整理和归纳，注重补充和吸收近年来在临床中总结出的护理经验和实例。

本书适用于中医及护理临床工作者、在校医学生、中医爱好者。

图书在版编目(CIP)数据

针灸护理临床应用指导/刘梨，张月娟，龚志贤主编. —武汉：华中科技大学出版社，2019.9

ISBN 978-7-5680-5708-0

Ⅰ.①针… Ⅱ.①刘… ②张… ③龚… Ⅲ.①针灸学 Ⅳ.①R245

中国版本图书馆 CIP 数据核字(2019)第 207477 号

针灸护理临床应用指导　　刘　梨　张月娟　龚志贤　主编

Zhenjiu Huli Linchuang Yingyong Zhidao

策划编辑：张　帆

责任编辑：张　帆　张　琴

封面设计：廖亚萍

责任校对：王亚钦

责任监印：周治超

出版发行：华中科技大学出版社(中国·武汉)　　电话：(027)81321913

武汉市东湖新技术开发区华工科技园　　邮编：430223

录　　排：华中科技大学惠友文印中心

印　　刷：武汉华工鑫宏印务有限公司

开　　本：787mm×1092mm　1/16

印　　张：16　插页：2

字　　数：420 千字

版　　次：2019 年 9 月第 1 版第 1 次印刷

定　　价：48.00 元

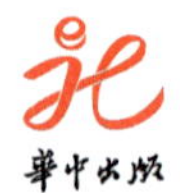

主编简介

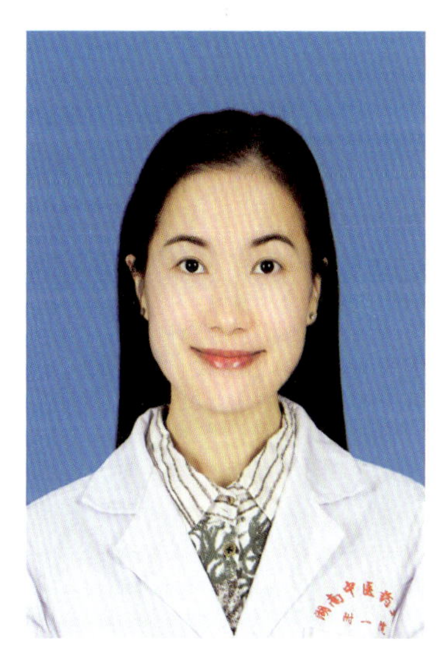

刘梨，副教授，针灸推拿学硕士，中医内科学博士，国家自然科学基金通信评审专家。美国南康涅狄格州立大学访问学者，湖南省针灸学会护理专业委员会主任委员、湖南省药膳食疗研究会治未病分会副会长。现任湖南中医药大学第一附属医院国际医疗部副部长。从事中医药教学、临床与科研工作11年，致力于针灸护理技术的基础理论与临床研究，主持和参与国家自然科学基金课题3项，主持湖南省科技厅、教育厅、中管局科研课题多项，发表学术论文16篇。获得湖南省科学技术进步奖三等奖，湖南省中医药管理局中医操作技术比赛一等奖，湖南中医药大学青年教师讲课比赛一等奖，多项湖南省教学成果奖。

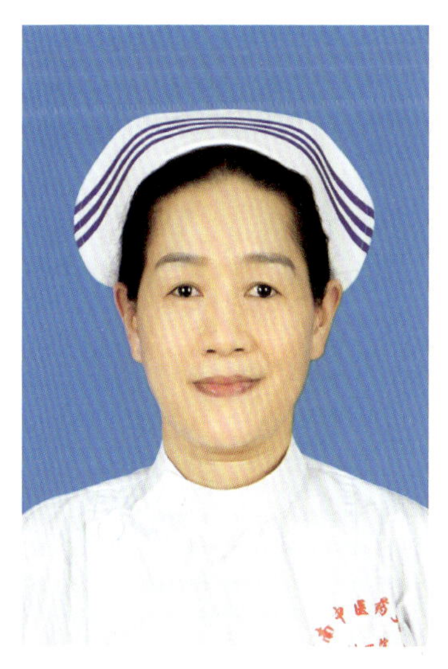

张月娟，主任护师，教授，博士，博士生导师。国家重点专科学术带头人，现任湖南中医药大学第一附属医院护理研究室主任，医院护理学科带头人，从事护理管理、护理教育、护理临床39年，兼任中华护理学会理事，中华护理学会中医、中西医护理专业委员会副主任委员，湖南省护理学会副理事长，湖南省护理学会中医、中西医结合护理专业委员会主任委员，湖南省中医医院护理质量控制中心主任委员等。担任《中华护理杂志》《湖南中医药大学学报》《护理学报》《当代护士》等杂志编委。主持和参与省部级及厅级课题33项，获奖21项，撰写论文近58篇，主、参编护理专著27本。在临床上，运用传统中医外治法进行实验和临床研究，致力于中医护理特色疗法的临床应用与研究，制订并推广中医护理特色疗法的规范与标准，取得较好的成效。尤其对中风病肢体功能康复、生活自理能力的提高等方面采取中医护理康复技术进行临床研究，获得良好的效果。

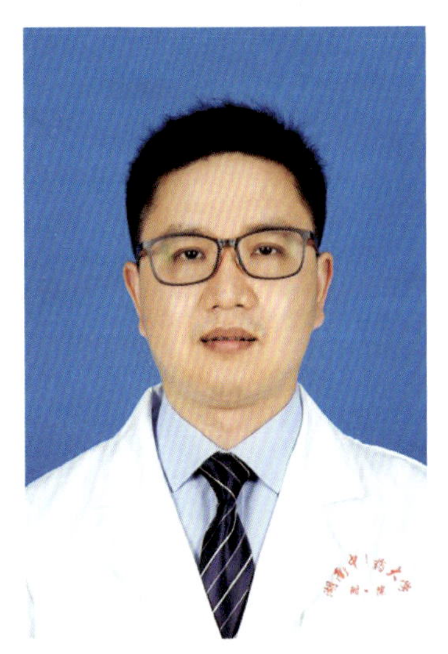

龚志贤，湖南中医药大学第一附属医院骨伤科副主任医师，第六批全国老中医药专家学术经验继承人，世界中医药学会联合会骨质疏松专业委员会理事，中国中西医结合学会骨伤科分会康复专家委员会委员，湖南省中西结合骨伤专业委员会青年委员，中国民族医药学会疼痛分会理事。从事骨科临床、科研、教学工作十余年。主持湖南省自然科学基金、教育厅青年重点课题、省中医药管理局重点课题各1项，发表学术论文12篇，参编著作7本，申请个人专利7项，获湖南省教学成果二等奖1项。擅长运用中医传统疗法治疗四肢骨折及颈肩、腰腿疼痛等慢性筋骨疾病。推崇“非药物、非手术”的绿色自然疗法；倡导“精准诊断，精准治疗”的个体化医疗理念；临床中着重使用并发扬中医骨伤“简、便、廉、验”的特色中医外治法。

Foreword 前言

中医药是中华民族的瑰宝，是弘扬与传播优秀中华文化的有效载体，维护着民众的健康。十九大报告"健康中国战略"提出"坚持中西医并重，传承发展中医药事业"，标志着中医药发展成为国家战略，中医药进入全面发展的新时代。为了促进针灸学的普及和繁荣发展，促进针灸护理人才的成长，促进针灸适宜(护理)技术的普及和推广，提高护理技术水平，更好地带动社区及地方医院中医护理的发展，满足人民健康和社会主义现代化建设的需要，湖南省针灸学会于 2017 年成立二级专业委员会——湖南省针灸学会护理专业委员会，并为了规范化、系统化地进行培训，大力推动针灸特色护理技术的普及和推广，特编写此指导用书。

《针灸护理临床应用指导》分为基础理论篇、技术操作篇、临床应用篇，共三篇十九章。基础理论篇介绍了针灸护理概述、经络学说、腧穴学说、十四经脉及常用腧穴、刺法护理、灸法护理；技术操作篇介绍了经络腧穴相关的护理技术、针法相关的护理技术、灸法相关的护理技术的理论依据和操作步骤，结合现代护理理论，运用"评估、计划、实施、评价"的护理流程完成操作，强调护士在运用护理技术操作时，重视对患者的身心护理；临床应用篇介绍了常见病的针灸护理，对临床常见病开展辨证施护和健康教育。在编写过程中，保留了针灸学的主体知识结构，又针对不断发展的护理学临床实际进行整理和归纳，注重补充和吸收近年来在临床中总结出的护理经验和实例，其内容和知识体系力求体现科学性、系统性、先进性、实用性，注重技能性和可操作性。

本书是中医及护理临床工作者、在校医学生、中医爱好者的重要参考书籍。期望从事中医针灸和中医护理的临床从业人员通过对本书的学习，较系统地掌握针灸常用护理技术，并希望本书能够引起同行及专家们对针灸护理的重视。本书在编写过程中得到了湖南中医药大学、湖南中医药大学第一附属医院、湖南省各级中医院多位专家和老师的大力支持和指导，在此表示诚挚的谢意。本书全体编者均以认真负责的态度进行编写，因水平和学识所限，书中难免存在疏漏和不当之处，请读者提出宝贵意见和建议，以求改进和完善。读者阅读本书时若有疑问可发邮件至 26134591@qq.com 获得帮助。

本书中方剂组成尽量与原方保持一致，但需关注国家重点保护野生药材的应用，此类药物在临床应用中应灵活处理，不可照搬照抄原方。

编　者

Contents 目录

第一部分 基础理论篇

第二部分　技术操作篇

第三部分　临床应用篇

第一部分
基础理论篇

JICHU LILUN PIAN

第一章　针灸护理概述

第一节　针灸护理概念的提出

一、针灸的起源与发展历史

针灸由“针”和“灸”构成，是针法和灸法的总称，是东方医学的重要组成部分之一，其内容包括针灸理论、腧穴、针灸技术以及相关器具，在其形成、应用和发展的过程中，具有鲜明的中华民族文化与地域特征，是基于中华民族文化和科学传统产生的宝贵财富。其中，针法是指在中医理论的指导下把针具(通常指毫针)按照一定的角度刺入患者体内，运用捻转与提插等针刺手法对人体特定部位进行刺激从而达到治疗疾病的目的。灸法是以预制的艾炷或艾叶在体表一定的穴位上烧灼、熏熨，利用热刺激来预防和治疗疾病。

针灸疗法最早见于《黄帝内经》。《黄帝内经》(后简称《内经》)中“藏寒生满病，其治宜灸”，便是指灸法，其中记述了大量的针灸理论与技术。灸法产生于火的发现和使用之后。在用火的过程中，人们发现身体某部位的病痛经火的烧灼、烘烤而得以缓解或解除，继而学会用兽皮或树皮包裹烧热的石块、砂土进行局部热熨，逐步发展为以点燃树枝或干草烘烤来治疗疾病。经过长期的摸索，人们选择了易燃且具有温通经脉作用的艾叶作为灸治的主要材料，于体表局部进行温热刺激，从而使灸法和针法一样，成为防病治病的重要方法。艾叶具有易于燃烧、气味芳香、资源丰富、易于加工储藏等特点，因而后来成为了最主要的灸治原料。而针法的出现，则更早。远古时期，人们偶然被一些尖硬物体，如石头、荆棘等碰撞了身体表面的某个部位，出现意想不到的疼痛减轻的现象。古人开始有意识地用一些尖利的石块来刺身体的某些部位或人为地刺破身体使之出血，以减轻疼痛。后来人们掌握了挖制和磨制技术，能够制作出一些比较精致的、适合刺入身体以起到治疗疾病目的的石器，这种石器就是最古老的医疗工具——砭石。砭石在当时更常用于外科化脓性感染的切开排脓，所以又被称为针石。《山海经》载：有石如玉，可以为针。这是关于砭石的早期记载。中国在考古中曾发现过砭石实物。可以说，砭石是后世刀针工具的基础和前身。“砭而刺之”逐渐发展为针法，“热而熨之”逐渐发展为灸法，这就是针灸治疗方法的前身。

针灸治疗方法是在漫长的历史过程中形成的，其学术思想也随着临床医学经验的积累逐渐完善。《黄帝内经》是现存的中医文献中最早而且完整的中医经典著作，形成了完整的经络系统，既有十二经脉、十五络脉、十二经筋、十二经别以及与经脉系统相关的标本、根结、气街、四海等，并对腧穴、针灸方法、针刺适应证和禁忌证等也做了详细的论述，尤其是《灵枢》所记载的针灸理论更为丰富且系统，所以《灵枢》是针灸学术的第一次总结，其主要内容至今仍是针灸学的核心内容，故《灵枢》称为《针经》。继《内经》之后，战国时期的名医扁鹊所著的《难经》对针灸学说进行了补充和完善。晋代医学家皇甫谧潜心钻研《内经》等著作，撰写成《针灸甲乙经》，书中全面论述了脏腑经络学说，发展并确定了349个穴位，并对穴位的位置、主治、操作进行了论述，同时介绍了针灸方法及常见病的治疗，是对针灸学说的第二次总结。唐宋时期，随着经济文化的繁荣昌盛，针灸学说也有了很大的发展，唐代医学家孙思邈在其著作《备急千金要方》中绘制了彩色的《明堂三人图》，并提出阿是穴的取穴方法及应用。到了宋代，著名针灸学家王惟一编撰了《铜人腧穴针灸图经》，考证了354个腧穴，并将全书刻于石碑上供学习者参抄拓印，他还铸造了两具铜人模型，外刻经络腧穴，内置脏腑，作为针灸教学的直观教具和考核针灸医生之用，促进了针灸学说的发展。元代滑伯仁所著的《十四经发挥》，首次将十二经脉与任、督二脉合称为十四经脉，对后人研究经脉很有裨益。明代是针灸学术发展的鼎盛时期，名医辈出，针灸理论研究逐渐深化，也出现了大量针灸专著，如《针灸大全》《针灸聚英》《针灸四书》，特别是杨继洲所著的《针灸大成》，汇集了明以前的针灸著作，总结了临床经验，内容丰富，是后世学习针灸的重要参考书，是对针灸学说的第三次总结。清初至民国时期，针灸医学由兴盛逐渐走向衰退。公元1742年吴谦等人撰《医宗金鉴》，其中《医宗金鉴·刺灸心法要诀》不仅继承了历代前贤的针灸要旨，而且加以发扬光大，通篇歌图并茂，自乾隆十四年(公元1749年)以后将该书定为清太医院医学生必修内容。清代后期，以道光皇帝为首的封建统治者以“针刺火灸，究非奉君之所宜”的荒谬理由，悍然下令禁止太医院用针灸治病。1840年鸦片战争后，针灸受到更加严重的摧残。尽管如此，由于针灸治病深得人心，故在民间仍广为流传。针灸名医李学川公元1817年写出《针灸逢源》，强调辨证取穴、针药并重，并完整地列出了361个经穴，其仍为今之针灸学教材所取用。民国时期政府曾下令废止中医，许多针灸医生为了保存和发展针灸这一祖国医学文化的瑰宝，成立了针灸学社，编印针灸书刊，开展针灸函授教育等，近代著名针灸学家承淡安先生为振兴针灸做出了毕生贡献。在此时期，中国共产党领导下的革命根据地，明确提倡西医学习和应用针灸治病，在延安的白求恩国际和平医院开设针灸门诊，开创了针灸正式进入综合性医院的先河。中华人民共和国成立以来，十分重视继承发扬祖国医学事业，制定了中医政策，并采取了一系列措施发展中医事业，使针灸学得到了前所未有的普及和提高。2006年中国中医科学院牵头申报中医针灸等传统医药项目列入第一批国家级非物质文化遗产名录。2010年11月16日中医针灸列入“人类非物质文化遗产代表作名录”。

二、针灸的独特优势

针灸具有疏通经络、调和阴阳和扶正祛邪的作用，在临床上应用范围广，适用于内、外、妇、儿、五官等疾病。

针灸具有疏通经络的作用，能够使瘀阻的经络通畅并发挥其正常的生理作用，疏通经络是针灸最基本和最直接的治疗作用。经络“内溉脏腑，外濡腠理”，是五脏六腑和体表肌肤、四肢、五官九窍相互联系的通道，具有运行气血、沟通机体表里上下，调节脏腑组织功能活动的作用。若经络气血运行阻滞，导致经络不通，“不通则痛”；同时经脉失于荣养，又可造成麻木；气血运行受阻，进一步导致气血凝滞，出现局部组织肿胀疼痛等。针灸治病是通过经络、腧穴和针灸手法的作用，使经络通畅，促使气血的正常运行，达到治疗疾病的目的。

针灸具有调和阴阳的作用，使患者从阴阳失衡状态向平衡状态转化，这是针灸治疗最终要达到的目的。针灸调和阴阳的作用，是通过经络阴阳属性、经穴配伍和针刺手法来实现的。大量的临床和实验研究表明针灸对机体有着良性的、双向性的调整作用，使失调的脏腑器官功能得到调节，恢复生理功能。一般来说，针灸对亢进的、兴奋的、痉挛状态的组织器官有抑制作用，对虚弱的、抑制的、弛缓的组织器官有兴奋作用。

针灸具有扶正祛邪的作用，扶助机体正气及祛除病邪。疾病的发生、发展及其转归的过程，实质上是正邪相争的过程。治疗疾病就是要扶助正气，祛除邪气，改变正邪双方的力量对比，使之向有利于痊愈方面转化。扶正祛邪是临床针灸治疗的重要法则，具体应用是补虚泻实。针灸的补虚泻实作用，主要是通过针灸手法和腧穴的配伍两个方面实现的。灸法属补法范畴，有扶正的作用；针刺放血法属泻法范畴，有祛邪作用。

三、普及推广针灸适宜技术的意义

针灸是中医药文化的重要组成部分，具有鲜明的中华民族文化与地域特征，是基于中华民族文化和科学传统产生的宝贵财富。中医药文化是中医药学在其发展过程中不断汲取中华文化营养，形成的独具特色的文化，是我国非物质文化遗产的杰出代表，蕴含着中华民族特有的精神、思维和文化精华，涵纳着大量的实践观察、知识体系和技术技艺，凝聚着中华民族强大的生命力与创造力，是中华民族智慧的结晶，也是全人类文明的瑰宝，应该受到更好的保护与利用。十九大报告中"健康中国战略""传承发展中医药事业"寄托着以习近平同志为核心的党中央对中医药事业发展的更高期待。《中医药发展战略规划纲要(2016—2030年)》中也指出，大力弘扬中医药文化，繁荣发展中医药文化，实施中医药健康文化素养提升工程，加强中医药文物设施保护和非物质文化遗产传承。

针灸疗法具有适用范围广、疗效迅速显著、操作方法简便、医疗费用低廉、副作用少等独特的优势。远在唐代，中国针灸就已传播到日本、朝鲜、印度、阿拉伯等国家和地区。迄今为止，针灸已经传播到世界140多个国家和地区，为保障全人类的健康发挥了巨大的作用。在新形势下，传承中医药文化精粹、提升中医药工作者的素养、普及中医药文化知识，是一项事关中华文化繁荣兴盛和中华民族伟大复兴的战略性课题。只有积极推动中医药文化的传播，使中医药文化渗透到人们的文化认知与日常生活中去，才能为中医药的发展创造更良好的社会氛围。

四、规范护理人员进行针灸适宜技术操作的必要性

护理人员是最适合推广针灸适宜技术的群体。自有人类以来就有护理，护理是人们谋求生存的本能和需要。现代护理学研究如何诊断和处理人类对存在的或潜在的健康问题的反应，要求护理人员具有对服务对象实施整体护理的基本能力。除了掌握基础医学、预防保健的基本理论和相关人文社会科学知识以外，更要掌握护理学基本理论、基本知识、基本技能。护理工作侧重于技术操作，护理人员在技术操作方面具有熟练性、技巧性和专业性的特点和优势。针灸由针法和灸法构成，也强调操作技术和方法。针灸适宜技术是中医护理的重要组成部分，具有适用范围广、疗效迅速显著、操作简便、医疗费用低廉等独特的优势，为保障人民群众的生命健康做出了巨大的贡献。如采用穴位按摩治疗习惯性便秘、药物敷脐治疗呃逆、穴位注射治疗尿潴留等，都是在护理中运用针灸方法取得持久疗效又无副作用的例子。

目前在我国的中医医院、中西医结合医院、西医医院等医疗机构中，中西医结合诊疗不同比例地并存着。中医药事业的发展要求中医护理人员必须具备比较系统的中医学理论知识和中医学护理技能。当前各医院内大部分临床护士毕业于西医院校，缺少中医专业护理人员，临床护士的中医护理知识欠缺、中医基础理论不扎实，对中医学的阴阳五行学说、藏象学说、经络学说、精气血津液学说、辨证施护、中医护理健康宣教等的学习、理解不全面，影响中医护理及

针灸适宜技术的开展和应用。

因此，我们提出了针灸护理的概念：以中医学理论和经络腧穴理论为指导，运用与经络、腧穴及针灸相关的护理方法，处理人类现存的或潜在的健康问题。针灸护理的内容包括理论知识和操作技术。我们整理了临床护理人员能在临床实施并且已经广泛开展的针灸护理技术，并将其分为经络腧穴相关的护理技术、针法相关的护理技术、灸法相关的护理技术三类。我们把毫针刺法写进本书，是为了更好地对针刺过程中出现的异常情况进行预防、处理和护理。

为了更好地规范护理人员进行针灸适宜技术，我们建议制订针灸护理技术分级和人员准入管理制度。根据技术操作的复杂性、风险性和专科性将技术分为不同等级，每类技术明确相应的人员准入要求。筛选教师进行系统培训后，对每项技术进行严格的考核。对于低难度的针灸护理技术，操作者需要了解操作常规、方法、适应证、禁忌证，并能处理常见的不良反应。对于中等难度的技术，操作者需要熟悉疾病的主要症状、人体经络分布、穴位的定位，并且能够针对个体的病情特点来选择合适的方法和药物，建议由具有比较丰富的临床经验的护理人员来完成。对于高难度的针灸护理技术，要求操作者具备系统的中医理论知识，娴熟的针灸护理技术，能够依据患者的病情进行熟练地操作，并能够迅速、及时地处理针刺并发症，建议由具备丰富的临床实践经验的护理人员来完成。

第二节　针灸护理的理论体系

中医学理论和经络腧穴理论是针灸护理的理论基础。中医学理论体系以整体观念为主导思想，以辨证论治为诊治特点，包括阴阳五行学说、藏象学说、精气血津液学说、体质学说、病因病机学说、防治原则等内容，用于指导疾病的诊断和防治。经络是人体内运行气血、联络脏腑、沟通内外、贯穿上下的通路。腧穴是经络上分布的位点，病理情况下它们可产生不同的临床表现，有一定的临床意义。对疾病的诊断具有特殊的意义。经络和腧穴的病理反应不仅中医或针灸医生能捕捉到，中医护士也应该能够觉察出，这是医疗和护理之间，确切说是医生和护士之间工作交流的基础。中医护理人员应该能够从中医的角度观察患者、分析病情，能够懂得针灸医生的治疗思路。唯有这样，医生和护士之间才能配合默契，医护和谐。

经络腧穴相关技术是针灸护理的主要内容，是针灸护理人员应当掌握并熟练操作的技术。针灸护理技术是以经络腧穴为理论基础开展的相关技术，如艾条灸、艾炷灸、穴位敷贴、刮痧等，都是护士能够掌握和使用的，可以由护理人员独立完成。在操作过程中，强调经络辨证与腧穴的准确定位，同时应注重整体观，运用“评估、计划、实施、评价”的程序完成操作，既体现了护士在运用护理技术操作时，重视对患者进行整体护理。同时也加强了对护士形象和对操作程序的细节等方面的要求。

第二章　经络学说

第一节　经络的概念与经络系统的组成

经络学说是阐述人体经络系统的循行分布、生理功能、病理变化及其与脏腑相互关系的一门学说，是中医理论体系的重要组成部分。经络学说是古代医家在长期的医疗实践中逐步形成并不断充实和发展的，几千年来一直指导着针灸临床。

经络是经脉和络脉的总称，是人体内运行气血、联络脏腑、沟通内外、贯穿上下的通路。经指经脉，有路径的含义，是经络系统中的主干，具有联络上下、沟通内外的功能。络指络脉，有网络的含义，是经脉别出的分支，较经脉细小，纵横交错，遍布全身。

经络的作用是内属于脏腑，外络于肢节，沟通于脏腑与体表之间，将人体脏腑组织器官联系成为一个有机的整体。

经络系统是由十二经脉、奇经八脉、十二经别、十五络脉、十二经筋、十二皮部以及难以计数的浮络、孙络等组成。

第二节　十二经脉

十二经脉是经络系统的主体，包括手三阴经（肺、心包、心）、手三阳经（大肠、三焦、小肠）、足三阳经（胃、胆、膀胱）、足三阴经（脾、肝、肾），又称为“正经”。

一、十二经脉的名称

十二经脉的名称是根据手足、阴阳、脏腑而定的。其特点是十二条经分别隶属于十二脏腑，各经都用其所属脏腑的名称，结合其循行于手足、内外、前中后的不同部位，根据阴阳学说而冠以不同名称。例如，属腑、行于四肢外侧的经脉称阳经，属脏、行于四肢内侧的经脉称阴经。

二、十二经脉在体表的分布规律

十二经脉左右对称地分布于头面、躯干和四肢，纵贯全身。六条阴经分布于四肢的内侧和胸腹，上肢内侧是手三阴经，下肢内侧是足三阴经。六条阳经分布于四肢外侧和头面、躯干，上肢外侧是手三阳经，下肢外侧是足三阳经。手足三阳经在四肢的分布规律是阳明在前，少阳在中，太阳在后。手三阴经在上肢的分布规律是太阴在前，厥阴在中，少阴在后。足三阴经在内踝 8 寸以下分布规律是厥阴在前，太阴在中，少阴在后；在内踝 8 寸以上分布规律是太阴在前，厥阴在中，少阴在后。

三、十二经脉的特点

十二经脉在体内与脏腑相互联属，脏腑有表里相合的关系，阴经与阳经亦有表里属络关系。手太阴肺经与手阳明大肠经相表里，足阳明胃经与足太阴脾经相表里，手少阴心经与手太阳小肠经相表里，足太阳膀胱经与足少阴肾经相表里，手厥阴心包经与手少阳三焦经相表里，足少阳胆经与足厥阴肝经相表里。互为表里的阴经与阳经在体内的属络关系是阴经属脏而络腑，阳经属腑而络脏。由于这种属络关系，就形成了脏腑、阴阳、经脉之间的六组表里属络关系。

十二经脉的循行走向与交接是本着阴升阳降的规律进行的。（双手上举）手三阴经从胸走手，手三阳经从手走头，足三阳经从头走足，足三阴经从足走腹（胸）。十二经脉相互交接的规律是：①相表里的阴经与阳经在四肢末端交接，如手太阴肺经与手阳明大肠经交接于食指端，手少阴心经与手太阳小肠经交接于小指。②同名的阳经与阳经在头面部交接，如手阳明大肠经与足阳明胃经交接于鼻旁，手太阳小肠经与足太阳膀胱经交接于目内眦等。③相互衔接的阴经与阴经在胸中交接，如足太阴脾经与手少阴心经交接于心中，足少阴肾经与手厥阴心包经交接于胸中。

十二经脉气血流注顺序有一定的规律，从手太阴肺经开始，由肺经逐经相传，形成周而复始、如环无端的流注系统，将气血周流全身，营养和维持各组织器官的功能活动。气血流注次序：气血始于手太阴肺经，然后交手阳明大肠经，再交足阳明胃经、足太阴脾经，继交手少阴心经、手太阳小肠经、足太阳膀胱经、足少阴肾经、手厥阴心包经、手少阳三焦经、足少阳胆经、足厥阴肝经，自肝经上注肺，再返回至肺经，重新循环，周而复始。如《灵枢·卫气》载：阴阳相随，外内相贯，如环之无端。十二经脉将气血周流全身，使人体不断地得到精微物质并维持各脏腑组织器官的功能活动。

第三节　奇经八脉

奇经八脉，指督脉、任脉、冲脉、带脉、阴维脉、阳维脉、阴跷脉、阳跷脉八条经脉。因与十二经脉不同而别道奇行，故称为奇经八脉。

一、奇经八脉的特点

奇经八脉无脏腑所属，无阴升阳降规律，无表里属络关系。别道奇行，与奇恒之腑有密切关系。

二、奇经八脉的循行与作用

1. 任脉　行于腹胸之正中，上抵颏部，六条阴经均与之交会，故称“阴脉之海”。具有调节全身阴经经气的作用。

2. 督脉　行于脊背正中，上至头面，六条阳经均与之交会，故称“阳脉之海”。具有调节全身阳经经气的作用。

3. 冲脉 与足少阴肾经并行，上至口唇。涵蓄十二经气血，故称“十二经脉之海”，又称“血海”。

4. 带脉 起于胁下，环腰一周，状如束带，约束纵行躯干的诸条经脉。

5. 阴维脉 起于小腿内侧，并足太阴脾经、厥阴肝经上行，合于任脉，维系全身阴经。

6. 阳维脉 起于足跟外侧，并足少阳胆经等经上行，合于督脉，维系全身阳经。

7. 阴跷脉 起于足跟内侧，伴足少阴肾经上行，至目内眦与阳跷脉会合，调节下肢运动和眼睑的开合。

8. 阳跷脉 起于足跟外侧，伴足太阳膀胱经上行，至目内眦与阴跷脉会合，调节下肢运动和眼睑的开合。

三、奇经八脉的生理功能

奇经八脉在循行分布过程中有沟通联络作用。沟通十二经脉之间的联系，将部位相近、功能相似的经脉联系起来，达到统率有关经脉气血、协调阴阳的作用。

对十二经气血有蓄积和渗灌的调节作用。当十二经脉及脏腑气血旺盛时，奇经八脉能加以蓄积。当人体功能活动需要时，奇经八脉又能渗灌和供应。

第四节 经络的生理功能及临床应用

一、经络的生理功能

经络是输送气血，联络脏腑肢节，沟通表里上下，调节体内组织器官功能活动的通路。其生理功能归纳大致有以下几个方面。

1. 联络脏腑，沟通内外 经络具有联络脏腑和肢体的作用。《灵枢・海论》曰：十二经脉者，内属于脏腑，外络于肢节。这句话指出了经络能沟通表里，贯穿上下，联系脏腑器官，将人体各部的组织协调成一个有机的整体。

2. 运行气血，营养全身 经络具有输送气血，濡养身体的作用。《灵枢・本脏》曰：经脉者，所以行血气而营阴阳，濡筋骨，利关节者也。这句话指明了经络有输送气血、调养阴阳和营养全身的作用。

3. 抗御病邪，反映病候 《素问・气穴论》说孙络能“以溢奇邪，以通营卫”，这是因为孙络的分布范围很广，能够最先接触到病邪。当病邪侵犯时，孙络和卫气发挥了重要的抵抗和防御作用。经络又是传注病邪的途径，当体表受到病邪侵犯时，病邪可通过经络由表及里、由浅入深。经络也是病变相互传变的渠道，是脏腑之间、脏腑与体表组织器官之间相互影响的途径。内脏病变可通过经络反映到体表组织器官。

4. 传导感应，调和阴阳 针刺中的得气和气行现象都是经络传导感应功能的表现。针刺操作的关键在于调气，所谓“刺之要，气至而有效”。当经络或内脏功能失调时，通过针灸等刺激体表的一定穴位，经络可以将其治疗性刺激传导到有关的部位和脏腑，从而发挥其调节人体脏腑气血的功能，使阴阳平复，达到治疗疾病的目的。

二、经络学说的临床应用

1. 用于临床诊断

(1) 反映病候:当经络营内卫外的功能发生障碍时,可在其相应的经脉循行部位,或相应部位出现各种病证。如寒邪犯肺,出现咳嗽、胸痛等。内脏有病可在相应的官窍上反映出来,如肾病可出现腰痛,心火上炎导致口舌生疮,肝火升腾导致两目赤红等。

(2) 传注病邪:人体在正虚邪盛的情况下,经络又是传注病邪的渠道。病邪可以通过经络传入内脏,内脏病也可累及经络。由于脏腑之间有经脉沟通,所以经络还可成为脏腑之间病变相互影响的途径。如肝病犯胃、犯肺,这是因为足厥阴肝经挟胃注肺中。表里两经,由于属络相同,在病理上可以相互影响。

(3) 指导辨证归经:由于经络有一定的循行部位和脏腑属络,它可以反映所属脏腑的病证,因而在临床上可以根据疾病出现的症状,结合经络循行的部位及其属络的脏腑,作为辨证归经的依据。

2. 指导针灸治疗 针灸治疗是通过刺灸腧穴,以疏通经气,调节人体脏腑气血的功能,从而达到治病的目的。在明确诊断的基础上,除了选用局部腧穴外,通常以循经取穴为主,即某一经络或脏腑有病,便选用该经络或该脏腑的所属经络或相应经脉的远部腧穴来治疗,如上病下取、下病上取、中病旁取、左右交叉取以及前后对取等,例如,胃痛近取中脘,循经远取足三里、梁丘。《四总穴歌》"肚腹三里留,腰背委中求,头项寻列缺,面口合谷收"就是循经取穴的很好例证。此外,根据皮部与经络、脏腑的密切联系,临床上可用皮肤针叩刺皮肤、皮内针埋藏皮内来治疗脏腑经脉的病证;根据"菀陈则除之"的原则,使用刺络出血的方法来治疗一些常见病。

第三章　腧穴学说

第一节　腧穴的定义与起源、分类、命名与主治作用

一、腧穴的定义与起源

腧穴是人体脏腑经络之气输注于体表的部位。腧，与“输”相通，有转输的含义。穴，即孔隙的意思。在历代文献中，腧穴有“砭灸处”“节”“会”“骨孔”“气穴”“穴位”等不同名称。

腧穴是人们在长期的医疗实践中陆续发现的。远在新石器时代，我们的祖先就已经使用砭石来砥刺放血，割刺脓疡，或用热熨、按摩、叩击体表，或在体表某一部位用火烤、烧灼等方法来减轻或消除伤痛。久而久之，人们逐渐认识到人体的某些特殊部位具有治疗疾病的作用，这就是腧穴被发现的最初过程。起初，只是以病痛的局部作为刺灸的部位，即“以痛为腧”。既没有固定的部位，也无所谓穴名。后来，随着医疗实践的积累，人们才把某些特殊的“按之快然”“驱病迅捷”的部位称为“砭灸处”。据有关文献记载，早在战国初期就已经形成了“穴”的概念。又经过一段漫长的时期和大量医疗实践总结，人们对腧穴的部位特点和治疗范围的认识进一步深入，确定了腧穴的位置，明确了腧穴的主治，并赋予了腧穴名称，以后又进行了系统的分类，使腧穴的发展逐步完善。

二、腧穴的分类

人体的腧穴总体上可分为十四经穴、经外奇穴、阿是穴三类。

1. 十四经穴　简称“经穴”，是指具有固定的名称和位置，且归属于十二经脉与任督二脉的腧穴，具有治疗本经及其所属脏腑的病证。特点：有穴名、定位、归经。

2. 经外奇穴　指既有一定穴名，又有明确的位置，但尚未归入十四经脉系统的腧穴。奇穴的位置虽然比较零散，但与经络系统仍有密切关系。主治范围比较单一，多数对某些病证有特殊疗效，又称“奇穴”。特点：有穴名、定位、无归经。

3. 阿是穴　指既无固定名称，亦无固定位置，而是以压痛点或病变局部或其他反应点等作为针灸施术部位的一类腧穴，又称“不定穴”“天应穴”“压痛点”等。

三、腧穴的命名

腧穴的名称是针灸学名词术语的重要组成部分。腧穴命名不仅有其医学意义，而且是古代文化的一部分。了解腧穴命名的意义，有助于熟悉腧穴的部位及治疗作用。腧穴名称是古人以其部位及作用为基础，结合自然界现象及医学理论等，采用取类比象的方法制订的。关于

腧穴的命名依据主要有以下几点。

1. 根据所在部位命名　即根据腧穴所在的人体解剖部位来命名，如腕旁的腕骨、乳下的乳根、第七颈椎棘突下的大椎等。

2. 根据治疗作用命名　即根据腧穴对某种病证的特殊治疗作用来命名，如治疗目疾的睛明、光明，治疗水肿的水分、水道，治疗鼻塞的迎香，治疗口眼㖞斜的牵正等。

3. 利用天体地貌命名　即根据自然界的天体和地貌命名，如日月、上星、太白、承山、大陵、梁丘、商丘、丘墟、合谷、水沟、支沟、四渎、少海、小海、尺泽、曲泽、阳池、曲泉、经渠、太渊等。

4. 参照动植物名称命名　即根据动植物的名称，以形容腧穴所在部位的形象命名，如鱼际、鸠尾、伏兔、攒竹、禾髎等。

5. 借助建筑物命名　即根据建筑物名称来形容某些腧穴所在部位的形态或作用特点命名，如天井、库房、天窗、地仓、气户、梁门等。

6. 结合中医学理论命名　即根据腧穴所在部位或治疗作用，结合阴阳、脏腑、经络、气血等中医学理论命名，如阳陵泉、阴陵泉、百会、气海、三阴交、三阳络等。

四、腧穴的主治作用

腧穴的主治作用，又称腧穴的主治规律，与经络脏腑有密切关系。无论腧穴的局部治疗作用，还是远隔部位的治疗作用，都是以经络学说为依据的。

1. 近治作用　这是一切腧穴主治作用所具有的共同特点。这些腧穴均能治疗所在部位及邻近组织、器官的局部病证。如头面颈部腧穴，大多数是治疗局部疾病的；位于眼周的承泣、睛明均能治疗目疾；耳区的听宫、听会、翳风均能治疗耳疾等；胃部的中脘、建里等能治疗胃病等。这些均是“腧穴所在，主治所在”规律的体现。

2. 远治作用　指腧穴具有治疗其远隔部位的脏腑病证的作用。十二经脉中，位于四肢肘膝关节以下的腧穴，既能治疗局部病证，又能治疗本经循行所及的远隔部位的病证，包括肢体与脏腑病证。如合谷，不仅能治疗上肢病证，还能治疗头面、五官病证，以及外感发热病等。这就是“经脉所过，主治所及”规律的体现。

3. 特殊作用　指有些腧穴具有双向、良性调整作用和相对特异的治疗作用。例如，炎症白细胞计数过高时，针刺大椎有抗炎作用，能降低白细胞计数；慢性疾病白细胞计数过低时，针刺大椎又能升高白细胞计数。天枢既有止泄止痢的作用，又有通便作用；心动过速时针刺内关能减慢心率，心动过缓时针刺内关可使心率恢复正常。某些穴位对某些疾病也有特定的治疗作用，如大椎可退热，神门可安神，少商可利咽喉，至阴可矫正胎位等。

第二节　腧穴的定位方法

取穴是否准确，直接影响针灸的疗效。针灸治疗，强调准确取穴。为了准确取穴，必须掌握好腧穴的定位方法。目前，临床常用的腧穴定位方法有以下四种。

一、体表解剖标志定位法

体表解剖标志定位法是以人体解剖学中的各种体表标志为依据来确定腧穴位置的方法，可分为固定标志和活动标志两种。

固定标志指在人体自然姿势下可见的标志，固定不变且不受人体活动影响，包括五官、爪甲、乳头、肚脐和骨节凸起、凹隐及肌肉纹理等。借助固定标志来定位取穴是常用的方法，如鼻尖取素髎，两眉中间取印堂，两乳中间取膻中、脐中旁开 2 寸取天枢，腓骨小头下方取阳陵泉等。

活动标志是指在人体活动姿势下出现的标志，包括各部的关节、肌肉、皮肤随活动而出现的孔隙、凹陷、皱纹等。例如：取耳门、听宫、听会等应张口；取下关、应闭口；取阳溪应将拇指翘起；取养老，应掌心向胸。

二、骨度折量定位法

骨度折量定位法，是指以体表骨节为主要标志折量全身各部的长度和宽度，并依其尺寸按比例折算作为定穴的标准。但分部折寸的尺度应以被取穴者本人的身材为依据。将设定的两骨节点之间的长度折量为一定的等分，每 1 等分为 1 寸(1 寸约等于 25 mm)，10 等分为 1 尺。全身主要骨度折量寸见表 3-1 和图 3-1。

表 3-1　全身主要骨度折量寸

部位	起止点	折量寸	度量法	说明
头面部	前发际正中至后发际正中	12	直寸	用于确定头部腧穴的纵向距离
	眉间(印堂)至前发际正中	3	直寸	用于确定前或后发际及头部腧穴的纵向距离
	前两额发际之间	9	横寸	用于确定头前部腧穴的横向距离
	耳后两乳突之间	9	横寸	用于确定头后部腧穴的横向距离
胸腹胁部	胸骨上窝至胸剑联合	9	直寸	用于确定胸部任脉腧穴的纵向距离
	胸剑联合中点至脐中	8	直寸	用于确定上腹部腧穴的纵向距离
	脐中至耻骨联合上缘	5	直寸	用于确定下腹部腧穴的纵向距离
	两肩胛骨喙突内侧缘之间	12	横寸	用于确定胸部腧穴的横向距离
	两乳头之间	8	横寸	用于确定胸腹部腧穴的横向距离
背腰部	肩胛骨内侧缘至后正中线	3	横寸	用于确定背腰部腧穴的横向距离
	肩峰缘至后正中线	8	横寸	用于确定背部腧穴的横向距离
上肢部	腋前、后纹头至肘横纹	9	直寸	用于确定上臂部腧穴的纵向距离
	肘横纹至腕掌侧远端横纹	12	直寸	用于确定前臂部腧穴的纵向距离
下肢部	耻骨联合上缘至髌底	18	直寸	用于确定大腿部腧穴的纵向距离
	髌底至髌尖	2	直寸	用于确定大腿部腧穴的纵向距离
	髌尖至内踝尖	15	直寸	用于确定小腿内侧部腧穴的纵向距离
	胫骨内侧髁下方阴陵泉至内踝尖	13	直寸	用于确定小腿内侧部腧穴的纵向距离
	股骨大转子至腘横纹	19	直寸	用于确定大腿前外侧部腧穴的纵向距离
	臀沟至腘横纹	14	直寸	用于确定大腿后部腧穴的纵向距离
	腘横纹至外踝尖	16	直寸	用于确定小腿外侧部腧穴的纵向距离
	外踝尖至足底	3	直寸	用于确定足内侧部腧穴的纵向距离

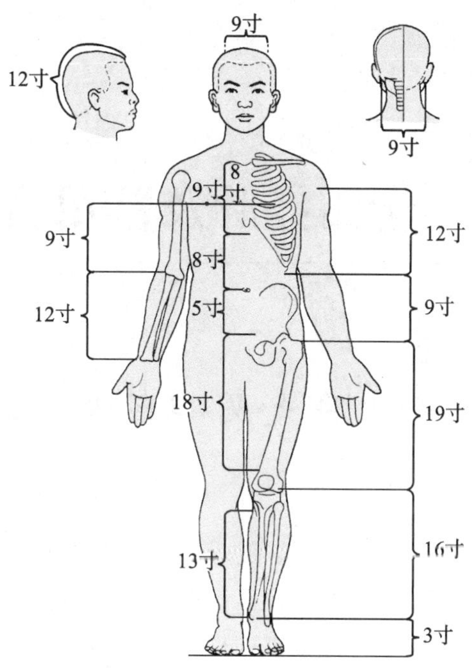

图 3-1　全身主要骨度折量寸

三、指寸定位法

指寸定位法，又称手指同身寸定位法，是指依据被取穴者本人手指所规定的分寸以量取腧穴的方法（图 3-2）。临床常用有以下三种。

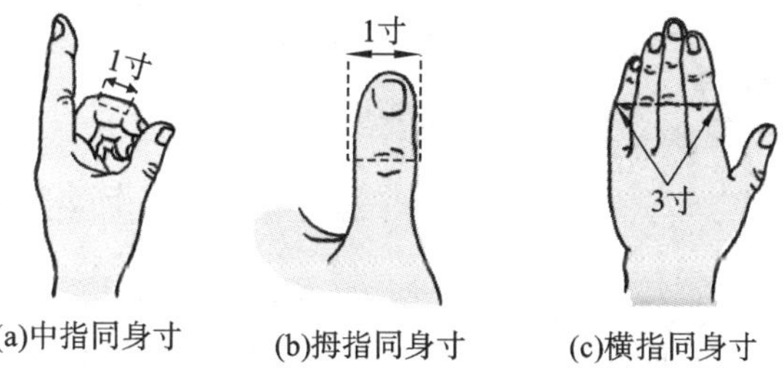

图 3-2　指寸定位法

1. 中指同身寸　简称“中指寸法”，被取穴者的中指中节屈曲时，将中指中节桡侧两端纹头之间的距离定为 1 寸。

2. 拇指同身寸　此法是将被取穴者拇指的指间关节的宽度定为 1 寸。这种方法适用于四肢的直寸取穴。

3. 横指同身寸　此法又称“一夫法”。该法是将被取穴者食指、中指、无名指和小指并拢，以中指中节横纹处为准，四指宽度定为 3 寸。此法多用于下肢、下腹部和背部的横寸。

四、简便取穴法

此法是临床上常用的一种简便易行的取穴法。如以左右两手之虎口交叉，一手食指压在另一手腕后桡骨茎突正中上方取列缺；垂肩屈肘，肘端尽处取章门；两耳角直上连线中点取百会。这些取穴方法都是在长期临床实践中总结出来的。

第四章　十四经脉及常用腧穴

第一节　手太阴肺经及其腧穴

一、经脉循行

手太阴肺经起于中焦，向下联络大肠，再返回沿胃上行，穿过横膈，属于肺。从肺系(气管喉咙部)向外横行至腋窝下，沿上臂内侧下行，循行于手少阴心经和手厥阴心包经之前，下至肘中，沿前臂内侧桡骨尺侧缘下行，经寸口动脉搏动处，行至大鱼际，再沿大鱼际桡侧缘循行至拇指末端。其支脉，从手腕后分出，沿着食指桡侧直达食指末端(图 4-1)。

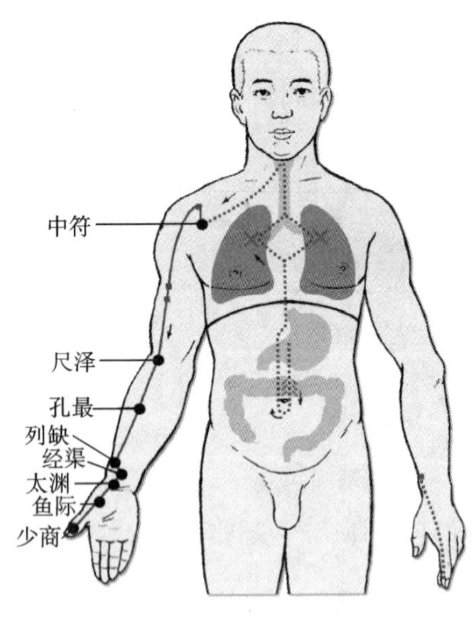

图 4-1　手太阴肺经循行示意图及常用腧穴

二、主治概要

本经腧穴主治肺系疾病和经脉循行部位的其他病证，如咳嗽、气喘、气短、咯血、胸部胀满、咽喉肿痛、缺盆部和手臂内侧前缘痛、肩背部寒冷与疼痛等。

三、手太阴肺经常用腧穴

1. 中府(Zhōngfǔ，LU1)　肺募穴。

(1) 定位：在胸前壁的外上方，横平第 1 肋间隙，锁骨下窝外侧，前正中线旁开 6 寸。

(2) 主治：咳嗽、气喘、胸痛等胸肺病证；肩背痛。

(3) 操作：向外斜刺或平刺 0.5～0.8 寸，可灸。不可向内向下深刺，以免刺伤肺脏。

2. 尺泽(Chǐzé，LU5)　合穴。

(1) 定位：在肘横纹上，肱二头肌腱桡侧缘凹陷处。

(2) 主治：咳嗽、气喘、咯血、咽喉肿痛等肺系实热病证；肘臂挛痛；急性吐泻、中暑、小儿惊风等。

(3) 操作：直刺 0.8～1.2 寸，或点刺出血。

3. 孔最(Kǒngzuì，LU6)　郄穴。

(1) 定位：在前臂前区，腕掌侧远端横纹上 7 寸，尺泽与太渊连线上。

（2）主治：鼻衄、咯血、咳嗽、气喘、咽喉肿痛等肺系病证；肘臂挛痛。

（3）操作：直刺 0.5～1 寸。

4. 列缺（Lièquē，LU7）　络穴、八脉交会穴（通于任脉）。

（1）定位：在前臂，腕掌侧远端横纹上 1.5 寸，拇短伸肌腱与拇长展肌腱之间，拇长展肌腱沟的凹陷中（简便取穴法：两手虎口自然平直交叉，一手食指按在另一手桡骨茎突上，指尖下凹陷中是本穴）。

（2）主治：咳嗽、气喘、咽喉肿痛等肺系病证；偏正头痛、齿痛、项强痛、口眼㖞斜等头面部疾病；手腕痛。

（3）操作：向上斜刺 0.5～0.8 寸，可灸。

5. 经渠（Jīngqú，LU8）　经穴。

（1）定位：在前臂掌面桡侧，腕掌侧远端横纹上 1 寸，桡骨茎突与桡动脉之间。

（2）主治：咳嗽、气喘、胸痛、咽喉肿痛等肺系病证；手腕痛。

（3）操作：避开桡动脉，直刺 0.3～0.5 寸。

6. 太渊（Tàiyuān，LU9）　输穴、原穴、脉会穴。

（1）定位：在腕前区，桡骨茎突与舟状骨之间，拇长展肌腱尺侧凹陷中。

（2）主治：咳嗽、气喘等肺系病证；无脉症；腕臂痛。

（3）操作：避开桡动脉，直刺 0.3～0.5 寸，可灸。

7. 鱼际（Yújì，LU10）　荥穴。

（1）定位：在手外侧，第 1 掌骨桡侧中点赤白肉际处。

（2）主治：咳嗽、咯血、咽干、咽喉肿痛、失音等肺系实热病证；掌中热，小儿疳积。

（3）操作：直刺 0.5～0.8 寸。治小儿疳积可用割治法。

8. 少商（Shàoshāng，LU11）　井穴。

（1）定位：在手指拇指末节桡侧，指甲根角侧上方 0.1 寸（指寸）。

（2）主治：咽喉肿痛、鼻衄、高热等肺系实热病证；昏迷、癫狂等。

（3）操作：直刺 0.1 寸，或三棱针点刺出血。

第二节　手阳明大肠经及其腧穴

一、经脉循行

手阳明大肠经起于食指末端，沿食指桡侧上行，经过第 1、2 掌骨之间，向上进入两筋（拇长伸肌腱与拇短伸肌腱）之间的凹陷处，沿前臂外侧前缘，至肘部外侧，再沿上臂外侧前缘上走肩部，经肩峰前，向上循行至背部与阳经交会于大椎，再向下进入缺盆，络肺，下行穿过横膈，属大肠。缺盆部支脉：上走颈部，经面颊，进入下齿龈，回绕至上唇，交会于人中，左脉右行，右脉左行，止于对侧鼻旁，与足阳明胃经相交接（图 4-2）。

二、主治概要

本经腧穴主治头面、五官、咽喉、热病和经脉循行部位的其他病证，如咽喉肿痛、腹胀、腹痛、肠鸣、泄泻、痢疾、便秘，以及本经循行部位的疼痛、热肿或寒冷等。

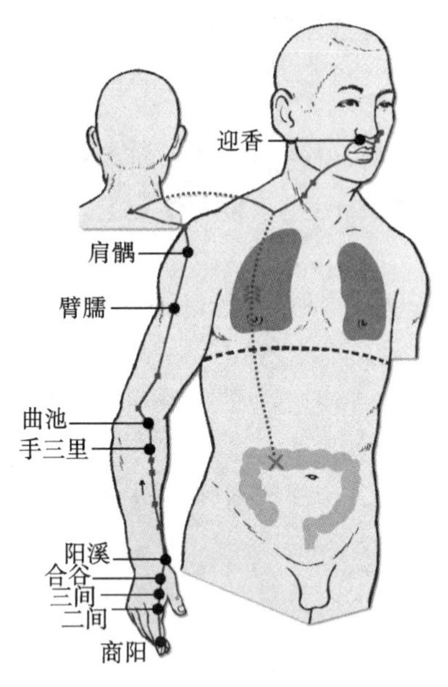

图 4-2　手阳明大肠经循行示意图及常用腧穴

三、手阳明大肠经常用腧穴

1. 商阳(Shāngyáng,LI1)　井穴。

(1) 定位:在手食指末节桡侧,指甲根角侧上方 0.1 寸。

(2) 主治:齿痛、咽喉肿痛等五官病;热病昏迷等热证、急症等。

(3) 操作:浅刺 0.1 寸,或点刺出血。

2. 二间(Èrjiān,LI2)　荥穴。

(1) 定位:微握拳,第 2 掌指关节桡侧远端赤白肉际处。

(2) 主治:鼻衄、齿痛、咽喉炎等五官病;热病等。

(3) 操作:直刺 0.2～0.3 寸。

3. 三间(Sānjiān,LI3)　输穴。

(1) 定位:微握拳,第 2 掌指关节桡侧近端凹陷中。

(2) 主治:齿痛、咽喉肿痛等五官病,腹胀、肠鸣等。

(3) 操作:直刺 0.3～0.5 寸。

4. 合谷(Hégǔ,LI4)　原穴。

(1) 定位:在手背,第 1、2 掌骨间,第 2 掌骨桡侧的中点处(简便取穴:以一手的拇指指骨关节横纹,放在另一手拇指、食指之间的指蹼缘上,拇指指尖下是本穴)。

(2) 主治:头痛、目赤肿痛、齿痛、鼻衄、口眼㖞斜、耳聋等头面五官病;发热恶寒等外感病;热病无汗或多汗;痛经、经闭、滞产等妇产科病;各种痛证。五官及颈部手术针麻常用穴。

(3) 操作:直刺 0.5～1 寸。

5. 阳溪(Yángxī,LI5)　经穴。

(1) 定位:在腕背侧远端横纹桡侧,手拇指向上翘时,拇短伸肌腱与拇长伸肌腱之间的凹陷中。

(2) 主治:头痛、目赤肿痛、耳聋等头面五官病;手腕痛。

(3) 操作:直刺 0.5～0.8 寸。

6. 手三里(Shǒusānlǐ,LI10)

(1) 定位:在前臂背面桡侧,阳溪与曲池连线上,肘横纹下 2 寸处。

(2) 主治:手臂无力、上肢不遂;腹痛、腹泻;齿痛、颊肿。

(3) 操作:直刺 0.8～1.2 寸,可灸。

7. 曲池(Qūchí,LI11)　合穴。

(1) 定位:在肘横纹外侧端,屈肘,尺泽与肱骨外上髁连线的中点处。

(2) 主治:手臂痹痛、上肢不遂;热病,眩晕;腹痛、吐泻等;咽喉肿痛、齿痛、目赤肿痛等五官病;瘾疹、湿疹、瘰疬等外科病;癫狂等。

(3) 操作:直刺 1～1.5 寸。

8. 臂臑(Bìnào,LI14)

(1) 定位:在臂外侧,三角肌前缘处,曲池上 7 寸。

(2) 主治：肩臂疼痛不遂、颈项拘挛等痹证；瘰疬；目疾。

(3) 操作：直刺或向上斜刺 0.8～1.5 寸，可灸。

9. 肩髃(Jiānyú，LI15)

(1) 定位：在三角肌区，肩峰外侧缘前端与肱骨大结节两骨间凹陷中(简便取穴法：臂外展或向前平伸时，肩峰外侧缘呈现前后两个凹陷，前下方的凹陷是本穴)。

(2) 主治：肩臂挛痛、上肢不遂；瘾疹。

(3) 操作：直刺或向下斜刺 0.8～1.5 寸，可灸。

10. 迎香(Yíngxiāng，LI20)

(1) 定位：在面部鼻翼外缘中点旁，鼻唇沟中。

(2) 主治：鼻塞、鼻衄等鼻病；口㖞、面痒等面口病；胆道蛔虫症。

(3) 操作：直刺或向上斜刺 0.2～0.5 寸，不宜灸。

第三节　足阳明胃经及其腧穴

一、经脉循行

足阳明胃经起于鼻旁，上行鼻根，与足太阳膀胱经交会，向下沿鼻外侧下行，入上齿龈中，返回环绕口唇，入下唇交会于承浆，再向后沿下颌下缘，至大迎，沿下颌角至颊车，上行耳前，经过足少阳胆经上关，沿发际至前额。面部支脉：从大迎前下走人迎，沿喉咙入缺盆，下横膈，属于胃，联络于脾。直行支脉：从缺盆沿乳房内侧下行，经脐旁至下腹气冲。胃下口部支脉：沿腹内下行至气冲与直行经脉会合，经髀关、伏兔至膝盖，沿胫骨外侧前缘下行，经足背到第 2 足趾外侧端(厉兑)。胫部支脉：从膝下 3 寸处分出，下行至足中趾外侧。足跗部支脉：从足背分出，沿足大趾内侧端直行到末端，与足太阴脾经相接(图 4-3)。

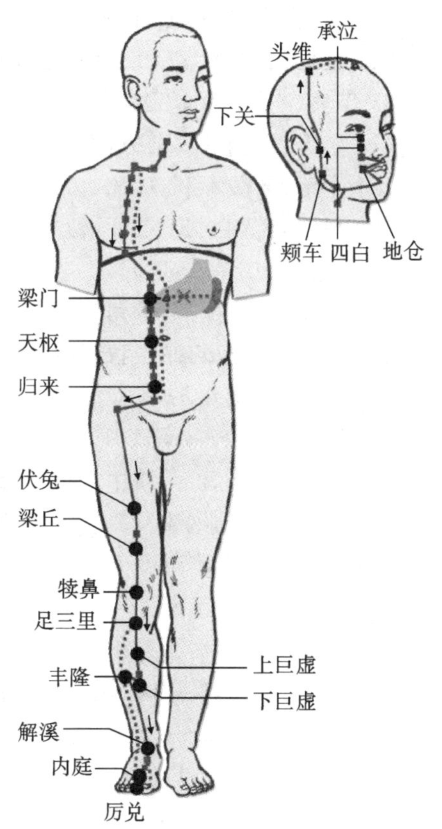

图 4-3　足阳明胃经循行示意图及常用腧穴

二、主治概要

本经腧穴主治胃肠病和头面、目、鼻、口齿病和神志病，以及经脉循行部位的其他病证，如腹胀、肠鸣、胃痛、呕吐、呃逆、消谷善饥、口渴、咽喉肿痛、鼻衄、热病发狂、胸及膝髌等本经循行部位的疼痛、活动不利等。

三、足阳明胃经常用腧穴

1. 承泣(Chéngqì，ST1)

(1) 定位：在面部，眼球与眶下缘之间，目正视时瞳孔直下。

(2) 主治：眼睑瞤动、迎风流泪、近视、散光、青光眼、斜视、角膜炎、白内障等目疾，口眼㖞斜、面肌痉挛等。

(3) 操作:紧靠眶缘缓慢进针,直刺 0.3~0.7 寸。不宜提插,以防刺破血管,引起眶内出血。

2. 四白(Sìbái,ST2)

(1) 定位:在面部,瞳孔直下,眶下孔处。

(2) 主治:目赤痛痒、眼睑瞤动、眼睑下垂、青光眼等目疾;口眼㖞斜、面痛、面肌痉挛等;头痛、眩晕等。

(3) 操作:直刺 0.3~0.5 寸,不可深刺,以免伤及眼球,不可过度提插捻转。

3. 地仓(Dìcāng,ST4)

(1) 定位:在面部,口角旁开 0.4 寸。

(2) 主治:口眼㖞斜、流涎、面痛、齿痛等局部病证。

(3) 操作:斜刺或平刺,或向颊车方向透刺 0.5~0.8 寸。

4. 颊车(Jiáchē,ST6)

(1) 定位:在面颊部,下颌角前上方约 1 横指(中指)处,当咀嚼时咬肌隆起,放松时有凹陷处。

(2) 主治:齿痛、颊肿、口眼㖞斜、牙关不利等局部病证。

(3) 操作:直刺 0.3~0.5 寸,或向地仓方向透刺 1~1.5 寸。

5. 下关(Xiàguān,ST7)

(1) 定位:在面部耳前方,颧弓与下颌切迹形成的凹陷中。

(2) 主治:牙关不利、面痛、齿痛、口眼㖞斜等;耳聋、耳鸣等耳疾。

(3) 操作:直刺 0.5~1 寸;留针时不可做张口动作,以免弯针、折针。

6. 头维(Tóuwéi,ST8)

(1) 定位:在头侧部,额角发际上 0.5 寸,头正中线旁 4.5 寸。

(2) 主治:头痛、目眩、目痛等头目病证。

(3) 操作:平刺 0.5~1.0 寸。

7. 梁门(Liángmén,ST21)

(1) 定位:在上腹部,脐中上 4 寸,距前正中线 2 寸。

(2) 主治:腹胀、纳少、胃痛、呕吐等胃病。

(3) 操作:直刺 0.5~0.8 寸,过饱者禁针,肝大者右侧慎针或禁针,可灸。

8. 天枢(Tiānshū,ST25) 大肠募穴。

(1) 定位:在腹部,平脐中,前正中线旁开 2 寸。

(2) 主治:腹胀、肠鸣、腹泻、便秘、泄泻、痢疾等胃肠病;月经不调、痛经等妇科病。

(3) 操作:直刺 1~1.5 寸,可灸。

9. 归来(Guīlái,ST29)

(1) 定位:在下腹部,脐中下 4 寸,距前正中线 2 寸。

(2) 主治:小腹痛、疝气,月经不调、带下、子宫下垂等妇科病。

(3) 操作:直刺 0.8~1.2 寸,可灸。

10. 伏兔(Fútù,ST32)

(1) 定位:在大腿前面,髂前上棘与髌底外侧端的连线上,髌底上 6 寸。

(2) 主治:下肢痿痹、腰痛、膝冷痛等腰及下肢病证;疝气等。

(3) 操作:直刺 1~2 寸,可灸。

11. 梁丘(Liángqiū,ST34) 郄穴。

(1) 定位:在大腿前面,股外侧肌与股直肌肌腱之间,髌底上 2 寸。

(2) 主治:急性胃痛;膝肿痛、下肢不遂等下肢病证;乳痛、乳痈等乳疾。

(3) 操作:直刺 1~1.5 寸,可灸。

12. 犊鼻(Dúbí,ST35)

(1) 定位:在膝前区,髌韧带外侧凹陷中。

(2) 主治:膝痛、屈伸不利、下肢麻痹等下肢、膝关节病证。

(3) 操作:屈膝,向后内斜刺 0.5~1 寸。

13. 足三里(Zúsānlǐ,ST36) 合穴、胃下合穴。

(1) 定位:在小腿外侧,犊鼻下 3 寸,距胫骨前缘一横指(中指)处。

(2) 主治:胃痛、呕吐、腹胀、痢疾、便秘等胃肠病;乳痈、肠痈等;下肢痿痹;虚劳诸证,为强壮保健要穴。

(3) 操作:直刺 1~2 寸,可灸。

14. 上巨虚(Shàngjùxū,ST37) 大肠下合穴。

(1) 定位:在小腿前外侧,犊鼻下 6 寸,犊鼻与解溪连线上,距胫骨前缘一横指(中指)处。

(2) 主治:肠鸣、腹痛、便秘、泄泻、痢疾等胃肠病;下肢痿痹等。

(3) 操作:直刺 1~2 寸,可灸。

15. 下巨虚(Xiàjùxū,ST39) 小肠下合穴。

(1) 定位:在小腿外侧,犊鼻下 9 寸,犊鼻与解溪连线上,距胫骨前缘一横指(中指)处。

(2) 主治:痢疾、腹泻、小腹痛等胃肠病;下肢痿痹;乳痈。

(3) 操作:直刺 1~1.5 寸,可灸。

16. 丰隆(Fēnglóng,ST40) 络穴。

(1) 定位:在小腿外侧,外踝尖上 8 寸,条口外侧一横指处,胫骨前肌外缘。

(2) 主治:头痛、眩晕、癫狂、咳嗽、痰多等痰饮病证;下肢痿痹;腹胀、便秘等。

(3) 操作:直刺 1~1.5 寸。

17. 解溪(Jiěxī,ST41) 经穴。

(1) 定位:在踝区,踝关节前面中央凹陷处,拇长伸肌腱与趾长伸肌腱之间。

(2) 主治:下肢痿痹、足踝痛、足下垂等下肢、踝关节病证;头痛、眩晕;癫狂;腹胀、便秘等。

(3) 操作:直刺 0.5~1 寸,可灸。

18. 内庭(Nèitíng,ST44) 荥穴。

(1) 定位:在足背,第 2、3 趾间,趾蹼缘后方赤白肉际处。

(2) 主治:牙龈肿痛、咽喉肿痛;热病;吐酸、腹泻、痢疾、便秘等胃肠病;足背肿痛、跖趾关节痛等。

(3) 操作:直刺或斜刺 0.3~0.5 寸。

19. 厉兑(Lìduì,ST45) 井穴。

(1) 定位:在足趾第 2 趾末节外侧,距甲根角侧后方 0.1 寸。

(2) 主治:鼻衄、齿痛、咽喉肿痛等实热性五官病;多梦、癫狂等神志病。

(3) 操作:浅刺 0.1 寸。

第四节　足太阴脾经及其腧穴

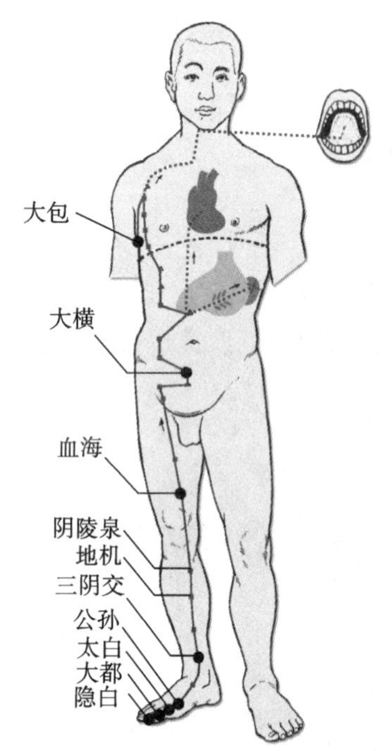

图 4-4　足太阴脾经循行示意图及常用腧穴

一、经脉循行

足太阴脾经起于足大趾末端，沿大趾内侧赤白肉际，经大趾本节后第 1 跖趾关节后，上行至内踝前，再沿胫骨后缘上行，至内踝上 8 寸处交出足厥阴肝经前，沿膝股部内侧前缘上行，进入腹部，属脾，联络胃，过横膈上行，挟咽部两旁，连系舌根，分散于舌下。胃部支脉：从胃上膈，注心中，与手少阴心经相接（图 4-4）。

二、主治概要

本经腧穴主治脾胃病、妇科病、前阴病和经脉循行部位的其他病证，如胃脘痛，呕恶，嗳气，腹胀，纳差，黄疸；身重，乏力，舌根强痛，四肢痿软；厥冷，便溏等。

三、足太阴脾经常用腧穴

1. 隐白（Yǐnbái，SP1）　井穴。

（1）定位：在足大趾末节内侧，距甲根角侧后方 0.1 寸。

（2）主治：月经过多、崩漏等妇科病；便血、尿血等慢性出血性疾病，癫狂、多梦、惊风、腹胀、暴泻等。

（3）操作：浅刺 0.1 寸，或用三棱针点刺出血，可灸。

2. 大都（Dàdū，SP2）　荥穴。

（1）定位：在足趾，第 1 跖趾关节远端赤白肉际凹陷中。

（2）主治：腹胀、胃痛、呕吐、腹泻、便秘等脾胃病；热病、无汗等。

（3）操作：直刺 0.3～0.5 寸，可灸。

3. 太白（Tàibái，SP3）　输穴、原穴。

（1）定位：在跖区，第 1 跖趾关节近端赤白肉际凹陷中。

（2）主治：肠鸣、腹胀、腹泻、胃痛、便秘等脾胃病。

（3）操作：直刺 0.8～1 寸，可灸。

4. 公孙（Gōngsūn，SP4）　络穴；八脉交会穴之一，通于冲脉。

（1）定位：在跖区，第 1 跖骨底的前下缘赤白肉际处。

（2）主治：胃痛、呕吐、腹痛、腹泻、痢疾等脾胃肠腑病；心烦、失眠、狂证等神志病；逆气里急、气上冲心（奔豚气）等冲脉病。

（3）操作：直刺 0.5～1 寸，可灸。

5. 三阴交（Sānyīnjiāo，SP6）　肝脾肾三阴经交会穴。

(1) 定位：在小腿内侧，内踝尖上3寸，胫骨内侧缘后方。

(2) 主治：肠鸣、腹胀、泄泻等脾胃病；月经不调、带下、阴挺、不孕、滞产等妇产科病；遗精、阳痿、遗尿等生殖泌尿系统疾病；心悸、失眠、高血压；下肢痿痹，阴虚诸证。

(3) 操作：直刺1～1.5寸，可灸。孕妇禁针。

6. 地机(Dìjī，SP8)　郄穴。

(1) 定位：在小腿内侧，胫骨内侧缘后际，阴陵泉下3寸。

(2) 主治：痛经、崩漏、月经不调等妇科病；腹痛、腹泻、胃痉挛等肠胃病；疝气；小便不利、水肿等脾不运化水湿病。

(3) 操作：直刺1～1.5寸，可灸。

7. 阴陵泉(Yīnlíngquán，SP9)　合穴。

(1) 定位：在小腿内侧，胫骨内侧髁下缘与胫骨内侧缘之间的凹陷中。

(2) 主治：腹胀、腹泻、水肿、黄疸，小便不利、遗尿、尿失禁；阴部痛、痛经、遗精、膝痛等。

(3) 操作：直刺1～2寸，可灸。

8. 血海(Xuèhǎi，SP10)

(1) 定位：在大腿内侧，髌底内侧端上2寸，股四头肌内侧隆起处(简便取穴法：患者屈膝，医生以左手掌心按于患者右膝髌骨上缘，二至五指向上伸直，拇指约成45°角斜置，拇指指尖下即是本穴。对侧取法仿此)。

(2) 主治：月经不调、痛经、闭经等妇科病；荨麻疹、湿疹、皮肤瘙痒、神经性皮炎等血热型皮肤病；下肢内侧及膝关节疼痛等。

(3) 操作：直刺1～1.5寸，可灸。

9. 大横(Dàhéng，SP15)

(1) 定位：在腹中部，脐中旁开4寸。

(2) 主治：腹痛、腹泻、便秘、急慢性肠炎、细菌性痢疾等。

(3) 操作：直刺1～2寸，可灸。

10. 大包(Dàbāo，SP21)　脾之大络。

(1) 定位：在胸外侧区，腋中线上，第6肋间隙。

(2) 主治：气喘；胸胁痛；全身疼痛、四肢无力等。

(3) 操作：斜刺或向后平刺0.5～0.8寸，可灸。

第五节　手少阴心经及其腧穴

一、经脉循行

手少阴心经起于心中，出属“心系”(心与其他脏器相连系的组织)，下行经过横膈，联络小肠。其支脉：从心系向上，挟食道上行，连于“目系”(眼球连接于脑的组织)。其直行经脉：从“心系”上行至肺，再向外下到达腋窝，沿上臂内侧后缘，行于手太阴肺经和手厥阴心包经后，到达肘窝；再沿前臂内侧后缘，至掌后豌豆骨部，进入掌内，止于小指桡侧末端，与手太阳小肠经相接(图4-5)。

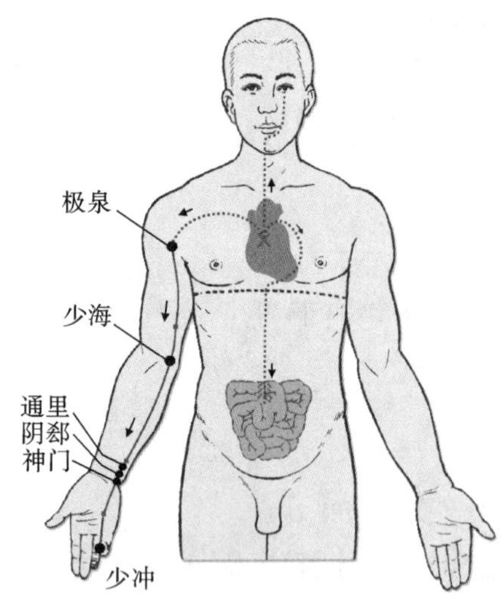

图 4-5 手少阴心经循行示意图及常用腧穴

二、主治概要

本经腧穴主治心、胸、神志病，以及经脉循行部位的其他病证，如心痛、心悸、心烦、胁痛、口渴、目黄、胁痛；臂内侧痛，手心热等。

三、手少阴心经常用腧穴

1. 极泉（Jíquán，HT1）

（1）定位：在腋窝中央，腋动脉搏动处。

（2）主治：肩臂痛、臂丛神经损伤等痛证；心悸、心痛等心系病；咽干、咽喉肿痛；上肢痿痹。

（3）操作：避开腋动脉，直刺或斜刺 0.3～0.5 寸。

2. 少海（Shàohǎi，HT3） 合穴。

（1）定位：在肘前区，横平肘横纹，肱骨内上髁前缘。

（2）主治：心痛、癔病、精神分裂症等心病、神志病；肋间神经痛、肘臂挛痛；头痛、腋胁部痛。

（3）操作：直刺 0.5～1 寸，可灸。

3. 通里（Tōnglǐ，HT5） 络穴。

（1）定位：在前臂前区，腕掌侧远端横纹上 1 寸，尺侧腕屈肌腱的桡侧缘。

（2）主治：心悸、心痛、怔忡、心动过缓等；舌强不语；腕臂痛等。

（3）操作：直刺 0.3～0.5 寸。不宜深刺，以免伤及血管和神经。

4. 阴郄（Yīnxì，HT6） 郄穴。

（1）定位：在前臂前区，尺侧腕屈肌腱的桡侧缘，腕掌侧远端横纹上 0.5 寸。

（2）主治：心痛、惊悸等；骨蒸盗汗；吐血、衄血等。

（3）操作：直刺 0.3～0.5 寸，可灸。

5. 神门（Shénmén，HT7） 输穴、原穴。

（1）定位：在腕部，腕掌侧远端横纹尺侧端，尺侧腕屈肌腱的桡侧缘。

（2）主治：心痛、心悸、怔忡、健忘、失眠、癫狂痫；高血压；胸胁痛等。

（3）操作：直刺 0.3～0.5 寸，可灸。

6. 少冲（Shàochōng，HT9） 井穴。

（1）定位：在小指末节桡侧，距指甲角 0.1 寸。

（2）主治：心悸、心痛、癫狂、昏迷等心病、神志病；热病；胸胁痛等。

（3）操作：浅刺 0.1 寸，或点刺出血。

第六节 手太阳小肠经及其腧穴

一、经脉循行

手太阳小肠经起于手小指尺侧端，沿手背尺侧至腕部，出于尺骨茎突，直上沿前臂外侧后缘，经尺骨鹰嘴与肱骨内上髁之间，沿上臂外侧后缘，到达肩关节，绕行肩胛部，交会于大椎，向下进入缺盆部，联络心，沿食管过横膈，到达胃部，属于小肠。缺盆部支脉：从缺盆分出，沿颈部，上达面颊，至目外眦，向后进入耳中。颊部支脉：从颊部分出，上行目眶下，抵于鼻旁，至目内眦，斜行络于颧骨部（图 4-6）。

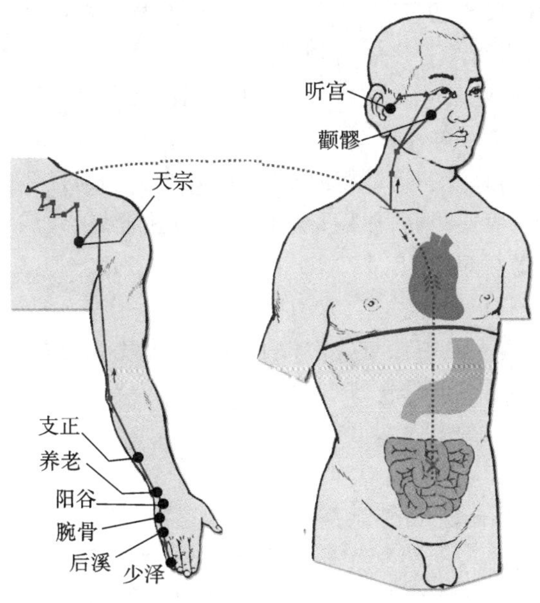

图 4-6　手太阳小肠经循行示意图及常用腧穴

二、主治概要

本经腧穴主治头面五官病和热病、神志病，以及经脉循行部位的其他病证，如少腹痛、耳聋、目黄、颊肿、咽喉肿痛，肩臂外侧后缘痛等。

三、手太阳小肠经常用腧穴

1. 少泽（Shàozé，SI1）　井穴。

（1）定位：在小指末节尺侧，距指甲角 0.1 寸。

（2）主治：乳腺炎、乳少等乳疾；昏迷、热病；神经性头痛；咽喉肿痛等。

（3）操作：浅刺 0.1 寸或点刺出血。孕妇慎用。

2. 后溪（Hòuxī，SI3）　输穴；八脉交会穴之一，通督脉。

（1）定位：在手掌尺侧，第 5 掌指关节尺侧近端赤白肉际凹陷中。

（2）主治：头项强痛、腰背痛、手指及肘臂挛痛等痛证；耳聋、目赤；癫狂痫等。

（3）操作：直刺 0.5～1 寸。治疗手指挛痛可透刺合谷。

3. 腕骨（Wàngǔ，SI4）　原穴。

（1）定位：在腕区，第 5 掌骨基底与三角骨之间的赤白肉际凹陷中。

（2）主治：指挛腕痛、颈项强痛；黄疸、胁痛；高热、惊风。

（3）操作：直刺 0.3～0.5 寸。

4. 阳谷（Yánggǔ，SI5）　经穴。

（1）定位：在手腕尺侧，尺骨茎突与三角骨之间的凹陷中。

(2) 主治:腕痛、腕背痛、上肢痿痹等痛证;头痛、目眩、耳聋、耳鸣等头面五官病;热病、精神病、癫痫等。

(3) 操作:直刺 0.3～0.5 寸,可灸。

5. 养老(Yǎnglǎo,SI6)　郄穴。

(1) 定位:在前臂背面尺侧,腕背横纹上 1 寸,尺骨头桡侧凹缘中。

(2) 主治:目视不明;肩、背、肘疼痛,腰痛等。

(3) 操作:直刺或斜刺 0.5～0.8 寸,强身保健可用温和灸。

6. 支正(Zhīzhèng,SI7)　络穴。

(1) 定位:在前臂后区,腕背侧远端横纹上 5 寸,尺骨尺侧与尺侧腕屈肌之间。

(2) 主治:头痛、项强、肘臂酸痛;热病;癫狂、神经性头痛、精神病等。

(3) 操作:直刺或斜刺 0.5～0.8 寸。

7. 天宗(Tiānzōng,SI11)

(1) 定位:在肩胛部,肩胛冈中点与肩胛骨下角连线上 1/3 与下 1/3 交点凹陷中。

(2) 主治:肩胛痛、肩背软组织损伤;咳嗽气喘。

(3) 操作:直刺或斜刺 0.5～1 寸,可灸。

8. 颧髎(Quánliáo,SI18)

(1) 定位:在面部,颧骨下缘,目外眦直下凹陷中。

(2) 主治:口眼㖞斜、齿痛、三叉神经痛、面神经麻痹、面肌痉挛等。

(3) 操作:直刺 0.3～0.5 寸,斜刺或平刺 0.5～1 寸。

9. 听宫(Tīnggōng,SI19)

(1) 定位:在面部,耳屏正中与下颌骨髁状突之间的凹陷中。

(2) 主治:耳鸣、耳聋、中耳炎等耳疾;齿痛等。

(3) 操作:张口,直刺 1～1.5 寸。

第七节　足太阳膀胱经及其腧穴

一、经脉循行

足太阳膀胱经起于目内眦,向上过额部,与督脉交会于头顶。其支脉,从头顶分出到耳上角;一支脉从头顶入颅内络脑,浅出沿枕项部下行,从肩胛内侧脊柱两旁下行到达腰部,进入脊旁肌肉,联络肾脏,属膀胱;一支脉从腰中分出,向下挟脊旁,通过臀部,进入腘窝中;一支脉从左右肩胛内侧分别下行,穿过脊旁肌肉,经过髋关节部,沿大腿外侧后缘下行,会合于腘窝内,向下通过腓肠肌,出于外踝后方,沿第 5 跖骨粗隆,至小趾外侧末端,与足少阴肾经相接(图 4-7)。

二、主治概要

本经腧穴主治头面五官病、脏腑病、神志病以及经脉循行部位的其他病证,如寒热、头痛、目痛、迎风流泪、鼻塞、鼻衄;小便不利、癃闭、遗尿;精神失常;项、背、腰、臀部及下肢后侧本经循行部位疼痛等。

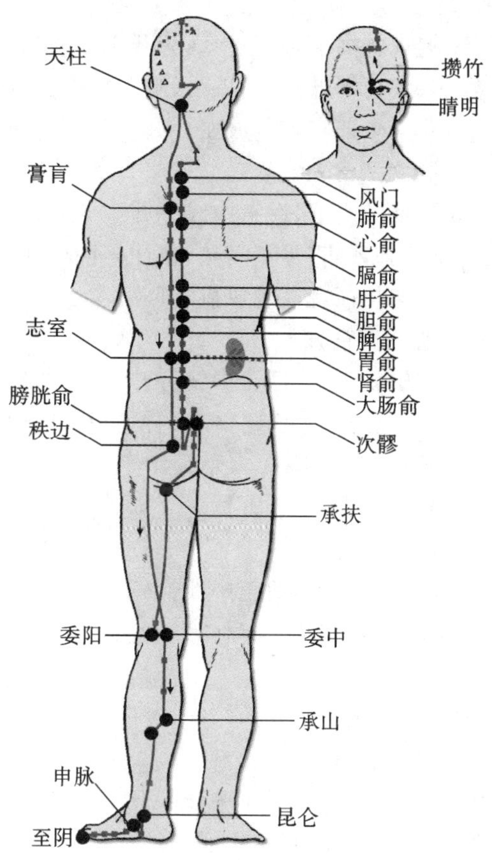

图 4-7　足太阳膀胱经循行示意图及常用腧穴

三、足太阳膀胱经常用腧穴

1. 睛明(Jīngmíng,BL1)

(1) 定位:在面部,目内眦角内上方眶内侧壁凹陷中。

(2) 主治:目赤肿痛、流泪、目眩、近视、夜盲、色盲、干眼症等目疾;急性腰扭伤、坐骨神经痛等。

(3) 操作:嘱患者闭目,医生左手轻推眼球向外侧固定,右手缓慢进针,紧靠眶缘直刺0.3～0.5寸,不捻转,不提插(或只轻微地捻转或提插),出针后按压针孔片刻,以防出血。本穴禁直接灸。

2. 攒竹(Cuánzhú,BL2)

(1) 定位:在面部,眉头凹陷中,眶上切迹处。

(2) 主治:头痛、眉棱骨痛;眼睑下垂、口眼㖞斜、目赤肿痛,流泪、目赤肿痛;呃逆等。现多用于视力减退、急性结膜炎、视网膜出血、视神经萎缩等。

(3) 操作:向眉中或眼眶内缘平刺或斜刺0.3～0.5寸,禁直接灸。

3. 天柱(Tiānzhù,BL10)

(1) 定位:在颈后区,横平第2颈椎棘突上际,斜方肌外缘凹陷中。

(2) 主治:后头痛、项强、肩背腰痛;鼻塞;目赤肿痛;癫狂痫;热病。

(3) 操作:直刺或斜刺0.5～0.8寸,不可向内上方深刺,以免伤及延髓。

4. 风门(Fēngmén,BL12)

(1) 定位:在脊柱区,第 2 胸椎棘突下,后正中线旁开 1.5 寸。

(2) 主治:感冒、咳嗽、发热、头痛等外感病;项强、胸背痛等。

(3) 操作:斜刺 0.5~0.8 寸。热证宜点刺放血。

5. 肺俞(Fèishū,BL13) 肺之背俞穴。

(1) 定位:在脊柱区,第 3 胸椎棘突下,后正中线旁开 1.5 寸。

(2) 主治:咳嗽、气喘、咯血等肺系病;骨蒸潮热、盗汗等阴虚病;皮肤瘙痒、瘾疹等皮肤病。

(3) 操作:斜刺 0.5~0.8 寸。热证宜点刺放血,可灸。

6. 心俞(Xīnshū,BL15) 心之背俞穴。

(1) 定位:在脊柱区,第 5 胸椎棘突下,后正中线旁开 1.5 寸。

(2) 主治:心痛、惊悸、失眠、健忘、癫痫等心病、神志病;咳嗽、咯血等肺系病;盗汗、遗精等。

(3) 操作:斜刺 0.5~0.8 寸,可灸。

7. 膈俞(Géshū,BL17) 八会穴之血会。

(1) 定位:在脊柱区,第 7 胸椎棘突下,后正中线旁开 1.5 寸。

(2) 主治:血瘀诸证;呕吐、呃逆、气喘、吐血等上逆之证;瘾疹、皮肤瘙痒;贫血;潮热、盗汗。

(3) 操作:斜刺 0.5~0.8 寸,可灸。

8. 肝俞(Gānshū,BL18) 肝之背俞穴。

(1) 定位:在脊柱区,第 9 胸椎棘突下,后正中线旁开 1.5 寸。

(2) 主治:胁痛、黄疸等肝胆病;目赤、目视不明、目眩、夜盲等目疾;脊背痛等。

(3) 操作:斜刺 0.5~0.8 寸,可灸。

9. 胆俞(Dǎnshū,BL19) 胆之背俞穴。

(1) 定位:在脊柱区,第 10 胸椎棘突下,后正中线旁开 1.5 寸。

(2) 主治:黄疸、口苦、胁痛等肝胆病;肺痨、潮热等。

(3) 操作:斜刺 0.5~0.8 寸,可灸。

10. 脾俞(Pǐshū,BL20) 脾之背俞穴。

(1) 定位:在脊柱区,第 11 胸椎棘突下,后正中线旁开 1.5 寸。

(2) 主治:腹胀、腹泻、呕吐、纳呆、便秘、水肿等脾胃肠腑病;多食善饥、身体消瘦;背痛等。

(3) 操作:斜刺 0.5~0.8 寸,可灸。

11. 胃俞(Wèishū,BL21) 胃之背俞穴。

(1) 定位:在脊柱区,第 12 胸椎棘突下,后正中线旁开 1.5 寸。

(2) 主治:胃脘痛、呕吐、腹胀、肠鸣等胃肠病;多食善饥、身体消瘦等。

(3) 操作:斜刺 0.5~0.8 寸,可灸。

12. 肾俞(Shènshū,BL23) 肾之背俞穴。

(1) 定位:在脊柱区,第 2 腰椎棘突下,后正中线旁开 1.5 寸。

(2) 主治:头晕、耳鸣、耳聋、腰膝酸痛等肾虚病;遗尿、遗精、阳痿、早泄、不育等泌尿生殖系统疾病;月经不调、带下、不孕等妇科病。

(3) 操作:直刺 0.5~1 寸,可灸。

13. 大肠俞(Dàchángshū,BL25) 大肠之背俞穴。

(1) 定位：在脊柱区，第 4 腰椎棘突下，后正中线旁开 1.5 寸。

(2) 主治：腰腿痛；腹胀、腹泻、便秘等胃肠病。

(3) 操作：直刺 0.8～1.2 寸，可灸。

14. 膀胱俞(Pángguāngshū，BL28)　膀胱之背俞穴。

(1) 定位：在骶部，横平第 2 骶后孔，骶正中嵴旁开 1.5 寸。

(2) 主治：小便不利、遗尿等膀胱气化功能失调病证；腹泻、便秘；腰脊强痛等。

(3) 操作：直刺或斜刺 0.8～1.2 寸，可灸。

15. 次髎(Cìliáo，BL32)

(1) 定位：在骶区，正对第 2 骶后孔中。

(2) 主治：月经不调、痛经、带下等妇科病；小便不利、遗精、阳痿等；疝气；腰骶痛、下肢痿痹等。

(3) 操作：直刺 1～1.5 寸，可灸。

16. 承扶(Chéngfú，BL36)

(1) 定位：在股后区，臀下横纹的中点。

(2) 主治：腰、骶、臀、股部疼痛；痔疾。

(3) 操作：直刺 1～2 寸，可灸。

17. 委阳(Wěiyáng，BL39)　三焦之下合穴。

(1) 定位：在膝部，腘横纹上，股二头肌腱的内侧缘。

(2) 主治：腹满、小便不利；腰脊强痛、腿足挛痛。

(3) 操作：直刺 1～1.5 寸，可灸。

18. 委中(Wěizhōng，BL40)　合穴，膀胱之下合穴。

(1) 定位：在膝后区，腘横纹中点，股二头肌腱与半腱肌腱的中间。

(2) 主治：腰背痛、下肢痿痹；腹痛、急性吐泻等急症；瘾疹、丹毒；小便不利、遗尿。

(3) 操作：直刺 1～1.5 寸，或用三棱针点刺腘静脉出血。针刺不宜过快、过强、过深，以免损伤血管和神经。

19. 膏肓(Gāohuāng，BL43)

(1) 定位：在脊柱区，第 4 胸椎棘突下，后正中线旁开 3 寸。

(2) 主治：咳嗽、气喘、肺痨等肺系虚损病；健忘、遗精、盗汗等虚劳诸疾，肩胛痛。

(3) 操作：斜刺 0.5～0.8 寸，多用灸法。

20. 志室(Zhìshì，BL52)

(1) 定位：在腰区，第 2 腰椎棘突下，后正中线旁开 3 寸。

(2) 主治：遗精、阳痿等肾虚病；小便不利、水肿；腰脊强痛。

(3) 操作：斜刺 0.5～0.8 寸，可灸。

21. 秩边(Zhìbiān，BL54)

(1) 定位：在骶区，横平第 4 骶后孔，骶正中嵴旁开 3 寸。

(2) 主治：腰骶痛、下肢痿痹；小便不利、癃闭；便秘、痔疾；阴痛等。

(3) 操作：直刺 1.5～2 寸，可灸。

22. 承山(Chéngshān，BL57)

(1) 定位：在小腿后区，腓肠肌两肌腹与肌腱交角处。

(2) 主治：腰腿拘急、疼痛；痔疾、便秘；腹痛、疝气。

(3) 操作:直刺 1~2 寸,可灸;不宜做过强的刺激,以免引起腓肠肌痉挛。

23. 昆仑(Kūnlún,BL60) 经穴。

(1) 定位:在足踝区,外踝尖与跟腱之间的凹陷中。

(2) 主治:后头痛、项强、目眩、腰骶疼痛、足踝肿痛;癫痫;滞产。

(3) 操作:直刺 0.5~0.8 寸;孕妇禁用。

24. 申脉(Shēnmài,BL62) 八脉交会穴之一,通阳跷脉。

(1) 定位:在足踝区,外踝尖直下,外踝下缘与跟骨之间的凹陷中。

(2) 主治:头痛、眩晕、癫狂痫等神志病;腰腿酸痛。

(3) 操作:直刺 0.3~0.5 寸,可灸。

25. 至阴(Zhìyīn,BL67) 井穴。

(1) 定位:在足趾,足小趾末节外侧,趾甲根角侧后方 0.1 寸。

(2) 主治:胎位不正、滞产;头痛、目痛,鼻塞、鼻衄等。

(3) 操作:浅刺 0.1 寸;胎位不正用灸法。

第八节　足少阴肾经及其腧穴

一、经脉循行

足少阴肾经起于足小趾下,斜走足心,行舟骨粗隆下,经内踝后方向下进入足跟中,沿小腿内侧、腘窝内侧、大腿内侧后缘上行,穿过脊柱,属肾,络膀胱。其直行支脉,从肾脏向上经过肝、横膈,进入肺脏,沿喉咙上行,止于舌根旁;另一支脉,从肺分出,联络于心,流注于胸中(图 4-8)。

二、主治概要

本经腧穴主治头和五官病、妇科病、前阴病,以及经脉循行部位的其他病证,如咯血、气喘、舌干、咽喉肿痛、水肿,大便秘结、泄泻、腰痛、脊骨内后侧痛、痿弱无力、足心热等。

三、足少阴肾经常用腧穴

1. 涌泉(Yǒngquán,KI1) 井穴。

(1) 定位:在足底,屈足卷趾时足心最凹陷中;约位于足底第 2、3 趾蹼缘与足跟连线的前 1/3 与后 2/3 交点的凹陷处。

(2) 主治:昏厥、中暑、小儿惊风、癫狂痫等急症及神志病;头痛、头晕、目眩、失眠;咯血、咽喉肿痛、失音等肺系病;大便难、小便不利;奔豚气;足心热。

(3) 操作:直刺 0.5~1 寸,针刺时要防治刺伤足底动脉弓;临床常用灸法或药物贴敷。

2. 然谷(Rángǔ,KI2) 荥穴。

(1) 定位:在足内侧,足舟骨粗隆下方,赤白肉际处。

(2) 主治:月经不调、阴挺、阴痒等妇科病;遗精、阳痿、小便不利等泌尿生殖系统疾病;咯血、咽喉肿痛;消渴;下肢痿痹、足跗痛等。

(3) 操作:直刺 0.5~1 寸。

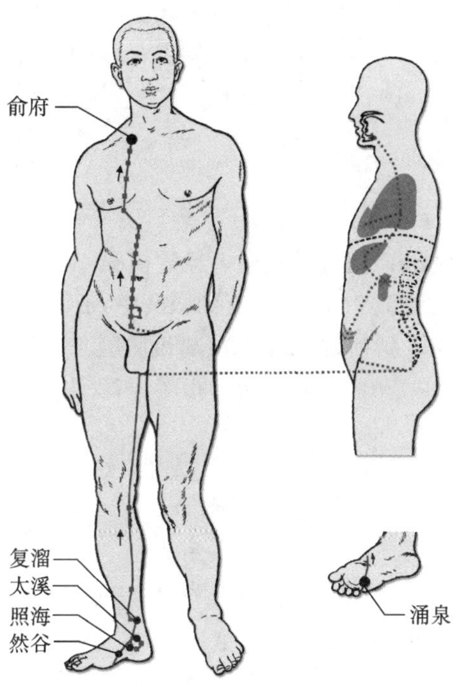

图 4-8　足少阴肾经循行示意图及常用腧穴

3. 太溪(Tàixī,KI3)　输穴、原穴。

(1) 定位:在足踝区,内踝尖与跟腱之间的凹陷处。

(2) 主治:头痛、目眩、失眠、健忘、遗精、阳痿等肾虚病;咽喉肿痛、齿痛、耳鸣、耳聋等阴虚性五官病;咳嗽、气喘、咯血、胸痛等肺系病;消渴、小便频数、便秘;月经不调;腰脊痛、下肢厥冷、内踝肿痛等。

(3) 操作:直刺 0.5～1 寸,可灸。

4. 照海(Zhàohǎi,KI6)　八脉交会穴之一,通阴跷脉。

(1) 定位:在足踝区,内踝尖下 1 寸,内踝下缘边际凹陷中。

(2) 主治:失眠、癫痫等神志病;咽喉干痛、目赤肿痛等五官热性病;月经不调、痛经、带下等妇科病;小便频数、癃闭等。

(3) 操作:直刺 0.5～0.8 寸,可灸。

5. 复溜(Fùliū,KI7)　经穴。

(1) 定位:在小腿内侧,内踝尖上 2 寸,跟腱的前缘。

(2) 主治:盗汗不止、多汗、少汗或无汗、四肢水肿等津液输布失调病证;腹胀、腹泻、肠鸣等胃肠病;腰脊强痛、下肢痿痹等。

(3) 操作:直刺 0.5～1 寸。

6. 俞府(Shūfǔ,KI27)

(1) 定位:在胸部,锁骨下缘,前正中线旁开 2 寸。

(2) 主治:咳嗽、气喘、胸痛等胸肺疾病。

(3) 操作:斜刺或平刺 0.5～0.8 寸,不可深刺,以免伤及心、肺,可灸。

第九节 手厥阴心包经及其腧穴

一、经脉循行

手厥阴心包经起于胸中，浅出属心包络，向下经过横膈，从胸至腹依次联络上、中、下三焦。其支脉：从胸部向外侧循行，至腋下 3 寸处，上行到腋窝中，沿上臂内侧下行于手太阴肺经和手少阴心经之间，进入肘中，再向下到前臂，沿两筋（掌长肌腱与桡侧腕屈肌腱）之间，进入掌中，循行至中指末端；一支脉从掌中分出，沿无名指到指端，与手少阳三焦经相接（图 4-9）。

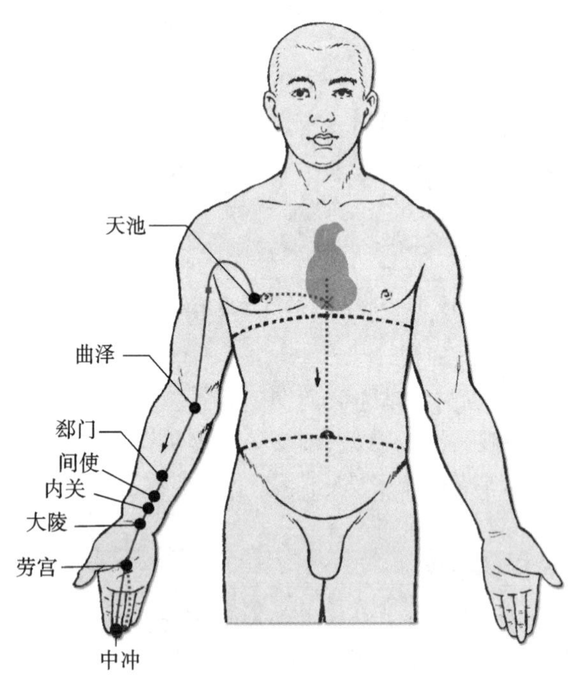

图 4-9 手厥阴心包经循行示意图及常用腧穴

二、主治概要

本经腧穴主治心胸、神志病、胃腑病，以及经脉循行部位的其他病证，如心痛、胸闷、心悸、心烦、癫狂、腋肿、肘臂拘急、掌心发热等。

三、手厥阴心包经常用腧穴

1. 天池（Tiānchí，PC1）

（1）定位：在胸部，第 4 肋间隙，前正中线旁开 5 寸。

（2）主治：咳嗽、痰多、胸闷、气喘、胸痛等心肺病；腋肿、乳痈、乳少、瘰疬等。

（3）操作：斜刺或平刺 0.5～0.8 寸，不宜深刺，以免伤及心、肺，可灸。

2. 曲泽（Qǔzé，PC3） 合穴。

（1）定位：在肘前区，肘横纹上，肱二头肌腱的尺侧缘凹陷中。

(2) 主治：心痛、心悸、善惊等心系病；胃痛、呕吐、呕血等胃热病；暑热病、肘臂挛急、肩臂痛等。

(3) 操作：直刺 1～1.5 寸，或者用三棱针刺血，可灸。

3. 郄门(Xìmén，PC4)　郄穴。

(1) 定位：在前臂前区，腕掌侧远端横纹上 5 寸，掌长肌腱与桡侧腕屈肌腱之间。

(2) 主治：急性心痛、心悸、心烦、胸痛等心胸病；咯血、呕血、衄血等热性出血证；癫痫等。

(3) 操作：直刺 0.5～1 寸。

4. 间使(Jiānshǐ，PC5)　经穴。

(1) 定位：在前臂前区，腕掌侧远端横纹上 3 寸，掌长肌腱与桡侧腕屈肌腱之间。

(2) 主治：心痛、心悸等心系病；胃痛、呕吐、呃逆等胃热病；热病、疟疾；癫狂痫；腋肿，肘、臂、腕挛痛。

(3) 操作：直刺 0.5～1 寸。

5. 内关(Nèiguān，PC5)　络穴；八脉交会穴，通阴维脉。

(1) 定位：在前臂前区，腕掌侧远端横纹上 2 寸，掌长肌腱与桡侧腕屈肌腱之间。

(2) 主治：心痛、胸闷、心动过速或过缓等心系病；胃脘痛、呕吐、呃逆等胃腑病；中风、偏瘫、眩晕、偏头痛、失眠、郁证、癫狂痫等神志病；肘、臂、腕挛痛。

(3) 操作：直刺 0.5～1 寸，可灸。

6. 大陵(Dàlíng，PC7)　输穴、原穴。

(1) 定位：在腕前区，腕掌侧远端横纹中，掌长肌腱与桡侧腕屈肌腱之间。

(2) 主治：心痛、心悸、胸胁满痛；胃痛、呕吐、口臭等；癫狂痫等神志病；肘、手挛痛。

(3) 操作：直刺 0.3～0.5 寸。

7. 劳宫(Láogōng，PC8)　荥穴。

(1) 定位：在掌区，横平第 3 掌指关节近端，第 2、第 3 掌骨之间偏于第 3 掌骨(简便取穴法：握拳，中指指尖下是本穴)。

(2) 主治：中风昏迷、中暑等急症；心痛、烦闷、癫狂痫等心病、神志病；口疮、口臭；鹅掌风。

(3) 操作：直刺 0.3～0.5 寸。

8. 中冲(Zhōngchōng，PC9)　井穴。

(1) 定位：在手指，中指末端最高点。

(2) 主治：中风昏迷、舌强不语、中暑、小儿惊风、昏厥等急症；热病、舌下肿痛；小儿夜啼。

(3) 操作：浅刺 0.1 寸，或点刺出血。

第十节　手少阳三焦经及其腧穴

一、经脉循行

手少阳三焦经起于无名指尺侧末端，向上经小指与无名指之间、手腕背侧，上达前臂外侧，沿桡骨和尺骨之间，过肘尖，沿上臂外侧上行至肩部，交出足少阳胆经之后，入缺盆部，分布于胸中，联络心包，向下通过横膈，从胸至腹，依次属上、中、下三焦。其支脉：从胸中分出进入缺盆部，上行经颈项旁，沿耳后直上出于耳上方，再下行至面颊部，到达眶下部；另一支脉：从耳后分出进入耳中，再浅出至耳前，经上关、面颊至目外眦，与足少阳胆经相接（图 4-10）。

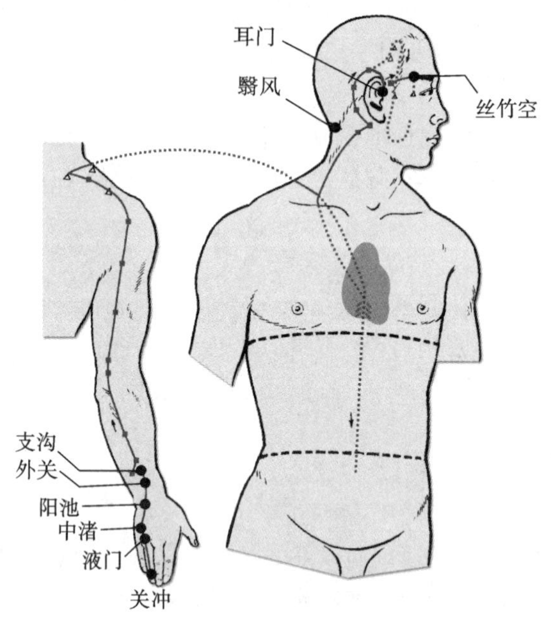

图 4-10　手少阳三焦经循行示意图及常用腧穴

二、主治概要

本经腧穴主治头面五官病、热病，以及经脉循行部位的其他病证，如腹胀、水肿、遗尿、小便不利、耳鸣、耳聋，目赤肿痛、面颊肿痛，咽喉肿痛等；耳后、肩、臂、肘部外侧疼痛、拘急、麻木等。

三、手少阳三焦经常用腧穴

1. 关冲（Guānchōng，TE1）　井穴。

(1) 定位：在手指，第 4 指末节尺侧，指甲根角侧上方 0.1 寸（指寸）。

(2) 主治：头痛、目赤、耳鸣、耳聋、喉痹、舌强等头面五官病；热病、中暑。

(3) 操作：浅刺 0.1 寸，或点刺出血。

2. 液门（Yèmén，TE2）　荥穴。

(1) 定位：在手背，第 4、第 5 指间，指蹼缘上方赤白肉际凹陷中。

(2) 主治：头痛、目赤、耳鸣、耳聋、喉痹等头面五官热性病；疟疾；手臂痛等。

(3) 操作：直刺 0.3～0.5 寸。

3. 中渚（Zhōngzhǔ，TE3）　输穴。

(1) 定位：在手背，第 4、第 5 掌骨间，第 4 掌指关节近端凹陷中。

(2) 主治：头痛、目赤、耳鸣、耳聋、喉痹等头面五官病；热病；疟疾；肩、背肘、臂酸痛，手指不能屈伸等。

(3) 操作：直刺 0.3～0.5 寸。

4. 阳池（Yángchí，TE4）　原穴。

(1) 定位：在腕后区，腕背侧远端横纹上，指伸肌腱的尺侧缘凹陷中。

(2) 主治：目赤肿痛、耳聋、喉痹等五官病；消渴、口干；腕痛、肩臂痛。

(3) 操作：直刺 0.3～0.5 寸。

5. 外关(Wàiguān，TE5)　络穴；八脉交会穴之一，通阳维脉。

(1) 定位：在前臂后区，腕背侧远端横纹上 2 寸，尺骨与桡骨间隙中点。

(2) 主治：热病，头痛、目赤肿痛、耳鸣、耳聋等头面五官病；瘰疬；胁肋痛；上肢痿痹不遂。

(3) 操作：直刺 0.5～1 寸，可灸。

6. 支沟(Zhīgōu，TE6)　经穴。

(1) 定位：在前臂后区，腕背侧远端横纹上 3 寸，尺骨与桡骨间隙中点。

(2) 主治：耳鸣、耳聋、暴瘖；胁肋痛；便秘；瘰疬；热病。

(3) 操作：直刺 0.5～1 寸。

7. 肩髎(Jiānliáo，TE14)

(1) 定位：在肩部三角肌区，肩峰角与肱骨大结节两骨间的凹陷中。

(2) 主治：臂痛、肩重不能举、肩周炎等。

(3) 操作：向肩关节直刺 1～1.5 寸，可灸。

8. 翳风(Yìfēng，TE17)

(1) 定位：在颈部，耳垂后方，乳突下端前方凹陷中。

(2) 主治：耳鸣、耳聋等耳疾；口眼㖞斜、面痛、牙关紧闭、颊肿等面口病；瘰疬。

(3) 操作：直刺 0.5～1 寸。

9. 耳门(Ěrmén，TE21)

(1) 定位：在耳区，耳屏上切迹与下颌骨髁突之间的凹陷中。

(2) 主治：耳鸣、耳聋、聤耳等耳疾；齿痛、颈项痛。

(3) 操作：微张口，直刺 0.5～1 寸，可灸。

10. 丝竹空(Sīzhúkōng，TE23)

(1) 定位：在面部，眉梢凹陷中(瞳子髎直上)。

(2) 主治：癫痫；头痛、目眩、目赤肿痛、眼睑瞤动等头目病；齿痛。

(3) 操作：平刺 0.3～0.5 寸。

第十一节　足少阳胆经及其腧穴

一、经脉循行

足少阳胆经起于目外眦，上行额角部，下行至耳后，沿颈项部至肩上，下入缺盆部。耳部支脉：从耳后进入耳中，出走耳前到目外眦后方；外眦部支脉：从目外眦下走大迎，会合于手少阳三焦经，到达目眶下，行经颊车，由颈部下行与前脉在缺盆部汇合，再向下进入胸中，穿过横膈，络肝，属胆，沿胁肋内下行腹股沟动脉部，经过外阴部毛际，横行入髋关节部；缺盆部直行经脉：从缺盆部下行，经腋部、侧胸部、胁肋部，下行与外眦部支脉会合于髋关节部，再向下沿着大腿外侧、膝外侧下行经腓骨前面，至外踝前，沿足背部，进入足第 4 趾外侧端；足背部支脉：从足背分出，沿第 1、第 2 跖骨之间，出于大趾端，穿过趾甲，出趾背毫毛部，与足厥阴肝经相接(图 4-11)。

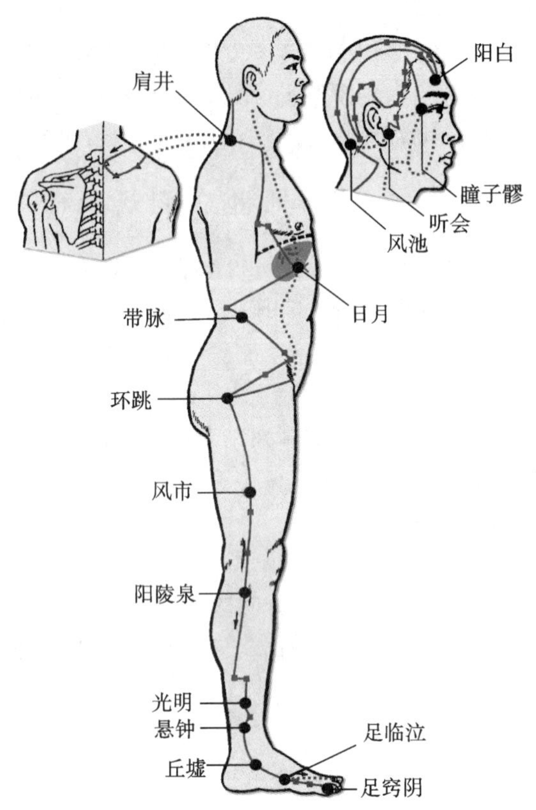

图 4-11　足少阳胆经循行示意图及常用腧穴

二、主治概要

本经腧穴主治侧头面五官病、肝胆病、热病、神志病，以及经脉循行部位的其他病证，如口苦、目眩、疟疾、头痛、颌痛、目外眦痛、缺盆部肿痛、腋下肿，胸、胁、股及下肢外侧痛；足外踝痛；足外侧发热等。

三、足少阳胆经常用腧穴

1. 瞳子髎(Tóngzǐliáo，GB1)

(1) 定位：在面部，目外眦外侧 0.5 寸凹陷中。

(2) 主治：头痛、目赤肿痛、目翳、角膜炎、视网膜出血等目疾；三叉神经痛、面神经痉挛或麻痹等。

(3) 操作：平刺 0.3～0.5 寸，或用三棱针点刺出血。

2. 听会(Tīnghuì，GB2)

(1) 定位：在面部，耳屏间切迹与下颌骨髁突之间的凹陷中。

(2) 主治：耳鸣、耳聋、聤耳等耳疾；齿痛、面痛、口眼㖞斜等面口病。

(3) 操作：微张口，直刺 0.5～0.8 寸，可灸。

3. 阳白(Yángbái，GB14)

(1) 定位：在前额部，眉上 1 寸，瞳孔直上。

(2) 主治：前头痛；眼睑下垂、口眼㖞斜，目赤肿痛、视物模糊、眼睑瞤动等目疾。

(3) 操作：平刺 0.5～0.8 寸，可灸。

4. 风池(Fēngchí，GB20)

(1) 定位：在颈后区，枕骨之下，胸锁乳突肌上端与斜方肌上端之间的凹陷中(与风府相平)。

(2) 主治：中风、癫痫、头痛、眩晕、耳鸣、耳聋等内风所致的病证；感冒、鼻塞、目赤肿痛、口眼㖞斜等外风所致的病证；颈项强痛。

(3) 操作：针尖微下，向鼻尖方向斜刺 0.8～1.2 寸，或平刺透风府，深部中间为延髓，必须严格掌握针刺角度和深度。

5. 肩井(Jiānjǐng，GB21)

(1) 定位：在肩胛区，第 7 颈椎棘突与肩峰最外侧点连线的中点。

(2) 主治：颈项强痛；肩背疼痛、上肢不遂；滞产、乳痈、乳汁不下、乳癖等妇产科病及乳疾；瘰疬。

(3) 操作：直刺 0.3～0.5 寸，内有肺尖，不可深刺，孕妇禁针。

6. 日月(Rìyuè，GB24)

(1) 定位：在胸部，第 7 肋间隙中，前正中线旁开 4 寸。

(2) 主治：黄疸、胁肋疼痛等肝胆病；呕吐、吞酸、呃逆等肝胆犯胃证。

(3) 操作：斜刺或平刺 0.5～0.8 寸，不可深刺，以免伤及脏器。

7. 带脉(Dàimài，GB26)

(1) 定位：在侧腹部，第 11 肋骨游离端垂线与脐水平线的交点上。

(2) 主治：月经不调、闭经、赤白带下等妇科病；疝气；腰痛、胁痛。

(3) 操作：直刺 1～1.5 寸，可灸。

8. 环跳(Huántiào，GB30)

(1) 定位：在臀区，股骨大转子最凸点与骶管裂孔连线的外 1/3 与内 2/3 交点处。

(2) 主治：腰胯疼痛、下肢痿痹、半身不遂等腰腿疾病。

(3) 操作：直刺 2～3 寸，可灸。

9. 风市(Fēngshì，GB31)

(1) 定位：在股部外侧，髌底上 7 寸。或直立垂手，掌心贴于大腿时，中指指尖所指凹陷中。

(2) 主治：下肢痿痹、麻木及半身不遂等下肢疾病；坐骨神经痛、腰腿痛，遍身瘙痒、股外侧皮神经炎；脚气。

(3) 操作：直刺 1～1.5 寸，可灸。

10. 阳陵泉(Yánglíngquán，GB34)

(1) 定位：在小腿外侧，腓骨头前下方凹陷中。

(2) 主治：黄疸、胁肋痛、口苦、呕吐、吞酸等肝胆犯胃证；膝肿痛、下肢痿痹及麻木等下肢、膝关节疾病；小儿惊风；肩痛。

(3) 操作：直刺 1～1.5 寸，可灸。

11. 光明(Guāngmíng，GB37)　络穴。

(1) 定位：在小腿外侧，外踝尖上 5 寸，腓骨前缘。

(2) 主治：目痛、夜盲、近视、目花等目疾；胸乳胀痛、乳少；下肢痿痹等。

(3) 操作：直刺 1～1.5 寸，可灸。

12. 悬钟(Xuánzhōng,GB39)　八会穴之髓会。

(1) 定位:在小腿外侧,外踝尖上 3 寸,腓骨前缘。

(2) 主治:痴呆、中风等髓海不足疾病;颈项强痛;胸胁满痛;下肢痿痹。

(3) 操作:直刺 0.5～0.8 寸,可灸。

13. 丘墟(Qiūxū,GB40)　原穴。

(1) 定位:在外踝的前下方,趾长伸肌腱的外侧凹陷中。

(2) 主治:目赤肿痛、目翳等目疾;颈项痛、胸胁痛、外踝肿痛等痛证;足内翻、足下垂等。

(3) 操作:直刺 0.5～0.8 寸,可灸。

14. 足临泣(Zúlínqì,GB41)　输穴;八脉交会穴之一,通带脉。

(1) 定位:在足背外侧,第 4、第 5 跖骨底结合部的前方,第 5 趾长伸肌腱外侧凹陷中。

(2) 主治:偏头痛、目赤肿痛、胁肋疼痛、足跗疼痛等痛证;月经不调、乳少、乳痈;疟疾;瘰疬。

(3) 操作:直刺 0.3～0.5 寸,可灸。

15. 足窍阴(Zúqiàoyīn,GB44)　井穴。

(1) 定位:在足趾,第 4 趾末节外侧,趾甲根角侧后方 0.1 寸(指寸)。

(2) 主治:头痛、目赤肿痛、耳鸣、耳聋、喉痹等头面五官病;胸胁痛、足跗肿痛;不寐;热病。

(3) 操作:浅刺 0.1～0.2 寸,或点刺出血,可灸。

第十二节　足厥阴肝经及其腧穴

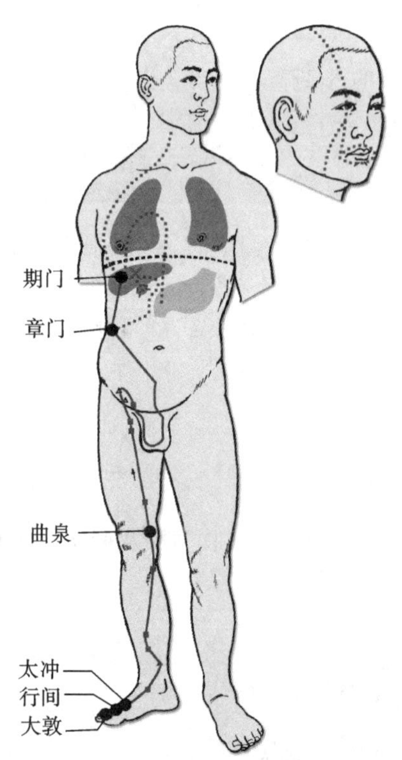

图 4-12　足厥阴肝经循行示意图及常用腧穴

一、经脉循行

足厥阴肝经起于足大趾背毫毛部,沿足背,经内踝上行,至内踝上 8 寸处交于足太阴脾经之后,上行腘窝内缘,沿大腿内侧,入阴毛中,环绕阴器,再上行抵达小腹,挟胃,属肝,络胆,向上通过横膈,分布于胁肋部;继续上行经喉咙后,上入鼻咽部,连目系,上出前额,与督脉在巅顶部交会。其支脉:从目系下循面颊,环绕唇内。另一支脉:从肝部分出,穿过横膈,注于肺,与手太阴肺经相接(图 4-12)。

二、主治概要

本经腧穴主治肝胆病、妇科病、前阴病和经脉循行部位的其他病证,如胸满、呃逆、遗尿、黄疸、小便不利、头痛、腰痛、少腹肿、疝气等。

三、足厥阴肝经常用腧穴

1. 大敦(Dàdūn,LR1)　井穴。

(1) 定位:在足趾,大指末节外侧,趾甲根角侧后方 0.1 寸(指寸)。

(2) 主治:疝气、少腹痛;遗尿、癃闭、五淋、尿血等;月经不调、崩漏、阴挺等妇科病;癫痫。

(3) 操作:浅刺 0.1～0.2 寸,或点刺出血,可灸。

2. 行间(Xíngjiān,LR2)　荥穴。

(1) 定位:在足背,第 1、第 2 趾间,趾蹼缘后方赤白肉际处。

(2) 主治:中风、癫痫、头痛、目眩、目赤肿痛、青盲、口㖞等肝经风热证;月经不调、痛经、闭经、崩漏、带下等妇科病;阴中痛、疝气;遗尿、癃闭、五淋等泌尿系统疾病;胸胁满痛。

(3) 操作:直刺 0.5～0.8 寸,可灸。

3. 太冲(Tàichōng,LR3)　输穴、原穴。

(1) 定位:在足背,第 1、第 2 跖骨间,跖骨底结合部前方凹陷中(可触及动脉搏动)。

(2) 主治:中风、癫狂痫、小儿惊风、头痛、眩晕、耳鸣、目赤肿痛、口㖞等肝经风热证;月经不调、痛经、闭经、崩漏、带下、滞产等妇产科病;黄疸、胁痛、口苦、腹胀、呕逆等肝胃病;癃闭、遗尿;下肢痿痹、足跗肿痛。

(3) 操作:直刺 0.5～1 寸,可灸。

4. 曲泉(Qǔquán,LR8)　合穴。

(1) 定位:在膝部,腘横纹内侧端,半腱肌腱内缘凹陷中。

(2) 主治:月经不调、痛经、带下、阴挺、阴痒、产后腹痛、腹中包块等妇科病;遗精、阳痿、疝气、小便不利;膝髌肿痛、下肢痿痹。

(3) 操作:直刺 1～1.5 寸,可灸。

5. 章门(Zhāngmén,LR13)　脾之募穴,八会穴之脏会。

(1) 定位:在侧腹部,第 11 肋游离端的下方。

(2) 主治:腹痛、腹胀、肠鸣、腹泻、呕吐等脾胃病;胁痛、黄疸、痞块等肝胆病。

(3) 操作:斜刺 0.5～0.8 寸,可灸。

6. 期门(Qīmén,LR14)　肝之募穴

(1) 定位:在胸部,第 6 肋间隙,前正中线旁开 4 寸。

(2) 主治:胸胁胀痛、呕吐、吞酸、呃逆、腹胀、腹泻等肝胃病;郁病、奔豚气、乳痈。

(3) 操作:斜刺或平刺 0.5～0.8 寸,不可深刺,以免伤及内脏。

第十三节　督脉及其腧穴

一、经脉循行

督脉起于小腹内,下出会阴部,向后从尾骨端上行于脊柱内侧,上达项后风府,进入脑内,上行至巅顶,沿前额下行鼻柱,止于上唇系带处(图 4-13)。

二、主治概要

本经腧穴主治脏腑病、神志病、热病、头面五官病及经脉循行部位的其他病证。

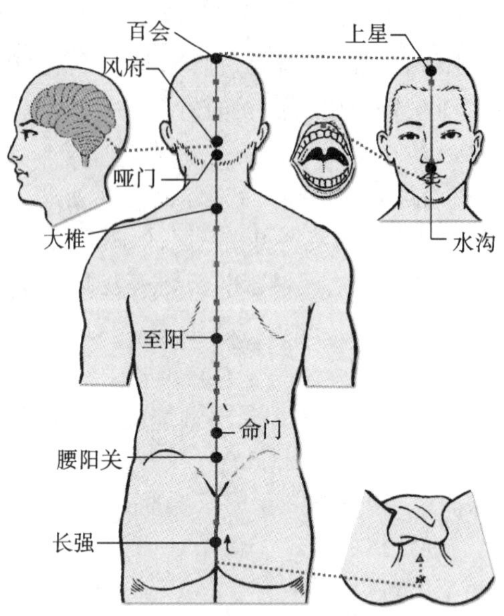

图 4-13 督脉循行示意图及常用腧穴

三、督脉常用腧穴

1. 长强(Chángqiáng,GV1) 络穴。

(1) 定位:在会阴区,尾骨下方,尾骨端与肛门连线的中点处。

(2) 主治:腹泻、痢疾、便血、便秘、痔疮、脱肛等肠腑病;癫狂病;腰脊、尾骶部疼痛。

(3) 操作:针尖紧靠尾骨前面斜刺 0.8～1 寸,不宜直刺,以免伤及直肠。

2. 腰阳关(Yāoyángguān,GV3)

(1) 定位:在脊柱区,后正中线上,第 4 腰椎棘突下凹陷中。

(2) 主治:腰骶疼痛、下肢痿痹,月经不调、赤白带下等妇科病;遗精、阳痿等男科病。

(3) 操作:直刺或向上斜刺 0.5～1 寸,宜灸。

3. 命门(Mìngmén,GV4)

(1) 定位:在脊柱区,后正中线上,第 2 腰椎棘突下凹陷中。

(2) 主治:腰脊强痛、下肢痿痹;月经不调、赤白带下、痛经、闭经、不孕等妇科病;遗精、阳痿、精冷不育、小便频数等男科病;小腹冷痛、腹泻等。

(3) 操作:直刺或向上斜刺 0.5～1 寸,多用灸法。

4. 至阳(Zhìyáng,GV9)

(1) 定位:在脊柱区,后正中线上,第 7 胸椎棘突下凹陷中。

(2) 主治:黄疸、胸胁胀满等肝胆病;咳嗽、气喘;腰背疼痛等。

(3) 操作:向上斜刺 0.5～1 寸,可灸。

5. 大椎(Dàzhuī,GV14)

(1) 定位:在脊柱区,后正中线上,第 7 颈椎棘突下凹陷中。

(2) 主治:热病、疟疾、恶寒发热、咳嗽、气喘等外感病;癫狂痫、小儿惊风等神志病;骨蒸潮热;项强、脊痛;风疹、痤疮。

(3) 操作:向上斜刺 0.5～1 寸,可灸。

6. 哑门(Yǎmén,GV15)

(1) 定位:在颈后区,后正中线上,第 2 颈椎棘突下凹陷中。

(2) 主治:暴瘖、舌强不语;癫狂痫、癔病等神志病;头痛、颈项强痛。

(3) 操作:伏案正坐位,头微向前倾,颈部肌肉放松,向下颌方向缓慢刺入 0.5～1 寸,不可向上深刺,以免刺入枕骨大孔,伤及延髓。

7. 风府(Fēngfǔ,GV16)

(1) 定位:在颈后区,枕外隆凸直下,两侧斜方肌之间的凹陷中。

(2) 主治:中风、癫狂痫、癔病等以内风为患的神志病;头痛、眩晕、颈项强痛、咽喉肿痛、失音、目痛、鼻衄等头颈五官病等。

(3) 操作:正坐位,头微向前倾,颈部肌肉放松,向下颌方向缓慢刺入 0.5～1 寸,不可向上深刺,以免刺入枕骨大孔,伤及延髓。

8. 百会(Bǎihuì,GV20)

(1) 定位:在头部,前发际正中直上 5 寸。

(2) 主治:痴呆、中风、失语、失眠、健忘、癫狂痫等神志病;头痛、眩晕、耳鸣;脱肛、阴挺、胃下垂、肾下垂等气失固摄导致的下陷性病证等。

(3) 操作:平刺 0.5～0.8 寸,升阳举陷可用灸法。

9. 上星(Shàngxīng,GV23)

(1) 定位:在头部,前发际正中直上 1 寸。

(2) 主治:鼻渊、鼻衄、头痛、目痛等头面病;热病、疟疾;癫狂。

(3) 操作:平刺 0.5～1 寸,可灸。

10. 水沟(Shuǐgōu,GV26)

(1) 定位:在面部,人中沟的上 1/3 与中 1/3 交点处。

(2) 主治:昏迷、晕厥、中风、中暑、休克、呼吸衰竭等急危重症,为急救要穴之一;癔病、癫狂痫、急慢惊风等神志病;鼻塞、鼻衄、面肿、口㖞、齿痛、牙关紧闭等头面五官病;闪挫腰痛等。

(3) 操作:向上斜刺 0.3～0.5 寸,强刺激,或用指甲掐按。

11. 龈交(Yínjiāo,GV28)

(1) 定位:在上唇内,上唇系带与上齿龈的交点。

(2) 主治:口㖞、口噤、口臭、齿痛、齿衄、鼻衄、面赤颊肿等头面五官病;痔疮;癫狂等。

(3) 操作:向上斜刺 0.2～0.3 寸,或点刺出血。

第十四节　任脉及其腧穴

一、经脉循行

任脉起于小腹内,下出会阴部,向上行于阴毛部,循腹沿前正中线上行,经关元等穴至咽喉,再上行环绕口唇,经面部进入目眶下,联系于目(图 4-14)。

二、主治概要

本经腧穴主治脏腑病、颈及头面病、妇科病、前阴病、神志病、虚证等。

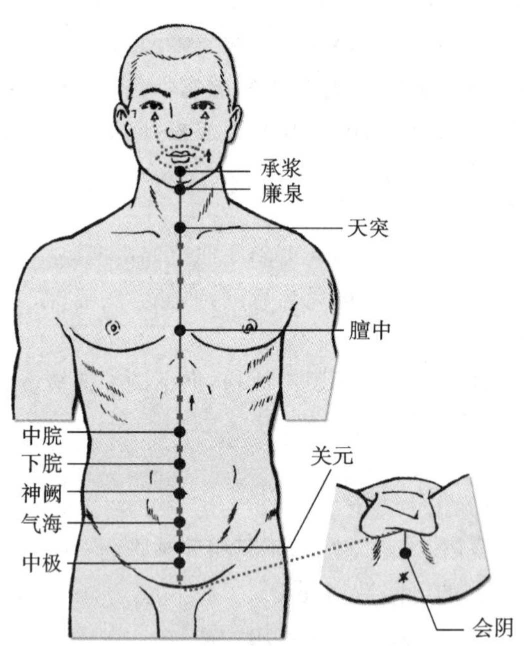

图 4-14 任脉循行示意图及常用腧穴

三、任脉常用腧穴

1. 会阴(Huìyīn,CV1)

(1) 定位:在会阴部,男性在阴囊根部与肛门连线的中点,女性在大阴唇后联合与肛门连线的中点。

(2) 主治:溺水窒息、昏迷、癫狂痫等急危重症、神志病;小便不利、遗尿、遗精、阴痒、阴痛、脱肛、阴挺、痔疮等前后二阴疾病。

(3) 操作:直刺 0.5~1 寸,孕妇慎用。

2. 中极(Zhōngjí,CV3) 膀胱之募穴。

(1) 定位:在下腹部,前正中线上,脐中下 4 寸。

(2) 主治:遗尿、小便不利、癃闭等前阴病;阳痿、遗精、不育等男科病;月经不调、崩漏、阴挺、阴痒、不孕、产后恶露不尽、带下等妇产科病。

(3) 操作:直刺 0.5~1 寸,需排尿后再行针刺,孕妇慎用。

3. 关元(Guānyuán,CV4) 小肠之募穴。

(1) 定位:在下腹部,前正中线上,脐中下 3 寸。

(2) 主治:为泌尿生殖及虚损诸病的主要用穴。主治中风脱证、虚劳、羸瘦无力等元气虚损病;少腹疼痛、疝气;腹泻、痢疾、脱肛、便血等肠腑病;五淋、尿血、尿闭、尿频等前阴病;阳痿、遗精、早泄等男科病;月经不调、痛经、经闭、崩漏、带下、阴挺、恶露不尽、胞衣不下等妇科病。保健灸常用穴。

(3) 操作:直刺 1~1.5 寸,需排尿后进行针刺,可灸,孕妇慎用。

4. 气海(Qìhǎi,CV6)

(1) 定位:在下腹部,前正中线上,脐中下 1.5 寸。

（2）主治：虚脱、形体羸瘦、乏力等气虚证；水谷不化、绕脐疼痛、腹泻、痢疾、便秘等肠腑病；小便不利、遗尿等；阳痿、遗精；疝气、少腹痛；月经不调、痛经、经闭、崩漏、带下、阴挺、恶露不尽、胞衣不下等妇科病；保健灸常用穴。

（3）操作：直刺1～1.5寸，多用灸法，孕妇慎用。

5. 神阙（Shénquè，CV8）

（1）定位：在脐区，脐中央。

（2）主治：虚脱、中风脱证等元阳暴脱，腹痛、腹胀、腹泻、痢疾、便秘、脱肛等肠腑病；水肿、小便不利。保健灸常用穴。

（3）操作：禁刺，多用艾条或艾炷隔盐灸法。

6. 下脘（Xiàwǎn，CV10）

（1）定位：在上腹部，前正中线上，脐中上2寸。

（2）主治：腹痛、腹胀、腹泻、呕吐、完谷不化、小儿疳积等脾胃病。

（3）操作：直刺1～1.5寸，可灸。

7. 中脘（Zhōngwǎn，CV12）　胃之募穴、八会穴之腑会。

（1）定位：在上腹部，前正中线上，脐中上4寸。

（2）主治：胃痛、腹胀、纳呆、呕吐、吞酸、呃逆、小儿疳积等脾胃病；黄疸；癫狂、脏躁等。

（3）操作：直刺1～1.5寸，可灸。

8. 膻中（Dànzhōng，CV17）　心包之募穴、八会穴之气会。

（1）定位：在胸部，横平第4肋间隙，前正中线上。

（2）主治：咳嗽、气喘、胸闷、心悸、心痛、噎膈、呃逆等气机不畅证；产后乳少、乳痈、乳癖等乳疾。

（3）操作：平刺0.3～0.5寸，可灸。

9. 天突（Tiāntū，CV22）

（1）定位：在颈前区，胸骨上窝中央，前正中线上。

（2）主治：哮喘、咳嗽、胸痛、咽喉肿痛、暴瘖等肺系病；梅核气、噎膈等气机不畅证。

（3）操作：先直刺0.2～0.3寸，然后将针尖向下，紧靠胸骨柄后方刺入1～1.5寸。针刺不能过深，也不宜向左、右刺，以防刺伤锁骨下动脉及肺尖。如刺中气管壁，针下有硬而轻度弹性的感觉，患者会出现喉痒欲咳等现象；若刺破气管壁，可出现剧烈的咳嗽及血痰等现象。如刺中无名静脉或主动脉弓时，针下可有柔软而有弹力的阻力或患者有疼痛感，应立即退针。

10. 廉泉（Liánquán，CV23）

（1）定位：在颈前区，前正中线上，喉结上方，舌骨上缘凹陷中。

（2）主治：中风失语、暴瘖、吞咽困难、舌缓流涎、舌下肿痛、口舌生疮、喉痹等。

（3）操作：向舌根斜刺0.5～0.8寸。

11. 承浆（Chéngjiāng，CV24）

（1）定位：在面部，颏唇沟的正中凹陷处。

（2）主治：口㖞、齿龈肿痛、流涎等局部病证；暴瘖；癫狂。

（3）操作：斜刺0.3～0.5寸。

第十五节　常用奇穴

1. 四神聪(Sìshéncōng,EX-HN1)

(1) 定位:在头部,百会前后、左右各旁开 1 寸,共 4 个穴。

(2) 主治:头痛、眩晕、失眠、健忘、癫痫等神志病。

(3) 操作:平刺 0.5～0.8 寸。

2. 鱼腰(Yúyāo,EX-HN4)

(1) 定位:在额部,瞳孔直上,眉毛中。

(2) 主治:眉棱骨痛、眼睑瞤动、眼睑下垂、目赤肿痛、目翳、口眼㖞斜等。

(3) 操作:平刺 0.3～0.5 寸。

3. 太阳(Tàiyáng,EX-HN5)

(1) 定位:在颞部,眉梢与目外眦之间,向后约一横指的凹陷中。

(2) 主治:头痛、偏头痛;目疾;面瘫等。

(3) 操作:直刺或斜刺 0.3～0.5 寸,或点刺出血。

4. 耳尖(Ěrjiān,EX-HN6)

(1) 定位:在耳区,在外耳轮的最高点。

(2) 主治:目赤肿痛;头痛;咽喉肿痛。

(3) 操作:直刺 0.1～0.2 寸,或点刺出血。

5. 金津、玉液(Jīnjīn、Yùyè,EX-HN12、EX-HN13)

(1) 定位:在口腔内,舌下系带的静脉上,左为金津,右为玉液。

(2) 主治:舌强、舌肿、口疮、喉痹、失语,消渴、呕吐、腹泻。

(3) 操作:点刺出血。

6. 牵正(Qiānzhèng)

(1) 定位:在面部,耳垂前 0.5～1 寸的压痛处。

(2) 主治:口㖞、口疮。

(3) 操作:向前斜刺 0.5～0.8 寸。

7. 颈百劳(Jǐngbǎiláo,EX-HN15)

(1) 定位:在颈部,第 7 颈椎棘突直上 2 寸,后正中线旁开 1 寸。

(2) 主治:颈项强痛;咳嗽、气喘、骨蒸潮热、盗汗、自汗;瘰疬。

(3) 操作:直刺 0.5～1 寸,可灸。

8. 安眠(Ānmián)

(1) 定位:在颈部,翳风与风池连线的中点。

(2) 主治:失眠、头痛、眩晕;目疾;耳鸣。

(3) 操作:直刺 0.5～1 寸。

9. 子宫(Zǐgōng,EX-CA1)

(1) 定位:在下腹部,脐中下 4 寸,前正中线旁开 3 寸。

(2) 主治:月经不调、痛经、阴挺、不孕等。

(3) 操作:直刺 0.8～1.2 寸,可灸,孕妇禁针。

10. 定喘(Dìngchuǎn,EX-B1)

(1) 定位:在脊柱区,横平第 7 颈椎棘突下,后正中线旁开 0.5 寸。

(2) 主治:哮喘、咳嗽、肩背痛、落枕。

(3) 操作:直刺 0.5～0.8 寸。

11. 夹脊(Jiájǐ,EX-B2)

(1) 定位:在脊柱区,第 1 胸椎至第 5 腰椎棘突下两侧,后正中线旁开 0.5 寸,一侧 17 个穴。

(2) 主治:上胸部的穴位治心肺、上肢疾病;下胸部的穴位治脾胃肝胆疾病;腰部的穴位治肾病、腰腹及下肢疾病。

(3) 操作:根据部位的不同直刺 0.3～1 寸,或用梅花针叩刺。

12. 腰眼(Yāoyǎn,EX-B7)

(1) 定位:在腰部,横平第 4 腰椎棘突下,后正中线旁开约 3.5 寸凹陷中。

(2) 主治:腰痛;月经不调、带下;虚劳等。

(3) 操作:直刺 1～1.5 寸。

13. 十七椎(Shíqīzhuī,EX-B8)

(1) 定位:在腰部,第 5 腰椎棘突下的凹陷中。

(2) 主治:腰腿痛、下肢瘫痪;崩漏、痛经、月经不调;小便不利。

(3) 操作:直刺 0.5～1 寸,可灸。

14. 腰奇(Yāoqí,EX-B9)

(1) 定位:在骶部,尾骨端直上 2 寸,骶角之间的凹陷中。

(2) 主治:癫痫;头痛、失眠;便秘。

(3) 操作:向上平刺 1～1.5 寸。

15. 肩前(Jiānqián)

(1) 定位:在肩前区,正坐垂肩,腋前皱襞顶端与肩髃连线的中点。

(2) 主治:肩臂痛、臂不能举。

(3) 操作:直刺 1～1.5 寸。

16. 肘尖(Zhǒujiān,EX-UE1)

(1) 定位:在肘后部,尺骨鹰嘴的尖端。

(2) 主治:瘰疬、痈疽、肠痈。

(3) 操作:艾炷灸 7～15 壮。

17. 二白(Èrbái,EX-UE2)

(1) 定位:在前臂前区,腕掌侧远端横纹上 4 寸,桡侧腕屈肌腱的两侧。

(2) 主治:痔疾、脱肛;前臂痛,胸胁痛等。

(3) 操作:直刺 0.5～0.8 寸,可灸。

18. 腰痛点(Yāotòngdiǎn,EX-UE7)

(1) 定位:在手背,第 2、第 3 掌骨及第 4、第 5 掌骨之间,腕背侧横纹远端与掌指关节中点处,一手有 2 个穴。

(2) 主治:急性腰扭伤。

(3) 操作:由两侧向掌中斜刺 0.5～0.8 寸。

19. 外劳宫(Wàiláogōng,EX-UE8)

(1) 定位:在手背侧,第 2、第 3 掌骨之间,掌指关节后 0.5 寸(指寸)凹陷中。

(2) 主治:落枕;手臂肿痛;脐风等。

(3) 操作:直刺0.5～0.8寸。

20. 八邪(Bāxié,EX-UE9)

(1) 定位:在手背,第1～5指间,指蹼缘后方赤白肉际处,左右共8个穴。

(2) 主治:手背肿痛、手指麻木;烦热;目痛等。

(3) 操作:斜刺0.5～0.8寸,或点刺出血。

21. 四缝(Sìfèng,EX-UE10)

(1) 定位:在手指,第2～5指掌面的近侧指间关节横纹的中央,一手有4个穴。

(2) 主治:小儿疳积;百日咳等。

(3) 操作:点刺出血或挤出少许黄色透明黏液。

22. 十宣(Shíxuān,EX-UE11)

(1) 定位:在手指,十指尖端,距指甲游离缘0.1寸,左右共10个穴。

(2) 主治:昏迷;癫痫;高热、咽喉肿痛;手指麻木等。

(3) 操作:浅刺0.1～0.2寸,或点刺出血。

23. 鹤顶(Hèdǐng,EX-LE2)

(1) 定位:在膝前区,髌底中点的上方凹陷中。

(2) 主治:膝痛、腿足无力、下肢瘫痪等。

(3) 操作:直刺0.5～0.8寸。

24. 百虫窝(Bǎichóngwō,EX-LE3)

(1) 定位:在股前区,髌底内侧端上3寸。

(2) 主治:虫积;风疹、痒疹,下部生疮等。

(3) 操作:直刺1.5～2寸。

25. 胆囊(Dǎnnáng,EX-LE6)

(1) 定位:在小腿外侧,腓骨小头直下2寸。

(2) 主治:胆囊炎、胆石症、胆道蛔虫症、胆绞痛等胆道疾病;下肢痿痹等。

(3) 操作:直刺1～2寸。

26. 八风(Bāfēng,EX-LE10)

(1) 定位:在足背,第1～5趾间,趾蹼缘后方赤白肉际处,左右共8个穴。

(2) 主治:足跗肿痛、趾痛;毒蛇咬伤;脚气等。

(3) 操作:斜刺0.5～0.8寸,或点刺出血。

第十六节　耳　　穴

耳穴是分布于耳郭上的腧穴,也叫反应点、刺激点。当人体内脏或躯体出现病变时,往往会在耳郭的一定部位出现局部反应,如压痛、结节、变色、导电性能等。

运用耳穴治疗疾病有悠久的历史,早在《灵枢・五邪》就有记载:邪在肝,则两胁中痛……取耳间青脉以去其掣。唐代《备急千金要方》有"耳中穴,在耳门孔上横梁是,针灸之,治马黄、黄疸、寒暑疫毒"的记载。历代医学文献也有通过望、触耳郭来诊断疾病和用针、灸、熨、按摩、耳道塞药等方法刺激耳郭以防治疾病的论述。为了便于交流和研究,我国制定了中华人民共和国国家标准《耳穴名称和定位》(GB/T 13724—2008)。

一、耳与经络脏腑的联系

1. 耳与经络的关系　耳与经络联系密切,《阴阳十一脉灸经》就提到了"耳脉",《内经》详细地阐述了耳与经络的关系。手太阳、手足少阳、手阳明等经脉、经别都入耳中,足阳明、足太阳的经脉则分别上耳前、至耳上角。六条阴经虽然不直接入耳,但都通过经别等与阳经相合并与耳联系。因此,十二经脉都直接或间接上达于耳。奇经八脉中的阴跷脉、阳跷脉并入耳后,阳维脉循头入耳。故《灵枢・口问》曰:耳者,宗脉之所聚也。

2. 耳与脏腑的关系　耳与脏腑的生理功能、病理变化有着密切的联系。《灵枢・脉度》曰:肾气通于耳,肾和则耳能闻五音矣。《难经・四十难》曰:肺主声,故令耳闻声。《证治准绳》载:肾为耳窍之主,心为耳窍之客。《厘正按摩要术》将耳郭分属五脏,指出:耳珠属肾,耳轮属脾,耳上轮属心,耳皮肉属肺,耳背玉楼属肝。《证治准绳》载:肺气虚则少气……是以耳聋。观察耳的形态、色泽等改变,可"视其外应,以知其内脏"的病变,如《灵枢・本脏》说:黑色小理者肾小……耳薄不坚者肾脆。《证治准绳》说:凡耳轮红润者生,或黄、或黑、或青而枯燥者死,薄而白、薄而黑者皆为肾败。现代科学研究证实了耳与脏腑在生理上的密切联系,不仅存在着相关性,而且具有相对特异性,这为耳针法诊治疾病提供了客观依据。

二、耳郭表面解剖

耳郭分为耳郭正面、耳郭背面和耳根 3 个部分,其体表解剖名称如下。

(一) 耳郭正面

1. 耳垂　耳郭下部无软骨的部分。

2. 耳轮　耳郭外侧边缘的卷曲部分。

3. 耳轮脚　耳轮深入耳甲的部分。

4. 耳轮脚棘　耳轮脚和耳轮之间的隆起。

5. 耳轮脚切迹　耳轮脚棘前方的凹陷处。

6. 耳轮结节　耳轮外上方的膨大部分。

7. 耳轮尾　耳轮向下移行于耳垂的部分。

8. 轮垂切迹　耳轮和耳垂后缘之间的凹陷处。

9. 对耳轮　与耳轮相对呈"Y"字形的隆起部,由对耳轮体、对耳轮上脚和对耳轮下脚 3 个部分组成。

10. 对耳轮体　对耳轮下部呈上下走向的主体部分。

11. 对耳轮上脚　对耳轮向上分支的部分。

12. 对耳轮下脚　对耳轮向前分支的部分。

13. 轮屏切迹　对耳轮与对耳屏之间的凹陷处。

14. 耳舟　耳轮与对耳轮之间的凹沟。

15. 三角窝　对耳轮上、下脚与相应耳轮之间的三角形凹窝。

16. 耳甲　部分耳轮和对耳轮、对耳屏、耳屏及外耳门之间的凹窝。由耳甲艇、耳甲腔 2

个部分组成。

17. 耳甲艇 耳轮脚以上的耳甲部。

18. 耳甲腔 耳轮脚以下的耳甲部。

19. 耳屏 耳郭前方呈瓣状的隆起。

20. 屏上切迹 耳屏与耳轮之间的凹陷处。

21. 对耳屏 耳垂上方、与耳屏相对的瓣状隆起。

22. 对屏尖 对耳屏游离缘隆起的顶端。

23. 屏间切迹 耳屏和对耳屏之间的凹陷处。

24. 上屏尖 耳屏游离缘上隆起部。

25. 下屏尖 耳屏游离缘下隆起部。

26. 轮屏切迹 对耳轮与对耳屏之间的凹陷处。

27. 外耳门 耳甲腔前方的孔窍。

（二）耳郭背面

1. 耳轮背面 耳轮背面的平坦部分。

2. 耳轮尾背面 耳轮尾背面的平坦部分。

3. 耳垂背面 耳垂背面的平坦部分。

4. 耳舟隆起 耳舟在耳背呈现的隆起。

5. 三角窝隆起 三角窝在耳背呈现的隆起。

6. 耳甲艇隆起 耳甲艇在耳背呈现的隆起。

7. 耳甲腔隆起 耳甲腔在耳背呈现的隆起。

8. 对耳轮沟 对耳轮体在耳背呈现的凹沟。

9. 对耳轮上脚沟 对耳轮上脚在耳背呈现的凹沟。

10. 对耳轮下脚沟 对耳轮下脚在耳背呈现的凹沟。

11. 耳轮脚沟 耳轮脚在耳背呈现的凹沟。

12. 对耳屏沟 对耳屏在耳背呈现的凹沟。

（三）耳根

1. 上耳根 耳郭与头部相连的最上处。

2. 下耳根 耳郭与头部相连的最下处。

三、耳穴的分布

耳穴在耳郭上的分布犹如一个倒置在子宫内的胎儿，头部朝下臀部朝上。其分布规律：与头面相应的耳穴在耳垂；与上肢相应的耳穴在耳舟；与躯干和下肢相应的耳穴在对耳轮体和对耳轮上、下脚；与内脏相应的耳穴集中在耳甲，其中与腹腔脏器相应的耳穴多在耳甲艇，与胸腔脏器相应的耳穴多在耳甲腔；与消化道相应的耳穴多在耳轮脚周围。

四、耳穴的定位和主治

为了方便准确取穴，耳穴名称与定位按耳郭的解剖将每个部位划分成若干个区，共计 93

个穴位，耳郭分区及耳穴定位见表 4-1 至表 4-3。

表 4-1　耳穴名称、定位及主治一

	耳穴名称	定　位	主　治
耳轮穴位	耳中	在耳轮脚处，即耳轮 1 区	呃逆、荨麻疹、皮肤瘙痒症、小儿遗尿、咯血、出血性疾病
	直肠	在耳轮脚棘前上方的耳轮处，即耳轮 2 区	便秘、腹泻、脱肛、痔疮
	尿道	在直肠上方的耳轮处，即耳轮 3 区	尿频、尿急、尿痛、尿潴留
	外生殖器	在对耳轮下脚前方的耳轮处，即耳轮 4 区	睾丸炎、附睾炎、外阴瘙痒症
	肛门	在三角窝前方的耳轮处，即耳轮 5 区	痔疮、肛裂
	耳尖前	在耳郭向前对折上部尖端的前部，即耳轮 6 区	发热、感冒、头痛、急性结膜炎、麦粒肿
	耳尖	在耳郭向前对折的上部尖端处	发热、高血压、牙痛、急性结膜炎、麦粒肿
	耳尖后	在耳郭向前对折上部尖端的后部，即耳轮 7 区	发热、扁桃体炎、高血压、上呼吸道感染
	结节	在耳轮结节处，即耳轮 8 区	头晕、头痛、高血压
	轮 1	在耳轮结节下方的耳轮处，即耳轮 9 区	发热、扁桃体炎、上呼吸道感染
	轮 2	在轮 1 下方的耳轮处，即耳轮 10 区	发热、扁桃体炎、上呼吸道感染
	轮 3	在轮 2 下方的耳轮处，即耳轮 11 区	发热、扁桃体炎、上呼吸道感染
	轮 4	在轮 3 下方的耳轮处，即耳轮 12 区	发热、扁桃体炎、上呼吸道感染
耳舟穴位	指	在耳舟上方处，即耳舟 1 区	甲沟炎、手指麻木和疼痛
	腕	在指区的下方处，即耳舟 2 区	腕部疼痛
	风溪	在耳轮结节前方，指区与腕区之间	荨麻疹、皮肤瘙痒症、过敏性鼻炎、哮喘
	肘	在腕区的下方处，即耳舟 3 区	肱骨外上髁炎、肘部疼痛
	肩	在肘区的下方处，即耳舟 4 区、5 区	肩关节周围炎、肩部疼痛
	锁骨	在肩区的下方处，即耳舟 6 区	肩关节周围炎
对耳轮穴位	跟	在对耳轮上脚前上部，即对耳轮 1 区	足跟痛
	趾	在耳尖下方对耳轮上脚后上部，即对耳轮 2 区	甲沟炎、趾部疼痛
	踝	在趾、跟区下方处，即对耳轮 3 区	踝关节扭伤
	膝	在对耳轮上脚的中 1/3 处，即对耳轮 4 区	膝关节疼痛、坐骨神经痛
	髋	在对耳轮上脚的下 1/3 处，即对耳轮 5 区	髋关节疼痛、坐骨神经痛、腰骶部疼痛

续表

	耳穴名称	定　　位	主　　治
对耳轮穴位	坐骨神经	在对耳轮下脚的前 2/3 处，即对耳轮 6 区	坐骨神经痛、下肢瘫痪
	交感	在对耳轮下脚前端与耳轮内缘相交处	胃肠痉挛、心绞痛、胆绞痛、输尿管结石、自主神经功能紊乱
	臀	在对耳轮下脚的后 1/3 处，即对耳轮 7 区	坐骨神经痛、臀筋膜炎
	腹	在对耳轮体前部上 2/5 处，即对耳轮 8 区	腹痛、腹胀、腹泻、急性腰扭伤、痛经、产后宫缩痛
	腰骶椎	在腹区后方，即对耳轮 9 区	腰骶部疼痛
	胸	在对耳轮体前部中 2/5 处，即对耳轮 10 区	胸胁疼痛、肋间神经痛、胸闷、乳腺炎
	胸椎	在胸区后方，即对耳轮 11 区	胸痛、经期乳房胀痛、乳腺炎、产后泌乳少
	颈	在对耳轮体前部下 1/5 处，即对耳轮 1、2 区	落枕、颈椎疼痛
	颈椎	在颈区后方，即对耳轮 13 区	落枕、颈椎综合征
三角窝穴位	角窝上	在三角窝前 1/3 的上部，即三角窝 1 区	高血压
	内生殖器	在三角窝前 1/3 的下部，即三角窝 2 区	痛经、月经不调、白带过多、功能性子宫出血、阳痿、遗精、早泄
	角窝中	在三角窝中 1/3 处，即三角窝 3 区	哮喘
	神门	在三角窝后 1/3 的上部，即三角窝 4 区	失眠、多梦、痛证、癫痫、高血压
	盆腔	在三角窝后 1/3 的下部，即三角窝 5 区	盆腔炎、附件炎
耳屏穴位	上屏	在耳屏外侧面上 1/2 处，即耳屏 1 区	咽炎、鼻炎
	下屏	在耳屏外侧面下 1/2 处，即耳屏 2 区	鼻炎、鼻塞
	外耳	在屏上切迹前方近耳轮部，即耳屏 1 区上缘处	外耳道炎、中耳炎、耳鸣
	屏尖	在耳屏游离缘上部尖端，即耳屏 1 区后缘处	发热、牙痛、斜视
	外鼻	在耳屏外侧面中部	鼻前庭炎、鼻炎
	肾上腺	在耳屏游离缘下部尖端，即耳屏 2 区后缘处	低血压、风湿性关节炎、腮腺炎、眩晕、哮喘、休克
	咽喉	在耳屏内侧面上 1/2 处，即耳屏 3 区	声音嘶哑、咽炎、扁桃体炎、哮喘
	内鼻	在耳屏内侧面下 1/2 处，即耳屏 4 区	鼻炎、上颌窦炎、鼻衄
	屏间前	在屏间切迹前方耳屏最下部	咽炎、口腔炎

表 4-2　耳穴名称、定位及主治二

	耳穴名称	定　　位	主　　治
对耳屏穴位	额	在对耳屏外侧面的前部，即对耳屏 1 区	前额痛、偏头痛、头晕、失眠、多梦
	屏间后	在屏间切迹后方对耳屏前下部	额窦炎
	颞	在对耳屏外侧面的中部，即对耳屏 2 区	偏头痛、头晕
	枕	在对耳屏外侧面的后部，即对耳屏 3 区	头晕、头痛、癫痫、哮喘、神经衰弱
	皮质下	在对耳屏内侧面，即对耳屏 4 区	痛证、间日疟、神经衰弱、假性近视、失眠
	对屏尖	在对耳屏游离缘尖端	哮喘、腮腺炎、睾丸炎、神经性皮炎、附睾炎
	缘中	在对屏尖与屏轮切迹的中点处	遗尿、内耳眩晕症、尿崩症、功能性子宫出血
	脑干	在轮屏切迹处	眩晕、后头痛、假性近视
耳甲穴位	口	在耳轮脚下方前 1/3 处，即耳甲 1 区	面瘫、口腔炎、胆囊炎、牙周炎、舌炎
	食道	在耳轮脚下方中 1/3 处，即耳甲 2 区	食管炎、食管痉挛
	贲门	在耳轮脚下方后 1/3 处，即耳甲 3 区	贲门痉挛、神经性呕吐
	胃	在耳轮脚消失处，即耳甲 4 区	胃痉挛、胃炎、胃溃疡、消化不良、恶心呕吐
	十二指肠	在耳轮脚及部分耳轮与 AB 线之间的后 1/3 处，即耳甲 5 区	十二指肠溃疡、胆囊炎、幽门痉挛、腹胀、腹泻、腹痛
	小肠	在耳轮脚及部分耳轮与 AB 线之间的中 1/3 处，即耳甲 6 区	消化不良、腹痛、腹胀、心动过速
	大肠	在耳轮脚及部分耳轮与 AB 线之间的前 1/3 处，即耳甲 7 区	腹泻、便秘、咳嗽、痤疮
	阑尾	在小肠区与大肠区之间	单纯性阑尾炎、腹泻
	艇角	在对耳轮下脚下方前部，即耳甲 8 区	前列腺炎、尿道炎
	膀胱	在对耳轮下脚下方中部，即耳甲 9 区	膀胱炎、遗尿、尿潴留、腰痛、坐骨神经痛、后头痛
	肾	在对耳轮下脚下方后部，即耳甲 10 区	腰痛、耳鸣、神经衰弱、肾盂肾炎、遗尿、哮喘、月经不调、遗精、阳痿、早泄
	输尿管	在肾区与膀胱区之间	输尿管结石绞痛
	胰胆	在耳甲艇的后上部，即耳甲 11 区	胆囊炎、胆石症、胆道蛔虫症、急性胰腺炎、偏头痛、中耳炎、耳鸣、带状疱疹
	肝	在耳甲艇的后下部，即耳甲 12 区	胁痛、眩晕、经前期紧张症、月经不调、更年期综合征、高血压、目疾
	艇中	在小肠区与肾区之间	腹痛、腹胀、胆道蛔虫症

续表

	耳穴名称	定　位	主　治
耳甲穴位	脾	在耳甲腔的后上部，即耳甲 13 区	腹胀、腹泻、便秘、食欲不振、功能性子宫出血、白带过多、内耳眩晕症
	心	在耳甲腔正中凹陷处，即耳甲 15 区	心动过速、心律不齐、心绞痛、无脉症、神经衰弱、癔病、口舌生疮
	气管	在心区与外耳门之间，即耳甲 16 区	哮喘、支气管炎
	肺	在心、气管区周围处，即耳甲 14 区	咳喘、胸闷、声音嘶哑、皮肤瘙痒症、荨麻疹、扁平疣、便秘
	三焦	在外耳门后下，肺与内分泌区之间，即耳甲 17 区	便秘、腹胀、上肢外侧疼痛
	内分泌	在屏间切迹内，耳甲腔的底部，即耳甲 18 区	痛经、月经不调、更年期综合征、痤疮、甲状腺功能亢进或减退症
耳垂穴位	牙	在耳垂正面前上部，即耳垂 1 区	牙痛、牙周炎、低血压
	舌	在耳垂正面中上部，即耳垂 2 区	舌炎、口腔炎
	颌	在耳垂正面后上部，即耳垂 3 区	牙痛、颞颌关节功能紊乱症
	垂前	在耳垂正面前中部，即耳垂 4 区	神经衰弱、牙痛
	眼	在耳垂正面中央部，即耳垂 5 区	急性结膜炎、麦粒肿、假性近视
	内耳	在耳垂正面后中部，即耳垂 6 区	内耳眩晕症、耳鸣、听力减退、中耳炎
	面颊	在耳垂正面与内耳区之间	面瘫、三叉神经痛、痤疮、面肌痉挛、腮腺炎
	扁桃体	在耳垂正面下部，即耳垂 7 区、8 区、9 区	扁桃体炎、咽炎

表 4-3　耳穴名称、定位及主治三

	耳穴名称	定　位	主　治
耳背穴位	耳背心	在耳背上部，即耳背 1 区	心悸、失眠、多梦
	耳背肺	在耳背中内部，即耳背 2 区	哮喘、皮肤瘙痒症
	耳背脾	在耳背中央部，即耳背 3 区	胃痛、消化不良、食欲不振
	耳背肝	在耳背中外部，即耳背 4 区	胆囊炎、胆石症、胁痛
	耳背肾	在耳背下部，即耳背 5 区	头痛、头晕、神经衰弱
	耳背沟	在耳背、对耳轮沟和对耳轮上、下脚沟处	高血压、皮肤瘙痒症
耳根穴位	上耳根	在耳郭与头部相连的最上处	鼻衄
	耳迷根	在耳轮脚后沟的耳根处	胆道疾病、心动过速、腹痛、腹泻
	下耳根	在耳郭与头部相连的最下处	低血压、下肢瘫痪、小儿麻痹后遗症

五、临床应用

（一）适用范围

耳穴在临床应用广泛，不仅可以用于治疗功能性疾病，而且对一部分器质性疾病也有一定疗效。其适应证有以下几种。

1. 疼痛性疾病　如头痛、神经性疼痛和各种扭、挫伤等。

2. 炎性疾病及传染病　如急慢性结肠炎、牙周炎、咽喉炎、扁桃体炎、腮腺炎、气管炎、肠炎、盆腔炎、风湿性关节炎、面神经炎、末梢神经炎等。

3. 功能紊乱性疾病　如眩晕症、心律不齐、高血压、胃肠神经官能症、月经不调、遗尿、神经衰弱、癔病等。

4. 过敏及变态反应性疾病　如过敏性鼻炎、哮喘、过敏性结肠炎、荨麻疹等。

5. 内分泌代谢紊乱性疾病　如甲状腺功能亢进或减退症、糖尿病、围绝经期综合征等。

6. 其他　还可用于催产、催乳、预防感冒、晕车、晕船，预防和治疗输血、输液反应，减肥、美容等。

（二）耳穴诊查

疾病发生时往往会在耳郭的相应区域出现异常的病理反应，如皮肤色泽、形态改变，局部压痛明显，耳穴电阻下降等。对这些反应点进行诊查，既可以结合临床症状进行辅助诊断，又可以为拟定耳穴处方提供依据。常用的诊查法有以下几种。

1. 望诊法　在自然光线下，用肉眼或放大镜直接观察耳郭皮肤有无变色、变形等，如脱屑、丘疹、水疱、充血、硬结、疣赘、色素沉着以及血管的形状、颜色的异常等。

2. 压痛法　用弹簧探棒或火柴棒等，在与疾病相应的部位，由周围向中心均匀地探压，当诊查至反应点时，患者会出现皱眉、眨眼、呼痛、躲闪等反应。

3. 皮肤电阻测定法　用耳穴探测仪器，测定耳穴皮肤的电阻、电位、电容等，如电阻值降低，导电量增加，形成良导电者，考虑该处为病理反应点。

临床应用时，应将各种方法有机结合，并且排除假阳性，这样才能全面了解反应点的位置与变化，为耳穴诊治提供依据。

（三）选穴原则

临床选耳穴的原则有以下几种。

1. 按相应部位选穴　选用与病变部位相对应的耳穴，如胃病选胃穴，目疾选眼穴，膝关节痛选膝穴等。

2. 按脏腑辨证选穴　根据脏腑学说的理论，按各脏腑的生理功能和病理反应辨证选穴，如目疾选肝穴，耳疾选肾穴，皮肤疾病选肺穴、大肠穴等。

3. 按经络辨证选穴　根据十二经脉循行和其证候选取穴位，如牙痛取大肠穴，坐骨神经痛取膀胱穴等。

4. 按西医理论选穴　如月经不调选内分泌穴，炎性疾病选肾上腺穴，神经系统疾病选脑干、脑点等。

5. 根据临床经验选穴　临床实践发现有些耳穴具有治疗本部位以外疾病的作用，如神门是止痛、镇静的要穴，枕是止晕要穴，耳尖放血可用于退热、降压、镇静、抗过敏等。

（四）操作方法

耳穴的刺激方法很多，目前临床常用的有以下几种。

1. 耳穴毫针法　将毫针刺入耳穴以防治疾病的一种方法。操作步骤如下。

(1) 选穴和消毒：根据处方选择耳穴，在穴区内寻找阳性反应点，做上标记，用75%酒精或碘伏严格消毒。

(2) 操作方法:选择患者舒适、医生便于操作的体位,一般采用坐位,年老体弱、病重或精神紧张者宜采用卧位。针具选用 26～30 号 0.3～0.5 寸不锈钢毫针。进针时,医生一手固定耳郭,另一手拇指、食指持针插入耳穴。针刺的方向视耳穴所在部位灵活掌握,针刺的深度应视患者耳郭局部的厚薄而定,以 0.1～0.3 cm 为宜。进针后可行小幅度捻转,刺激强度与手法应根据患者的病情、体质及耐受程度综合考虑。

(3) 留针和出针:留针时间一般为 15～30 min,慢性病、疼痛性疾病留针时间可适当延长。留针期间,宜间隔 10～15 min 行针 1 次。出针时,医生一手固定耳郭,另一手将针拔出,再用无菌干棉球或棉签按压针孔,以防出血。扭伤或肢体功能障碍患者,在耳针留针期间,应进行适量的肢体活动和功能锻炼,以提高疗效。

2. 耳穴埋针法 将揿针埋入耳穴以防治疾病的一种方法。适用于疼痛性疾病和慢性病,其刺激持续时间长,有巩固疗效和防止复发的作用。

操作方法:常规消毒后,医生一手固定耳郭,另一手用镊子或止血钳夹住揿针针柄,轻轻刺入耳穴,用医用胶布固定并适度按压。宜留针 1～3 天,留针期间嘱患者每天定时按压 3 次。起针时应再次消毒埋针部位。

3. 耳穴压丸法 又称为耳穴压豆法、耳穴贴压法,是使用丸状物贴压耳穴以防治疾病的方法,是目前最常用的耳穴治疗方法。不仅能得到毫针法、埋针法同样的疗效,而且安全、无创、无痛,且能起到持续的作用。

压丸的材料多为表面光滑、大小和硬度适宜、易于获取的丸状物,如王不留行籽、油菜籽、莱菔子、六神丸、绿豆、小米、白芥子及磁珠等。目前,临床应用广泛的是王不留行籽和磁珠。应用时将丸状物贴附在 0.6 cm×0.6 cm 大小的医用胶布中央,医生一手固定耳郭,另一手将其贴敷于穴位上,并适度按揉,使耳郭有发热、胀痛感。根据病情嘱患者每日定时按揉 3～5 次,3～5 天更换 1 次,两耳交替按揉。

4. 耳穴刺血法 使用针具点刺耳穴出血以防治疾病的方法,有清热解毒、消肿止痛、行气活血等作用,常用于头面部炎性疾病和疼痛性疾病等。

操作方法:先按摩耳郭使其充血,常规消毒后,医生一手固定耳郭,另一手持针点刺耳穴,挤压使之适量出血。施术后以无菌干棉球或棉签按压止血,血止后再次消毒刺血部位。一般隔 1 天 1 次,急性病可 1 天 2 次。

此外,还有其他操作方法,如耳穴注射法、耳穴电针法、耳穴激光法、耳穴磁疗法、耳夹法、耳穴割治法等。

(五) 注意事项

(1) 操作时严格消毒,防止感染。

(2) 耳穴部位有湿疹、溃疡、冻疮时禁用耳针;有习惯性流产史的孕妇禁用耳针;妊娠期间慎用耳针;紧张、疲劳、虚弱患者针刺时宜取卧位以防止晕针;凝血功能障碍患者禁用耳穴刺血法。

(3) 耳穴压丸、埋针留置时间不宜过长,耳穴压丸宜 3～5 天,耳穴埋针宜 1～3 天;对普通胶布过敏者宜改用脱敏胶布。耳穴刺血施术时,医生应避免接触患者血液。对于扭伤和运动障碍的患者,进针后嘱其适当活动患部,有助于提高疗效。

(4) 针刺后如果针孔发红、肿胀,应及时涂碘伏消毒,防止化脓性软骨膜炎的发生。

第五章　刺法护理

第一节　刺法概念

刺法由砭石治病发展而来，毫针刺法指运用不同的毫针针具，通过一定的手法或方式刺激机体的一定部位（腧穴），以激发经络气血、调节脏腑功能从而防治疾病的方法。根据不同针具和操作方法分为毫针刺法、三棱针法、火针法、皮肤针法、皮内针法、电针法等。

第二节　针刺器具

针刺器具是针灸临床必备的治疗工具。目前临床使用的针刺器具品种较多，类型不一，大体上可分为传统针刺器具和现代针刺仪器。

传统针刺器具是临床最基本的治疗工具，历史悠久、运用广泛、作用独特、疗效显著。现代针刺仪器是传统针刺器具与现代科技相结合的产物，设计合理、操作规范、定性定量、安全有效。传统针刺器具与现代针刺仪器在临床上配合使用，充分发挥各自的优势。

一、传统针刺器具

1. 砭石　根据文献记载和考古证实，砭石是新石器时代的器物，是古代的医用石器，即用细洁、光滑的小石块磨制而成，用于医疗可以看作是最初的“针”，即原始的针刺器具。起初砭石多用于切开脓肿以排脓放血，后来逐渐发展为针刺治疗。所以，形状亦趋多样化，或者有锋，或者有刃，然皆以石为针。

2. 古代九针　《灵枢・九针十二原》记载了九种不同形状和用途的金属针刺器具，包括镵针、圆针、鍉针、锋针、铍针、圆利针、毫针、长针和大针，称为“九针”。现代针灸临床常用针刺器具由古代“九针”发展而来。

3. 毫针　冶金术的发明，为针刺器具的改造和提高创造了条件，青铜针、铁针、金针、银针、合金针相继出现，直至目前应用的不锈钢针。金属针刺器具的广泛应用，有力地促进了针灸学的发展。其中毫针细长尖锐，规格多样，适用于全身各部腧穴，可用于治疗内外妇儿等各科病证。

4. 三棱针　取法于古代锋针，针端尖锐、呈三棱形，其质坚硬，适用于刺络放血。

5. 皮肤针　一种多针浅刺的专门针具。临床常用的皮肤针针头呈小锤形，针柄一般长15～19 cm，一端附有莲蓬状的针盘，下边散嵌着不锈钢短针。按其针数多少分别称为七星针（七枚）、梅花针（五枚）和丛针（针数不限）等。七星针分为小锤式、刷帚式和滚筒式等，小锤式、刷帚式的皮肤针用于叩刺，滚筒式的用于滚刺。

6. 火针 形同毫针，略粗长，受热散热较快，不易变形。一般用较粗的不锈钢针制作而成，如圆利针或 24 号 2 寸不锈钢针。也有用特制的针刺器具，如弹簧式火针、三头火针及用钨合金所制的火针等。使用时将针烧红，在选定部位速刺速出。

二、现代针刺仪器

随着现代科技的进步，针刺器具的品种更趋多样化，一些专门用于针刺治疗的仪器问世。临床最常用的是电针仪，此外还有特定波谱治疗仪、电磁疗机、激光针灸仪等。

一般将可输出脉冲电流并且能满足针刺要求的电子仪器，称为电针仪。电针仪由主机、电极线、电源适配器等部分组成，种类很多，主要有交流、直流可调电针仪，脉动感应电针仪，音频振荡电针仪，晶体管电针仪等。目前临床上使用的电针仪大多为集成电路仪器，并且引入单片机等微计算机技术，交流电、直流电两用，具有安全、省电、耐振、体积小、便携、无噪声、易调节、性能稳定、刺激量大等特点。电针仪在针刺基础上使用，可发挥针刺和电刺激双重作用，有较好的治疗效果，故为现代针灸临床所常用。

三、毫针的构造、规格、检查和保藏

（一）毫针的构造

现在临床所用的毫针多由不锈钢制作而成，因不锈钢强度高、韧性好，具有耐高温、防锈、不易被腐蚀等优点，并且所制得的针身挺直滑利，故为制作毫针的最常用材料。

1. 针尖 针身的尖端锋锐部分，又称针芒，是毫针刺入腧穴的关键部位。

2. 针身 针尖至针根的部分，又称针体，是毫针刺入腧穴内相应深度的主要部分。

3. 针根 针身与针柄的连接处。

4. 针柄 从针根到针尾的部分，常用金属丝缠绕成螺旋状。

5. 针尾 针柄的末梢部分，多为缠柄金属丝的延续。

（二）毫针的规格

毫针的规格主要以针体的直径和长度来区分，以“mm”为计量单位，如表 5-1、表 5-2所示。临床上使用的毫针，以直径为 28～30 号和长度为 1～3 寸者最为常用。短毫针主要用于皮肉浅薄部位的腧穴或耳穴，作浅刺用；长毫针多用于肌肉丰厚部位的针刺，作深刺、透刺用。所选毫针的针身应稍长于腧穴应该针刺的深度，因为有部分露于皮肤之外，如应刺入 1 寸时，可选用 1.5～2 寸的毫针。

表 5-1 毫针的长度规格表

规格/寸	0.5	1	1.5	2	2.5	3	3.5	4	5
法定计量/mm	15	25	40	50	65	75	90	100	125

表 5-2 毫针的直径规格表

规格/号数	26	27	28	29	30	31	32	33	34	35
直径/mm	0.45	0.42	0.38	0.34	0.32	0.30	0.28	0.26	0.23	0.22

（三）毫针的检查和保藏

1. 毫针的检查　为确保针刺操作顺利进行，针刺前，应对拟选用的毫针进行检查。检查时应注意：针尖应端正不偏、尖而不锐、圆而不钝、无毛钩；针身应光滑挺直、圆正匀称、富有弹性，无弯曲、锈痕；针根应牢固、无剥蚀及无毛刺；针柄的金属丝应缠绕均匀、牢固且无松动或断丝。

2. 毫针的保藏　除一次性使用的毫针外，需反复使用的毫针都应注意保养，以防止针尖受损、针身弯曲或锈蚀、污染等。存放毫针的器具有针盒、针管和针夹等。存放时的基本要求是用纱布、干棉球等柔软物品将毫针与存放器具的四壁分隔开，以防止针尖受损。已经消毒备用的毫针，存放时应避免受到污染。

第三节　针刺法的宜忌

由于人的生理功能状态和生活环境等因素的差异，针刺法治疗时，应注意以下几个方面。

一、针刺部位的宜忌

1. 避开重要脏器　胸、胁、腰、背等部位的腧穴，一般不宜直刺、深刺，如中府、膻中、气户、俞府、风门、命门、志室、横骨及背俞等。肝、脾肿大，肺气肿患者尤应注意。针刺尿潴留等患者的小腹部腧穴时，应掌握适当的针刺方向、角度、深度等，以免误伤膀胱等器官出现意外事故。

2. 避开重要器官组织　眼区、项部以及脊柱区腧穴，不可深刺，不宜大幅度提插、捻转和长时间的留针，如睛明、承泣、四白、攒竹、风府、哑门等。

3. 避开某些特殊部位　应避开大血管附近的腧穴，如委中、箕门、气冲、曲泽、经渠、冲阳等。小儿囟门未合部位不宜针刺；乳中、脐中一般不进行针刺；皮肤有感染、溃疡、创伤、瘢痕或肿瘤的部位，不宜针刺。

二、患者体质的宜忌

人的体质有强弱、肥瘦、老幼之不同，体质的类型也不同，针刺时应区别对待。《灵枢·逆顺肥瘦》中指出了不同体质的患者进行针刺的原则。一般来讲，凡是初病、体质强壮者，治疗量宜大；久病、体质虚弱者和老人、儿童，治疗量宜小，宜选用卧位。

三、病情性质的宜忌

表证者宜浅刺，表寒者用温针，表热者应疾出针。里证者宜深刺，里寒者用补法，里热者行泻法。虚证者宜用补法，虚寒者宜少针多灸，虚热者可多针慎灸。实证者宜用泻法，表实者宜浅刺，里实者可深刺。寒证者宜深刺，久留针。热证者宜浅刺，疾出针，或刺络出血。

四、针刺时间的宜忌

1. 施术时机　《素问·八正神明论》论述了人体生理功能与天时变化的关系。古人结合日月的运行、盈亏推论人体气血的周期性活动，根据气的开阖而行补泻，提出“候时而刺”的针法，即“是以因天时而调血气也，是以天寒无刺，天温无疑，月生无泻，月满无补，月郭空无治，是谓得时而调之”。后世在此基础上发展成为“子午流注”时间针法。

2. 留针时间 对表热证，宜疾出针；对里证和虚寒证，一般均需留针。留针的宜忌如《灵枢·终始》曰：刺热厥者，留针反为寒；刺寒厥者，留针反为热。认为治疗热证时留针的时间宜短，而治疗寒证留针时间宜长。

五、特殊情况的宜忌

《素问·刺禁论》曰：无刺大醉，令人气乱；无刺大怒，令人气逆；无刺大劳人，无刺新饱人，无刺大饥人，无刺大渴人，无刺大惊人。《灵枢·终始》也记载"新内勿刺""已醉勿刺""新怒勿刺""新劳勿刺""已饱勿刺""已饥勿刺"，否则，将引起"脉乱气散，逆其营卫，经气不次"，造成"失气"。患者在过于饥饿、疲劳、精神过度紧张时，不宜立即进行针刺；对于身体瘦弱，气虚血亏的患者（如大出血、大吐、大泻、大汗的患者），手法不宜过强，并嘱患者尽量选用卧位。

第四节　常用针刺体位

一、针刺体位的意义

适宜体位的选用，对于正确定位取穴及施术，保证疗效，防止出现针刺异常情况具有重要意义。针刺体位的选择应以患者自然舒适、能够持久留针，医生取穴及操作方便为原则。

二、针刺体位的选择

临床上针刺常用体位主要有以下六种，应当正确选用。

(1) 仰卧位：适宜于取前身部（头、面、颈前部、胸腹、四肢前面）的腧穴。

(2) 侧卧位：适宜于取身体侧面和上下肢（侧头、胁肋、侧腰、臀部、四肢侧面）的腧穴。

(3) 俯卧位：适宜于取后身部（头、后颈项、脊背、腰骶部、臀、下肢后侧）的腧穴。

(4) 仰靠坐位：适宜于取前头面、颈前部、胸部、四肢部位的腧穴。

(5) 俯伏坐位：适宜于取后头和颈、背部的腧穴。

(6) 侧伏坐位：适宜于取头部的一侧、面颊及耳前后部位的腧穴。

除上述常用体位外，临床上也可根据某些腧穴的取穴及特殊针刺要求来选取其他体位。如因治疗要求和某些腧穴定位的特点必须采用不同体位时，可根据患者的体质、病情等具体情况灵活掌握。对初诊、精神紧张或年老、体弱、病重的患者，一般应采取卧位以防止晕针。

第五节　针刺前后的护理

一、针具选择

《灵枢·官针》曰：九针之宜，各有所为，长短大小，各有所施也。故在选择毫针治疗疾病时，应根据患者的年龄、形体肥瘦、体质强弱、病情虚实、病情表里、施术的腧穴所在的部位等，选择长短、粗细适宜的针具。

目前，在临床多选用不锈钢制成的针具。使用前，首先，检查针具，尤其注意针尖是否锐利，以免在针刺过程中给患者造成不必要的痛苦；其次，所选针具的长度应长于腧穴应刺深度，如刺入1寸时，可选用1.5寸的毫针。

一般来说，年轻、体壮、肥胖、病位较深者及肌肉丰厚部位的腧穴，宜选择较粗、长的毫针；老幼、体弱、形瘦、病位较浅者及肌肉浅薄部位的腧穴，宜选择较细、短的毫针。

二、针刺前的消毒

针刺前必须严格消毒灭菌，针具必须经过灭菌后才能使用。针具器械、医生的双手、针刺部位、治疗室均需严格按照消毒灭菌技术操作规范进行消毒。为避免交叉感染，目前临床上提倡选用一次性消毒灭菌针具。

1. 针具器械消毒

(1) 高压蒸汽灭菌法：将毫针等针具用布包好，放在密闭的高压蒸汽锅内灭菌。一般在102.9 kPa的压力，121 ℃的高温下，保持30 min以上，可达到消毒灭菌的要求。

(2) 药液浸泡消毒法：将针具放入75%酒精内浸泡30～60 min，取出，用无菌巾或棉球擦干后使用。也可置于消毒液内浸泡，如“84”消毒液，按规定浓度和时间进行浸泡消毒。直接和毫针接触的针盘、针管、针盒、镊子等，可用戊二醛溶液浸泡10～20 min。经过消毒的毫针，必须放在消毒过的针盘内，并用无菌巾或纱布遮盖好。

已消毒的毫针只能使用一次，一针一穴，不能重复使用。

2. 医生双手消毒　在针刺前，医生应先用肥皂水将手洗刷干净，待干后用75%酒精棉球擦拭后，方可持针操作。持针施术时，医生应尽量避免手指直接接触针身，如某些刺法需要触及针身时，应以无菌干棉球作隔物，以确保针身无菌。

3. 针刺部位消毒　在需要针刺的穴位皮肤上用75%酒精棉球擦拭消毒，或先用1.5%碘伏涂擦，稍干后，再用75%酒精棉球擦拭脱碘。擦拭时应从腧穴部位的中心点向外绕圈消毒。穴位皮肤消毒后，切忌接触污染物。

4. 治疗室内的消毒　治疗室应定期消毒、净化，保持空气流通。治疗台上的床垫、枕巾、毛毯、垫席等物品，要按时换洗晾晒，如采用一人一用的消毒垫布、垫纸、枕巾则更好。

三、针刺异常情况的处理与注意事项

1. 晕针　在针刺过程中患者发生的晕厥现象。患者突然出现精神疲倦、头晕目眩、面色苍白、恶心欲吐、多汗、心慌、四肢发冷、血压下降、脉象沉细，或晕厥、唇甲青紫、二便失禁、脉微细欲绝等症状。患者体质虚弱、精神紧张，或疲劳、饥饿、大汗、大泻、大出血之后行针，或体位不当，或医生在针刺时手法过重等，均可引起晕针。

(1) 处理方法：立即停止针刺，将针全部拔出。让患者平卧，头部放低，松解衣带，注意保暖，饮温开水或糖水。轻者可恢复，重者在上述处理基础上，可刺人中、素髎、内关、合谷、太冲等；灸百会、神阙、关元、气海等，即可恢复。若仍不省人事，呼吸细微，脉细弱者，可考虑配合其他治疗或采用急救措施。

(2) 预防方法：对于晕针应注重预防。初次接受针刺治疗或精神过度紧张、身体虚弱者，应先做好解释，消除其对针刺的顾虑，选择舒适持久的体位，选穴宜少，手法宜轻。饥饿、疲劳、大渴者，应令其进食、休息、饮水后再予针刺。医生在针刺治疗过程中，密切观察患者的神色，询问患者的感觉，一旦出现身心不适等晕针先兆，应及时处理。

2. 滞针　行针或留针后，医生感觉针下涩滞，提插、捻转、出针均感困难，而患者感觉疼痛的现象。表现为行针或留针后医生感觉针下涩滞，捻转不动，提插、出针均感困难，若勉强捻转、提插时，则患者痛剧。

（1）原因：患者精神紧张，或捻针不当使肌纤维缠绕针身，或进针后患者体位改变，局部肌肉收缩，以致滞针。

（2）处理方法：若患者精神紧张，局部肌肉过度收缩时，嘱其不要紧张，使局部肌肉放松；医生在局部循按或叩弹针柄，或在附近再刺一针，以缓解肌肉的紧张。若行针不当或单向捻针而致者，可向相反方向将针捻回，并用刮法、弹法，使缠绕的肌纤维回缩，即可消除滞针。

（3）预防方法：对精神紧张者，应先做好解释工作，消除患者顾虑。注意行针时避免单向捻转，若用搓法时，应注意与提插法配合，以防肌纤维缠绕针身而发生滞针。

3. 弯针 进针时或将针刺入腧穴后，针身在体内弯曲的现象。表现为针柄改变了进针或留针时的方向和角度，提插、捻转及出针均感困难，甚至无法出针，而患者感到针刺部位疼痛。医生进针手法不熟练，用力过猛、过速，以致针尖碰到坚硬组织器官或患者在针刺或留针时变动体位，或因针柄受到某种外力压迫、碰击等，均可造成弯针。

（1）处理方法：出现弯针后，不得再行提插、捻转等手法。如属轻微弯曲，应慢慢将针起出；若弯曲角度过大，应顺着弯曲方向将针起出；若弯曲不止一处，应视针柄扭转倾斜的方向，顺势分段退出；若由患者变动体位导致弯针，应使患者慢慢恢复原来体位，再将针缓缓起出，切忌强行拔针以免将针断入体内。

（2）预防方法：医生进针手法要熟练，指力要轻巧均匀，并要避免进针过速、过猛。针刺时选择适当体位，在留针过程中，嘱患者不要随意变动体位，注意保护针刺部位，针柄不得受外物碰压。

4. 断针 针身折断在人体内，又称折针。表现为行针时或出针后发现针身折断，其断端部分针身露在皮肤上面，或断端全部没入皮下。

（1）原因：针具质量欠佳，针身或针根有损伤，进针前失于检查，针刺时将针身全部刺入腧穴；行针时强力提插、捻转，肌肉猛烈收缩；留针时患者变动体位，或弯针、滞针未及时处理，或针柄受外力碰撞。

（2）处理方法：医生应沉着冷静，嘱患者切勿变动原有体位，以防断针向肌肉深部陷入。若断针针身显露于体外时，可用镊子将针起出。若断端与皮肤相平或稍凹陷于体内者，可用左手拇、食二指垂直向下挤压针孔两旁，使断针暴露于体外，右手持镊子将针取出。若断针完全深入皮下或肌肉深层时，应采用外科手术方法取出。

（3）预防方法：针刺前应仔细检查针具，特别是针根部更应认真刮拭。凡接过脉冲电针仪的毫针，应定期更换。因针根部是最易断针的地方，针刺时不应将针体全部刺入腧穴，体外应留一定的长度。行针和出针时，如果发现有弯针、滞针等异常情况，应按规定方法处理，不可强力硬拔。

5. 血肿 出针后针刺部位皮下出血引起的肿痛。表现为出针后针刺部位肿胀、疼痛，继则皮肤呈现青紫色。

（1）原因：针尖弯曲带钩刺，使皮肉受损，或刺伤血管所致；或针刺时手法过重过猛；个别患者为凝血机制障碍所致。

（2）处理方法：若微量的皮下出血而局部出现小块青紫时，一般不必处理，可以自行消退。若局部肿胀、疼痛较剧，青紫面积大而且影响到活动功能时，先冷敷止血，24 h之后，再热敷或在局部轻轻揉按，以促使局部瘀血消散、吸收。

（3）预防方法：仔细检查针具；熟悉穴位局部解剖，避开血管针刺；出针后立即用无菌干棉球按压针孔。

6. 创伤性气胸 毫针刺伤肺组织，使空气进入胸腔，引起肺萎陷。表现为轻者出现胸痛、胸闷、心慌、呼吸不畅；重者出现呼吸困难、唇甲发绀、血压下降等症状。体检时，可见患侧胸部肋间隙变宽，肺脏叩诊呈过清音，听诊时呼吸音明显减弱或消失，严重者气管向健侧移位。

(1) 原因：胸背、腋、胁、缺盆等部位腧穴直刺过深，伤及肺脏，造成创伤性气胸。

(2) 处理方法：一旦发生气胸，应立即出针，并让患者采取半卧位休息，切勿翻转体位；密切观察病情，随时对症处理，如给予镇咳、抗感染等治疗；对严重者需及时组织抢救。

(3) 预防方法：医生必须熟悉人体及穴位局部解剖；患者体位适当；严格掌握进针的深度、角度；掌握特殊穴位的针刺禁忌。

7. 刺伤内脏　由于针刺的角度和深度不当，造成相应内脏损伤。表现为刺伤内脏的主要症状是疼痛和出血。刺伤肝、脾，可引起内出血，肝区或脾区疼痛，有的可向背部放射；若出血量过大，会出现腹痛、腹肌紧张，并有压痛及反跳痛等急腹症症状；刺伤心脏时，轻者可出现强烈刺痛，重者有剧烈撕裂痛，引起心外射血，导致休克等危重情况；刺伤肾脏，可出现腰痛、血尿，严重时血压下降、休克；刺伤胆囊、膀胱、胃、肠等空腔脏器时，可引起疼痛，甚至急腹症等症状。

(1) 原因：主要是医生对腧穴和脏器的部位不熟悉，因针刺过深，或提插幅度过大，造成相应的内脏损伤。

(2) 处理方法：轻者卧床休息一段时间后，一般即可自愈。如损伤较重，或有继发性出血倾向者，应用止血药等对症处理，并密切观察病情及血压变化。若损伤严重，出血较多，出现失血性休克时，则必须迅速进行输血等急救或外科手术治疗。

(3) 预防方法：医生熟悉人体解剖学，掌握解剖结构，明确腧穴下的脏器组织。针刺胸腹、腰背部的腧穴时，掌握针刺方向、角度、深度，行针幅度不宜过大。

第六章　灸法护理

第一节　灸法的概念

灸法，古称“灸焫”(ruò)，又称“艾灸”，是指以艾绒和药物为主要材料，点燃后在体表腧穴(或一定部位)进行烧灼、温熨，借助灸火的热力以及药物的作用，通过经络的传导，温通经络、扶正祛邪，达到防治疾病目的的方法。

灸法是随着火的使用而出现的。火的发现和使用，为灸法的发明创造了必要的条件。古人在煨火取暖时，发现某些疾病受到火的熏烤或烧灼而有所缓解，从而受到了启示，发明了灸法。灸法自应用于医疗实践以来，春秋战国时期已颇为盛行，在文献中最早提及灸法的记载可见于《左传》。1973 年长沙马王堆汉墓出土的帛书，就有灸法的记载。《黄帝内经》有关灸法的记载就更多，不仅指出了灸法的产生与寒冷的环境、生活习惯和发病特点有密切关系，还述及了灸法的适应证、施灸的顺序、剂量、补泻的方法等，并将灸法与针法并提。随着医疗实践的发展，灸法广泛地应用于临床，众多医家无不注重灸法。晋代皇甫谧的《针灸甲乙经》，唐代孙思邈的《千金要方》都大力提倡针灸并用。唐代王焘的《外台秘要》则专门论述灸法，可见其对灸法的重视。有关灸法的专著，远在公元 3 世纪就有《曹氏灸方》，以后历代皆有专论灸法的书籍。

社会在不断发展，灸法无论是在形式上还是在内容上都随之有了很大的拓展与充实。如今灸法的概念拓展到运用产生高温、低温的手段及药物贴敷刺激发疱等方法，作用于人体的腧穴或病变部位，通过调整经络和脏腑功能，从而达到扶正祛邪以防治疾病的方法。灸法需要的高温，通常是用点燃施灸材料的方法来获得，也被称为火热灸法。古时所用的材料很多，多以艾为首选。现在临床上，有用电作为热源的电热灸；有用电刺激二氧化碳气体分子，使其产生激光，用低功率的二氧化碳激光照射穴位，而产生热效应的光灸；也有利用红外材料作为辐射源，在腧穴上照射，使其产生温热效应的。红外线灸法使用的低温，是运用现代制冷技术来实现的，在临床上使用的有冷冻针灸治疗仪和电子穴位冷疗仪，也有用液氮冷冻穴位来治疗疾病的。

灸法与针法一样属于中医外治法的范畴，具有操作简单、使用方便、经济价廉、取材容易、适用范围广、疗效显著、安全可靠、毒副作用少的特点。灸法不仅在治疗上具有独特、有效的作用，适用于寒证、虚证、阴证、慢性病等，而且在防病保健方面具有更为重要的开发与应用价值。灸法与针法各具特色，各有所长，在临床上常被医家同时并举，以达到相辅相成、相互为用的目的，如《灵枢・官能》就有“针所不为，灸之所宜”的记载，《医学入门》有“凡药之不及，针之不到，必须灸之”的说法。唐朝著名医家王焘在其《外台秘要》中称灸法为“要中之要，无过此术”。由此可见，灸法在中医治疗学上所占的地位非常重要。

第二节　施灸的材料

施灸的材料很多，但以艾叶制成的艾绒为主，艾因其气味芳香，容易燃烧，火力温和，故为理想的施灸材料。《本草纲目·火部》载艾火"灸百病"。新制的艾绒含挥发油较多，灸时火力过强，故以陈久的艾绒为佳。

一、艾

艾为菊科，自然生长于山野之中，我国各地均有生长，但古代以蕲州所产的艾为最佳，故有"蕲艾"之称。

1. 艾叶的采收　艾在农历4—5月间，当叶盛花未开时采收。采收时将艾叶摘下或连枝割下，晒干或阴干后备用。艾叶中纤维质较多，水分较少，同时还有许多可燃的有机物，是理想的施灸材料。

2. 艾绒的制作　将采收的艾叶充分晒干后，放置于石臼或其他器械中，进行反复捣杵碾压，筛去杂梗和泥沙杂质，使之细碎如棉絮状，根据捣筛加工的程度不同，艾绒可分为若干等级。临床上，采用直接灸，一般选用细艾绒做成小艾炷施灸；若采用间接灸，则多选用粗艾绒做成大艾炷施灸。

3. 艾绒的选择　艾绒的质量直接影响施灸的疗效。好的艾绒无杂质、干燥、细软，便于搓捏成不同大小的艾炷。劣质艾绒的杂质多，不易被捏成团，燃烧时火力较猛，易使人感觉灼痛，难以忍受，并且燃烧时常有爆裂、爆散的燃烧着的艾绒灼伤皮肤。

艾绒的选择以存放陈久的艾绒为上品。《本草纲目》记载：凡用艾叶，须用陈久者，治令细软，谓之熟艾；若生艾，灸火则易伤人肌脉。普遍意义上保存一年以上的艾叶谓陈艾叶，而陈艾叶中以三年为最。在《孟子·离娄》有"七年之病，求三年之艾"之说，说明古人对艾叶的选择已有相当丰富的经验。陈艾叶的优点是含挥发油少，燃烧缓慢，火力温和，燃着后烟少，艾灰不易脱落；而新艾则没有这些优点，新产的艾绒含有较多挥发油，直接用新艾施灸，火力过强，易伤人。故临床上应该用陈艾叶而不用新艾。

4. 艾绒的保藏　艾绒易于吸水，保藏不善，易于受潮、霉变和生虫，影响燃烧。特别是在我国的南方，平时应将艾绒保藏于干燥之处，或存放于密闭干燥的容器内。当天气晴朗时，可对艾绒进行反复的曝晒，以防受潮、霉变和生虫。

5. 艾叶的药理作用　《本草纲目》记载：艾叶能灸百病。《本草从新》曰：艾叶苦辛，生温，熟热，纯阳之性，能回垂绝之阳，通十二经，走三阴，理气血，逐寒湿，暖子宫，止诸血，温中开郁，调经安胎……以之灸火，能透诸经而除百病。艾叶具有温经散寒、扶阳固脱、消瘀散结、防病保健的作用。

二、其他施灸的材料

1. 火热类

(1) 灯心草：别名灯心、灯草，为灯心草科植物灯心草的茎髓。因其可用于点油灯而得名，为灯火灸的材料。

(2) 黄蜡：又名黄石，为蜜蜂科昆虫中华蜜蜂等分泌的蜡质，经精制而成。具有收涩、生肌、止痛、解毒的功效，为黄蜡灸的材料。

（3）桑枝：别名桑条，为桑科植物的嫩枝。具有祛风湿、通经络、利小便、降血压的功效，为桑枝灸的材料。

（4）硫黄：天然硫黄矿或含硫矿物的提炼品。将本品放于疮面上点燃用来灸疥癣、顽癣及阴疽肿毒等，称为硫黄灸。

（5）桃枝：蔷薇科植物桃或山桃的嫩枝。用燃着的桃枝施灸治疗心腹冷痛、风寒湿痹、附骨阴疽等，称为桃枝灸。

（6）药锭：将多种药物研末和硫黄熔化在一起，制成药锭（药片），可作为施灸的材料。

（7）药捻：将多种药物粉末制成药捻，作为施灸的材料。

2. 非火热类（药物贴敷法）

（1）毛茛：能退黄、截疟、平喘。鲜品捣烂后，可敷于穴位，进行毛茛灸。

（2）斑蝥：能攻毒逐瘀，对皮肤、黏膜有发赤、发疱作用，为斑蝥灸的材料。

（3）墨旱莲：能凉血止血、补益肝肾。鲜品捣烂或晒干研末，为旱莲灸的材料。

（4）白芥子：能利气豁痰、温胃散寒、通经止痛、散结消肿。研末后可作为施灸的材料。

（5）甘遂：能泄水饮、破积聚、通二便。研末可作为施灸的材料。

（6）天南星：能燥湿化痰、祛风解痉、消肿止痛。临床多用姜汁、明矾进行炮制，为制南星。研末后可作为施灸的材料。

（7）细辛：能祛风散寒、通窍止痛、温肺化饮。研末后可作为施灸的材料。

第三节　灸法的作用与适用范围

一、灸法的作用

1. 温经散寒　灸火的温和热力具有温通经络、驱散寒邪的功效。《素问·异法方宜论》说：脏寒生满病，其治宜灸焫。《素问·调经论》说：血气者，喜温而恶寒，寒则泣不能流，温则消而去之。在临床上，灸法可用于治疗寒凝血滞、经络痹阻所致的胃脘痛、腹痛、泄泻、痢疾等病证。灸法更适合治疗寒性病证。

2. 扶阳固脱　灸法具有扶助阳气、举陷固脱的作用。《扁鹊心书·须识扶阳》说：真气虚则人病，真气脱则人死，保命之法，灼艾第一。《伤寒论·辨厥阴病脉证并治》也说：下利，手足逆冷，无脉者，灸之。可见阳气下陷或欲脱之危证，可用灸法以扶助虚脱之阳气。各种虚寒证、寒厥证、虚脱证和中气不足、阳气下陷引起的遗尿、脱肛、阴挺、崩漏、带下等病证皆可用灸法治疗。

3. 消瘀散结　灸法具有行气活血、消瘀散结的作用。《灵枢·刺节真邪》说：脉中之血，凝而留止，弗之火调，弗能取之。气为血之帅，血随气行，气得温则行，气行则血亦行。灸能使气机通调、营卫和畅，故瘀结自散。所以，灸法临床常用于气血凝滞证，如乳痈初起、瘰疬、瘿瘤等病证。

4. 防病保健　以增强人体抗病能力，强身健体为目的的灸法称为保健灸，《诸病源候论》又称之为“逆灸”。未病时施灸有防病健体、益寿延年的作用。《备急千金要方·灸例》曰：凡人吴蜀地游宦，体上常须三两处灸之，勿令疮暂瘥，则瘴疠瘟疟毒气不能着人也。《扁鹊心书·须识扶阳》也指出：人于无病时，常灸关元、气海、命门、中脘，虽未得长生，亦可保百余年寿矣。

二、灸法的适用范围

灸法的适用范围非常广泛，既可治疗经络、体表病证，也可以治疗脏腑病证；既可以治疗多种慢性病，又可以治疗一些急症、危重病证；既能治疗多种虚寒证，也可以治疗某些实热证。灸法可应用于临床上绝大多数病证的治疗及辅助治疗，尤其对风寒湿痹、寒痰喘咳、肩凝症，以及脏腑虚寒、元阳虚损引起的各种病证疗效较好。近几十年来，灸法亦应用于慢性肝炎、恶性肿瘤、艾滋病等，对于改善症状、减轻放化疗副作用及改善病理性指标有一定的作用。

关于灸法治疗热证的问题，在历代文献中有不少相关的记载，如灸法用于痈疽的阳证、阴虚火旺的消渴都有很好的疗效。

近代许多针灸医生对灸法治疗实热证及虚热证进行了大量的观察，临床用灯火灸治疗流行性腮腺炎、急性扁桃体炎等均取得了较好的疗效，且无不良反应。用艾卷温和灸治疗急性乳腺炎、急性结膜炎、急性化脓性中耳炎；用艾炷灸治疗带状疱疹、急性睾丸炎、急性细菌性痢疾、流行性出血热、肺结核、糖尿病。

概言之，使用灸法前，必须详查病情，细心诊断，根据患者的年龄和体质，选择合适的穴位和施灸方法，掌握适当的灸量，以达到预期的效果。

第四节　灸法的种类

灸，灼烧的意思。《说文解字》：灸，灼也，从火音“久”，灸乃治病之法，以艾燃火，按而灼也。广义的灸法还包括用刺激性药物贴敷穴位以防治疾病的方法，又称天灸、药物灸。

灸法一般可分为艾灸法和非艾灸法两大类。艾灸法是灸法的主体部分，包括艾炷灸、艾条灸、温针灸、温灸器灸等，临床上以艾炷灸和艾条灸最为常用。在使用艾炷灸时，根据艾炷是否直接置于皮肤穴位上燃烧，又分为直接灸和间接灸。艾条灸根据施灸方法的不同，分为悬起灸和实按灸。非艾灸法是用艾绒以外的施灸材料进行施灸的方法，包括灯火灸、天灸等。

一、艾灸类

1. 艾炷灸　用手工或器具将艾绒制成的圆锥状物称为艾炷，将艾炷置于穴位或患处点燃施灸的方法称为艾炷灸。小艾炷如麦粒大，中艾炷如半截枣核大，大艾炷如半截橄榄大。每燃烧一个艾炷，称为一壮。艾炷灸又分为直接灸与间接灸。

（1）直接灸：又称明灸、着肤灸，是将艾炷直接放在皮肤上施灸的方法。

无瘢痕灸：又称非化脓灸，临床上多用中、小艾炷。施灸前在施灸部位涂以少量凡士林，便于艾炷黏附。将艾炷放置于施灸部位上，从上端点燃施灸，当艾炷燃剩 1/3 左右而患者感到微有灼烫时，用镊子将艾炷去掉，易炷再灸。一般灸 3～7 壮，以局部皮肤充血、红晕而不发疱为度。因皮肤无灼伤，故灸后不化脓，不留瘢痕。此法适用于慢性虚寒性疾病，如哮喘、眩晕、慢性腹泻、风寒湿痹和皮肤疣等。

瘢痕灸：又称化脓灸，施灸前在施灸部位涂以少量大蒜汁，以增强黏附和刺激作用，然后将大小适宜的艾炷置于施灸部位上，从上端点燃施灸。每壮艾炷必须燃尽，除去灰烬后，方可继续易炷再灸，直至灸完拟灸壮数为止。施灸时，由于艾灰烧灼皮肤，可能产生疼痛，可用手在施灸部位周围轻轻拍打，以缓解疼痛。一般情况下，施灸后大约1周，施灸部位无菌性化脓形成灸疮，经过5～6周，灸疮自行痊愈，结痂脱落后留下瘢痕。灸疮化脓期间需注意局部清洁，每天换药一次。临床上常用于治疗哮喘、风湿顽痹、瘰疬等慢性顽疾。

(2) 间接灸：又称隔物灸、间隔灸，即在艾炷与皮肤之间隔上某种物品再施灸的一种方法。

隔姜灸：将鲜生姜切成直径2～3 cm、厚0.2～0.3 cm的薄片，中间以针穿刺数孔，上置艾炷，然后点燃，待艾炷燃尽后，易炷再灸。一般灸5～10壮，以皮肤红晕而不发疱为度。此法可用于虚寒病证，对呕吐、腹痛、泄泻、遗精、阳痿、早泄不孕、痛经和风湿痹痛等疗效较好。

隔蒜灸：将鲜大蒜头切成0.2～0.3 cm的薄片，中间以针刺数孔，上置艾炷，放在穴位或患处，待艾炷燃尽后，易炷再灸，一般灸5～7壮。此法有清热解毒、杀虫等作用，多用于治疗肺结核、腹中结块及未溃疮疡等。

隔盐灸：用干燥的食盐填敷于脐部，使之与脐平，上置艾炷施灸。一般灸5～9壮。此法有回阳、救逆、固脱的作用，临床上可用于治疗急性寒性腹痛、吐泻、痢疾、淋病、中风脱证等。

隔附子饼灸：将附子研成粉末，用酒调和做成直径3 cm、厚0.8 cm的药饼，中间以针刺数孔，上置艾炷施灸的方法。此法适用于命门火衰而致的阳痿、早泄、遗精和疮疡久溃不敛等病证。

2. 艾条灸 又称艾卷灸，即用桑皮纸包裹艾绒卷成圆柱形长条，也称艾条，将其一端点燃，对准穴位或患处施灸的一种方法。可分为悬起灸和实按灸。

(1) 悬起灸：将艾条的一端点燃，悬于穴位或患处一定高度之上，使热力较为温和地作用于施灸部位，称为悬起灸。可分为温和灸、雀啄灸和回旋灸。其中温和灸多用于治疗慢性病，雀啄灸和回旋灸多用于治疗急性病。

温和灸：施灸时，将艾条点燃的一端对准施灸部位，距皮肤2～3 cm，一般每穴灸10～15 min，以皮肤红晕为度。

雀啄灸：施灸时，艾条点燃的一端与皮肤位置并不固定，而是像鸟雀啄食一样上下活动，以皮肤红晕为度。

回旋灸：施灸时，艾条点燃的一端与施灸部位的皮肤虽保持一定距离，但艾条位置不固定，而是左右移动或反复旋转地施灸，以局部有温热而无灼痛为宜。

(2) 实按灸：施灸时，将点燃的艾条隔数层布或纸实按在穴位上，使热力透达深部，火灭热减后重新点火按灸，称为实按灸。若患者感到按灸局部灼烫、疼痛，即移开艾条，并增加隔层。施灸次数以反复灸熨7～10次为度。若在艾绒内另加药物后，用纸卷或艾卷施灸，名为“太乙神针”和“雷火神针”。

太乙神针：历代医家之药物配方记载有所不同。常用处方：人参250 g，参三七250 g，山羊血62.5 g，千年健500 g，钻地风500 g，肉桂500 g，川椒500 g，乳香500 g，没药500 g，穿山甲250 g，小茴香500 g，蕲艾2000 g，甘草1000 g，防风2000 g，人工麝香少许。加工炮制后，将上药共研为末，每支艾条加药末25 g。此法治疗风寒湿痹、肢体顽麻、痿弱无力、半身不遂等均有效。

雷火神针：沉香、木香、乳香、茵陈、羌活、干姜、穿山甲各9 g，加入麝香少许，共研成末。将药末混入94 g艾绒，用棉皮卷纸卷成圆柱形长条，外用鸡蛋清涂抹，再糊上桑皮纸6～7层，阴干待用。主治急性扭挫伤及寒湿气痛。

3. 温针灸 毫针留针时在针柄上置以艾绒(或艾条段)施灸的方法，是针法与灸法相结合的一种方法，适用于既需要留针又适宜用艾灸的病证。操作时，将毫针刺入施灸部位，针刺得气并施行适当的补泻手法后，将针留在适当的深度，在针柄上穿置一段长约 2 cm 的艾条施灸，或在针尾上搓捏少许艾绒点燃施灸，待艾条燃尽，除去灰烬，每穴每次可施灸 1～3 壮，施灸完毕后再将针取出。此法是一种简单易行的针灸并用的方法，其艾绒燃烧的热力可通过针身传入体内，使其发挥针法和灸法的作用，达到治疗的目的，应用此法应注意防止艾灰脱落，烧伤皮肤和衣物。

4. 温灸器灸　温灸器又称灸疗器，是专门用于施灸的器具，用温灸器施灸的方法称温灸器灸，临床常用的有温灸盒、灸架和温灸筒等。

(1) 温灸盒灸：将适量的艾条段置于温灸盒的金属网上，点燃后将温灸盒放于施灸部位灸治即可。适用于腹部、腰部等面积较大部位的治疗。一般每穴灸 30～40 min，灸至皮肤红晕为度。

(2) 灸架灸：将艾条段点燃后，燃烧端插入灸架的顶孔中，对准选定穴位施灸，并用橡皮带给予固定，施灸完毕后将剩余艾条段插入灭火管中。适用于全身体表穴位的治疗。一般每穴灸 30～40 min，灸至皮肤红晕为度。

(3) 温灸筒灸：将适量的艾绒置于温灸筒内，点燃后盖上灸筒盖，执筒柄于患处施灸即可。一般每穴灸 30～40 min，灸至皮肤红晕为度。

5. 督灸　于督脉的脊柱段施以"隔药灸"并使之发疱(或不发疱)的一种特殊的艾灸方法。督灸是从传统铺灸创新发展而来，集经络、腧穴、药物、艾灸、发疱于一体，是在传统中医外治的基础上创立的新技术。充分发挥其温肾壮阳、行气破瘀、拔毒散结、祛寒利湿、通督止痛的功效。患者裸背俯卧于床上，沿施术部位涂抹姜汁，然后撒督灸粉，使之成线条状，将桑皮纸盖在药粉上面，把姜泥牢固地铺在桑皮纸上，在姜泥上面放置橄榄形艾炷，点燃上、中、下三点，任其自燃自灭，连续灸完 3 壮后取下姜泥，用湿毛巾轻轻擦干净灸后的药泥。灸后 4～6 h 自然发疱，第二天放疱。每月治疗 1 次，3 次为 1 个疗程。调理体质(不发疱)每周 1 次，4 次为 1 个疗程。督灸起初用于治疗强直性脊柱炎，对延缓强直性脊柱炎的病情进展效果显著，后期应用范围不断扩大，拓展到内科、外科等多个领域。随着人们认识水平的不断提高，这一新型绿色疗法越来越得到人们的认可，成为中医外治法中不可缺少的一部分。

二、非艾灸法

1. 灯火灸　又称灯草灸、油捻灸，也称神灯照，即取 10～15 cm 长的灯心草或纸绳，蘸麻油或其他植物油，浸渍长 3～4 cm，点燃起火后用快速动作对准穴位，听到"叭"的一声后迅速离开，如无爆烈声可重复一次。此法可用于小儿痄腮、喉蛾、吐泻、麻疹、惊风等。

2. 天灸　又称药物灸、发疱灸，是将一些具有刺激性的药物涂敷于穴位或患处，促使局部皮肤发疱的方法。常用的天灸有白芥子灸、细辛灸、天南星灸、蒜泥灸等。

(1) 白芥子灸：将适量白芥子，研成细末，用水调成糊状，贴敷于穴位或患处。贴敷 1～3 h，以局部皮肤出现灼热疼痛为度。一般可用于治疗咳喘、关节痹痛、口眼㖞斜等病证。

(2) 细辛灸：取适量细辛，研为细末，加醋少许调和成糊状，敷于穴位或患处，以活血止痛膏固定。贴敷1～3 h，以局部皮肤出现灼热疼痛为度。如敷涌泉或神阙治疗小儿口腔炎等。

(3) 天南星灸：取适量天南星，研为细末，用生姜汁调和成糊状，敷于穴位上。贴敷 1～3 h，以局部皮肤出现灼热疼痛为度。如敷于颊车、颧髎治疗面神经麻痹等。

(4) 蒜泥灸：将大蒜捣烂如泥，取 3～5 g 贴敷于穴位上。每次贴敷 1～3 h，以局部皮肤出现灼热疼痛为度。如敷涌泉治疗咯血、衄血，敷合谷治疗扁桃体炎，敷鱼际治疗喉痹等。

3. 黄蜡灸 黄蜡即蜂蜡之黄色者,黄蜡灸是将黄蜡烤热熔化,用来施灸的方法。最早见于《肘后备急方》治疗狂犬咬伤。后世多用于治疗各种痈疽、疔疮诸证。其方法是先用湿面粉沿着肿胀根部围成一圈,高约 3 cm,圈外用布围数层,圈内铺切碎的蜡屑 1~1.5 cm厚,随后用一热源在蜡上烘烤,使蜡受热熔化。蜡凉凝结后,再添蜡屑烘烤灸治,反复到添满面圈为止。灸完在蜡上喷少许冷水,凉后起蜡疮疡浅者,但施灸者皮肤上觉热痛难忍时即可移去炭火停灸,具有收涩、生肌、止痛、解毒的功效。

4. 药锭灸 药锭灸是将多种药品研末,和硫黄熔化在一起,制成药锭放在穴位上,点燃后进行灸治的一种方法。药锭因药物处方的不同而有阳燧锭、香硫饼、救苦丹等多种。临床最为常用的为阳燧锭灸。操作方法:取蟾酥、朱砂、川乌、草乌各 1.5 g,僵蚕 1 条(阳燧锭处方),各研细末后和匀;用硫黄 45 g,置铜勺内用微火炖化,加入以上药末搅匀,离火后再入麝香 0.6 g,冰片 0.3 g 搅匀。立即倾入湿瓷盘内速荡转成片,待冷却后收入罐内备用。灸时,将一直径为 2 cm 的圆形薄纸片铺于灸穴上,取药锭一小块如瓜子大,置于纸片中央,用火点燃药锭,燃至将尽时用纱布将火压熄即可,每穴可灸 1~3 壮。灸后皮肤起水疱,可用消毒针挑破,涂上甲紫,保护疮面。本法主要用于灸治痈疽、瘰疬及风湿痹证,多用于局部施灸。

5. 药线灸 使用特制的药线点燃后进行施灸的一种方法。本法是广西壮族自治区的一种民间疗法,故又称壮医药线灸法。药线是将广西壮族自治区出产的苎麻卷制成线,再放在名贵药物溶液中浸泡加工而成。一般线长 30 cm,直径有 1 cm、0.7 cm、0.25 cm 三种,分别称为 1、2、3 号药线。操作方法:以拇、食指持线的一端,露出 0.5~1 cm 长的线头,将露出的线头在酒精灯上点燃,吹灭火焰,线头留有星火,将星火对准穴位或患处点灸,同时拇指把星火压在穴位上,火灭即起。一般每个穴位灸 1 下。患处也可点灸成莲花形、梅花形。本法临床应用范围广泛,对外感、风湿痹证、肩周炎、高血压、面瘫、乳腺小叶增生、肢体瘫痪、脑炎后遗症等均可进行灸治。

第五节 施灸的护理

一、施灸的禁忌

(1) 一般空腹、过饱、极度疲劳和对灸法恐惧者,应谨慎施灸。对于体弱患者,灸治时艾炷不宜过大,刺激量不可过强,以防晕灸。一旦发生晕灸,应立即停止施灸,并做出及时处理,其处理方法同晕针。

(2) 禁灸与慎灸的部位一般是颜面部、心区、体表大血管部和关节肌腱部,以免烫伤形成瘢痕。妇女妊娠期腰骶部和小腹部不宜施灸。对昏迷、肢体麻木不仁及感觉迟钝的患者,勿灸过量,以避免烧伤。

二、施灸的先后顺序

灸法的操作方法与其他操作方法一样,都必须遵守其操作规程。灸法的操作顺序古人早有论述,《千金要方·针灸上》曰:凡灸当先阳后阴。《明堂灸经》说:先灸上,后灸下;先灸少,后灸多。这是说施灸时应先灸人的阳经,后灸阴经;先灸人体的阳面,后灸阴面;先灸人体的上部,后灸下部;先灸背部、腰部,后灸腹部;先灸头部,后灸四肢。就艾炷的大小讲,应由小艾炷开始逐渐增至大艾炷；就施灸的壮数而言，应先由几壮开始，逐步增加施灸的壮数。这是施灸顺序的一般性规律。在临床上对特殊的病例，可根据辨证的结果，做出符合病情治疗需要的选择。

三、灸法的量学要素

灸法是一种重要的外治法，它的刺激量直接影响疗效。灸法的量学要素是指与灸法刺激量及效应密切相关的量学因素，包括施灸时的刺激时间、施灸的方式，艾炷的大小，壮数的多少以及与皮肤的距离等。掌握适宜的灸量，对提高疗效，防止不良反应和医疗事故的发生具有十分重要的意义。临床上决定灸量的影响因素有以下几种。

1. 环境因素　季节与地理是影响灸量的一个重要外在因素，如北方、冬季灸量宜大；南方、夏季灸量宜小。

2. 年龄、体质、性别　不同的年龄、体质、性别，其阴阳气血的盛衰及对艾灸的耐受性、敏感性各有不同。青壮年灸量宜大，儿童、老人灸量宜小；体质强壮的男性灸量宜大，体质弱的女性灸量宜小。

3. 病情、病性　大病痼疾，急危重病，适宜于多灸重灸；新患病在表浅者，灸量宜小、灸法宜轻，久病大病之后，灸量宜小，但须持之以恒。

4. 施灸部位　施灸的部位和所选择的腧穴不同，灸量也应有所区别。皮肉浅薄之处，灸量宜小；皮厚肉多之处，灸量宜大。灸治处方中，主穴灸量宜大，配穴灸量宜小。

5. 艾炷大小　从艾炷的大小讲，艾炷大则灸量大，艾炷小则灸量小。另一方面，艾炷大而灸的壮数少则灸量相对小，艾炷小而灸的壮数多则灸量相对大。同样大小的艾炷隔物之后灸量就会减小。在施灸时，可以通过选择艾炷的大小和壮数来控制灸量。艾炷的大小一般按枣、莲子、玉米粒、苍耳子、麦粒计量。一般而言，艾炷越大，刺激量就越大；艾灸壮数越多，刺激量就越大。每个穴位一般灸 3～7 壮。《扁鹊心书・窦材灸法》载：凡灸大人，艾炷须如莲子，底阔三分；若灸四肢及小儿，艾炷如苍耳子大；灸头面，艾炷如麦粒大。目前，艾炷可分为大、中、小三种，小者如黄豆，中者如莲子，大者如枣，可根据具体情况选用合适的艾炷。古人对艾灸的壮数及灸量非常重视。《扁鹊心书》曰：大病灸百壮……小病不过三五七壮。《医宗金鉴・刺灸心法要诀》云：凡灸诸病，必火足气到，始能求愈，然头与四肢皮肉浅薄，若并灸之，恐肌骨难堪，必分日灸之，或隔日灸之，其炷宜小，壮数宜少。

6. 艾条施灸的距离　艾条施灸（除特殊操作要求外）一般距离皮肤 2～3 cm，以不引起灼痛为度。一般而言，艾条与皮肤的距离越大，刺激量越小，距离越小，则刺激量越大。

7. 施灸时间的长短与施灸的次数　施灸时间一般为 10～15 min，施灸的时间越长，刺激量就越大，反之则小。一般初灸时，每天 1 次，3 次后改为 2～3 天 1 次。急性病可每天灸 2～3 次。根据病情灵活掌握。施灸的次数可分为 2 个层次。一次连续灸完，其间无停顿，称为顿灸。同样的施灸壮数，分次灸完，称为报灸。采取报灸方式就可以有效地控制灸量。再者，灸治疗程的长短也是影响灸量的一个重要方面，病重者灸治疗程短，疾病不能完全治愈；病轻者灸治疗程长，疾病可以基本治愈。

四、注意事项

1. 施灸的体位　同针刺法的体位。患者体位要舒适，并便于医生操作。一般空腹、过饱、极度疲劳时不宜施灸。直接灸宜采取卧位，应注意防止晕灸的发生。

2. 环境与防火 施灸过程中，室内宜保持良好的通风。严防艾火烧坏衣服、床单等。施灸完毕后，必须把艾火彻底熄灭，以防火灾。温针灸时要防止艾灰脱落，烧伤皮肤或衣物，嘱患者不要变动体位，并在施灸的下方垫一纸片，以防艾灰掉落烫伤皮肤。

3. 其他 正常地实施灸法，一般灸后不需做特别的护理。如因施灸过量，局部皮肤出现小水疱，且没有破损者，可任由其自然吸收，如水疱较大，可用消毒的毫针，将水疱刺破，放出积液，再涂以龙胆紫或烫伤油。瘢痕灸的护理应按相关要求进行，要格外注意保持灸疮的清洁。在灸疮化脓期间，疮面局部勿用手搔，以保护痂皮，并保持清洁，防止感染。

第二部分

技术操作篇

JISHU CAOZUO PIAN

第七章　经络腧穴相关的护理技术

第一节　刮痧疗法

一、概述

刮痧疗法是以中医经络腧穴理论为指导，通过特制的刮痧器具和相应的手法，蘸取一定的介质，在体表进行反复刮动、摩擦，使皮肤局部出现红色粟粒状，或暗红色出血点等“出痧”变化，得以疏通腠理、驱邪外出、疏通经络、通调营卫、调节脏腑功能，达到防治疾病的一种中医治疗技术。

中医有六法：砭石、九针、灸焫、毒药、导引、按跷（也有说五法，把导引按跷统称为一法）。而砭石是六法之首，皆源于其发端最早，使用最多，疗效显著。考古发现，旧石器时代已经有砭法的雏形，于殷商时期盛行。南宋的罗泌在《路史》中曾记载：伏羲尝草制砭，以治民疾。秦名医扁鹊有云：病在血脉者，治之以砭石。《汉书・艺文志》中的《石神》则是最早的砭石专著。其他诸如《黄帝内经》《难经》《周礼・天官》《管子》《春秋左传》《韩非子》《列子・黄帝和力命》《说苑》《淮南子》等古代典籍中都有大量砭法治疗和保健的记录。清郭志邃于1675年著成《痧胀玉衡》，该书详细论及砭术之一刮痧术的各种技法及所治疾病，此书成为后人刮痧疗法的宗法。

刮痧疗法有宣通气血、发汗解表、舒筋活络、调理脾胃等功能，而五脏的腧穴皆分布于背部，刮治后可使脏腑秽浊之气通达于外，促使周身气血流畅，逐邪外出。根据现代医学分析，本疗法首先是作用于神经系统，借助神经末梢的传导以加强人体的防御功能。其次可作用于循环系统，使血液回流加快，循环增强；淋巴液的循环加快；增强新陈代谢。据研究证明，本疗法还有明显的退热镇痛作用。

二、刮痧工具

刮痧工具的材质不固定，形式多样，除了专用刮痧板外，许多日常用具均可以作为刮痧工具使用。目前分类大致如下。

1. 民间沿用

（1）苎麻：这是较早使用的工具，选取已经成熟的苎麻，去皮和枝叶晒干，用根部较粗的纤维，捏成一团，在冷水里蘸湿即可使用。

（2）头发：取长头发，揉成一团，蘸香油，作刮痧工具使用。

（3）小蚌壳：取边缘光滑的蚌壳。

（4）铜钱：取边缘较厚且没有缺损的铜钱。

(5) 药匙：瓷匙或牛角及其他材料制成的药匙。

(6) 其他：玻璃棍、嫩竹片、瓷碗片、瓷酒盅片等，选取边缘光滑且没有破损的即可。

2. 专用刮痧板

(1) 牛角类：以水牛角为多。水牛角味辛、咸、寒，辛可发散行气、活血消肿；咸能软坚润下；寒能清热解毒、凉血定惊。牛角质地坚韧、光滑耐用、原料丰富、加工简便。

(2) 玉石类：玉石具有润肤生肌、清热解毒、镇静安神、辟邪散浊等作用。其质地温润光滑，便于持握，因其触感舒适，适宜面部刮痧。

(3) 砭石类：砭石采用的材质是泗滨浮石，这种石材含有多种微量元素，红外辐射频带极宽，可以疏通经络、清热排毒、软坚散结，并能使人体局部皮肤增温。用于刮痧的砭石刮痧板边厚应小于 3 mm。

(4) 铜砭类：有白铜、黄铜、紫铜等，其中以黄铜最常用。铜制刮板导热性能好，渗透力强，易于在人体产生良好的共振频率，对治疗疾病有益。

(5) 其他：树脂、硅胶等现代材料所制成的刮痧工具。

三、刮痧油

1. 液体类　主要有凉开水、植物油(如芝麻油、茶籽油、菜籽油、豆油、花生油、橄榄油)、药油(如红花油、跌打损伤油、风湿油)、润肤油等，不仅可防止刮痧板划伤皮肤，还可起到滋润皮肤、活血行气的作用。另外，还可以选用具有清热解毒、活血化瘀、通络止痛等作用的中草药，煎成药液。可根据病情选用。

2. 乳膏类　选用质地细腻的膏状物质，如凡士林、润肤霜、蛇油、扶他林乳膏等。亦可将具有活血化瘀、通络止痛、芳香开窍等作用的中药提取物制备成乳膏使用。

四、操作方法

(1) 评估：患者体质及局部皮肤情况，既往史，目前诊断、症状、发病部位及相关因素，患者的心理状态和合作程度。

(2) 禁忌：危重病证如急性传染病、重症心脏病、高血压、中风等，应立即送医院治疗，禁用本疗法。空腹及饱食后，刮痧不配合者以及对刮痧有恐惧者忌用本疗法。皮肤破损、红肿、溃疡、出血等，孕妇的腹部、腰骶部不宜进行刮痧。

(3) 告知：治疗时衣物宜宽松；治疗过程中感觉灼热疼痛或者不适要及时告诉医护人员；治疗过程中不要随意改变体位；刮痧结束后，饮一杯温开水或淡糖盐水，休息 20～30 min，不宜即刻食用生冷瓜果和油腻食品；刮痧部位出现红紫色痧点或瘀斑，为正常表现，数日可消除。

(4) 护理及注意事项。

①治疗时，室内要保持空气流通，如天气转凉或天冷时应用本疗法要注意保暖，避免感受风寒。

②刮痧工具必须边缘光滑且无破损。

③刮痧疗法的体位可根据需要而定，一般有仰卧、俯卧、仰靠、俯靠等，以患者舒适为度。

④操作者由上向下单向重复地刮拭，刮痧工具与皮肤之间的角度以 45°为宜，并时时蘸植物油或水以保持润滑，不能干刮。

(5) 刮痧方法。

①面刮：在身体平坦的部位，用刮板一侧边缘接触皮肤，刮板与皮肤成约 45°进行刮拭。

②角刮：在凹凸部位，用刮板的角度在穴位上以较短的距离进行刮拭。

(6) 操作者一般采用腕力,臂力,忌用蛮力。掌握手法轻重,用力要均匀、适中,由轻渐重,不可忽轻忽重,以患者能耐受为度。

(7) 一般每个部位刮 10～20 次,以皮下出现轻微紫红或紫黑色痧点、斑块即可。

(8) 要随时询问患者有无不适,观察皮肤颜色变化,及时调节手法力度,以免刮伤皮肤。

(9) 刮痧的条数多少,应视具体情况而定,一般每处刮 2～4 条,每条长 2～3 寸即可。

(10) 刮完后应擦干油或水渍,并在青紫处抹少量祛风油,让患者休息片刻。如患者自觉胸中郁闷等,再在患者胸前两侧第三、四肋间隙处各刮一道即可平静。

(11) 刮痧过程中若患者出现头晕、目眩、心慌、出冷汗、面色苍白、恶心欲吐,甚至神昏仆倒等晕刮现象,应立即停止刮痧,取平卧位,立刻通知医生,配合处理。

(12) 如需再次刮痧,需间隔 5～7 天,以皮肤上痧退为标准。

五、刮痧疗法的操作流程及评分细则

刮痧疗法的操作流程及评分细则如表 7-1 所示。

表 7-1　刮痧疗法的操作流程及评分细则

项目	计分	考核内容	得分
评估	5	1. 核对医嘱、治疗卡、床头卡、腕带(床号、姓名、住院号等)。 2. 评估患者:体质及局部皮肤情况,既往史、诊断、目前症状、发病部位及相关因素。 3. 评估环境:环境清洁、舒适、安静,根据季节关好门窗,调节室温	
计划	10	1. 预期目标:头晕、胸闷等症状得到缓解或消除。 2. 准备: (1) 护士自身准备:衣、帽、鞋穿着整洁,修剪指甲,洗手。 (2) 用物准备:治疗盘、卫生纸、弯盘、刮痧工具(瓷勺、牛角刮板等)、治疗碗内盛少量清水(根据情况可准备液状石蜡等润滑剂),必要时备浴巾、屏风等。 (3) 患者准备:说明治疗目的,缓解紧张情绪	
实施	70	1. 核对医嘱,备齐用物,携至床旁,再次核对床头卡、腕带(床号、姓名、住院号等)、治疗卡,与患者解释交流。 2. 协助患者取合适体位,暴露刮痧部位,注意防寒及保护患者隐私。 3. 检查刮痧工具边缘是否光滑,有无缺损,以免划破皮肤。 4. 右手持刮痧工具,蘸上水或润滑剂,在患者体表的特定部位按一定方向进行刮拭,刮痧工具与皮肤之间角度以 45°为宜。一般采用腕力、臂力,忌用蛮力。用力要均匀、适中,由轻渐重,不可忽轻忽重,以患者能耐受为度。刮痧要顺一个方向在需要刮痧的部位单向重复地刮,不要来回刮。 5. 刮痧工具干涩时,需及时沾湿再刮,以皮下出现轻微紫红或紫黑色痧点、斑块即可。 6. 一般每个部位刮 10～20 次,直到皮肤出现深红色斑条(血痕)为止。根据部位不同,"血痕"可刮成直条或弧形。如需再刮需间隔 5～7 天,以皮肤上痧退为标准。 7. 刮痧方法:①面刮:在身体平坦部位,用刮板一侧边缘接触皮肤,刮板与皮肤约成 45°进行刮拭。②角刮:在凹凸部位,用刮板的角度在穴位上以较短的距离进行刮拭。 8. 随时询问患者有无不适,观察患者皮肤颜色变化,及时调节手法力度。 9. 刮拭完毕,清洁局部皮肤,协助整理衣着及床单位。取合适体位。嘱患者饮一杯温开水或淡糖盐水,休息 20～30 min。 10. 清理用物、洗手、做好记录	

续表

项目	计分	考 核 内 容	得分
评价	15	1. 患者:安全舒适,体位正确,皮肤无破损,衣物无污染,症状改善。 2. 护士:操作手法正确、熟练,力度均匀适中,刮痕符合要求。 3. 注意事项	

第二节　拔　罐　法

一、概述

拔罐法是以罐为工具,借助燃火、抽气等方法,排除罐中空气,利用负压使之吸附于腧穴或病变部位,造成局部皮肤充血、瘀血现象,达到温通经络、祛风散寒、消肿止痛、吸毒排脓等防治疾病的一种技术操作。

早在马王堆汉墓出土的帛书《五十二病方》中就有记载,清代赵学敏的《本草纲目拾遗》对拔罐法进行了详细且系统的论述,其书中《火罐气》一节载:火罐系畜户烧售,小如人大指,腹大,两头微狭。使促口以受火气,凡患一切风寒,皆用此罐。可小纸烧见焰,投入罐中,即将罐合于患处。罐得火气合于肉即牢不可脱,须待其自落,患者但觉有一股暖气从毛孔透入,少顷火力尽自落,肉上起红晕,罐中有气水出,风寒尽出。历代中医文献中亦多有论述,主要为外科治疗疮疡时,用来吸血排脓,后来又应用于肺结核、风湿病等内科病证。随着医疗实践的不断发展,不仅罐的质地、材料和拔罐的方法得到不断改进和发展,而且治疗的范围也逐渐扩大,外科、内科等都有它的适应证,并经常和针法配合使用。因此,拔罐法成为针灸治疗中的一种重要方法。

拔火罐是通过罐体边缘及负压吸吮,牵拉挤压浅层肌肉,刺激经络腧穴,循经传感,通其经脉,营其逆顺,调其气血,达到祛病健身、阴平阳秘的治疗目的。其作用原理:一方面通过负压将皮肤吸起并使局部腠理开泄,让邪出有去路;另一方面频繁闪罐或长时留罐的吸拔力,可将病邪不断由里至表拔出体外。

二、拔罐工具

罐的种类很多,临床常用的有竹罐、陶罐、玻璃罐和抽气罐等。

1. 竹罐　用直径 3～5 cm 坚固无损的竹子,截成 6～8 cm 或 8～10 cm 长的竹管,一端留节作底,另一端作罐口,用刀刮去青皮及内膜,制成形如腰鼓的圆筒,用砂纸磨光,使罐口光滑平正。竹罐的优点是取材容易、经济易制、轻巧、不易摔碎。缺点是容易燥裂、漏气、吸附力不大。

2. 陶罐　用陶土烧制而成,罐的两端较小,中间略向外凸出,状如瓷鼓,底平,口径大小不一,口径小者较短,口径大者略长。这种罐的优点是吸力大,但质地较重,容易摔碎损坏。

3. 玻璃罐　在陶制罐的基础上,改用玻璃加工而成,其形如球状,罐口平滑,分大、中、小 3 种型号。其优点是质地透明,使用时可直接观察局部皮肤的变化,便于掌握时间,临床应用较普遍。其缺点也是容易破碎。

4. 抽气罐 即用青霉素、链霉素药瓶或类似的小药瓶，将瓶底切去磨平、磨光滑，瓶口的橡胶塞须保留完整，以便于抽气时使用。现有用透明塑料制成的抽气罐，上面加置活塞，便于抽气。这种罐也易破碎。

三、拔罐方法

临床应用拔罐法时，可根据不同病情，选用不同的拔罐法。常见的拔罐法有以下六种。

1. 留罐 又称坐罐，即拔罐后将罐子吸附留置于施术部位 10～15 min，然后将罐起下。此法一般疾病均可应用，而且单罐、多罐皆可应用。

2. 走罐 又称推罐，一般用于面积较大、肌肉厚的部位，如腰背部、大腿部等。可选用口径较大的玻璃火罐，罐口要平滑，先在罐口或欲拔罐部位涂一些凡士林油膏等润滑剂，再将罐拔住，然后，医生用右手握住罐子，向上、下、左、右在需要拔罐的部位往返推动，至所拔部位的皮肤潮红、充血甚或出现瘀血时，将罐起下。

3. 闪罐 采用闪火法将罐拔住后，又立即起下，再迅速拔住，如此反复多次地拔上起下，起下再拔，直至皮肤潮红为度。

4. 留针拔罐 此法是将针刺和拔罐相结合应用的一种方法。即先针刺待得气后留针，再以针为中心点将火罐拔上，留置 10～15 min，然后起罐拔针。

5. 刺血拔罐 此法又称刺络拔罐。即在应拔部位的皮肤消毒后，用三棱针点刺出血或用皮肤针叩打后再行拔罐，使之出血，以加强刺血治疗的作用。一般针后拔罐留置 10～15 min。

6. 药罐 此法是指先在抽气罐内盛储一定的药液，一般为罐子的 1/2 左右，常用的药物有生姜、辣椒液、两面针酊、风湿酒等，或根据需要配制，然后按抽气罐的操作方法抽去空气，使罐吸附在皮肤上。

四、操作方法

1. 评估 患者体质及拔罐处皮肤情况；既往史、诊断、目前症状，发病部位及相关因素；心理状态，接受配合程度。

2. 禁忌 凝血机制障碍、呼吸衰竭、重度心脏病、严重消瘦、孕妇的腹部、腰骶部及严重水肿等不宜拔罐；骨骼凹凸不平和毛发较多处不宜拔罐；骨突部位、血管丰富部位、心尖搏动处及乳房等部位不宜拔罐。

3. 告知 治疗时衣物宜宽松；操作中不能随意更换体位，以防罐体脱落；拔罐部位有温热和肌肉收紧的感觉；拔罐和留罐中如有不适感，应马上告知医护人员；拔罐后皮肤红紫为正常现象，若出现水疱应及时告知医护人员。冬季拔罐完毕后注意防寒保暖，夏季忌风扇或空调直吹。

4. 护理及注意事项

(1) 操作前仔细检查罐口周围是否光滑、有无裂痕，如有破损，禁止使用。

(2) 拔罐时应取合适体位，选择肌肉较丰满的部位。

(3) 拔罐时动作要稳、准、快，起罐不可强拉，患者感觉异常时，应立即停止拔罐。

(4) 面部、儿童、年老体弱者拔罐的吸附力不宜过大。

(5) 拔罐过程中，切勿变换体位，以免罐体脱落。

(6) 注意防风保暖，防止外感。

五、拔罐法的操作流程及评分细则

拔罐法的操作流程及评分细则如表 7-2 所示。

表 7-2　拔罐法的操作流程及评分细则

项目	计分	考核内容	得分
评估	5	1. 核对医嘱、治疗卡、床头卡、腕带(床号、姓名、住院号等)。 2. 评估患者:患者体质及拔罐处皮肤情况,既往史,目前诊断、症状,发病部位及相关因素;患者心理状态及对治疗疾病的信心,接受配合程度。 3. 评估环境:环境清洁舒适,室温适宜,必要时备屏风	
计划	10	1. 预期目标:外感风寒引起的头痛、腹痛、腹泻,风寒湿痹引起的关节疼痛、腰背痛、颈肩痛,落枕,扭、挫伤引起的疼痛、行动不便,中风引起的口眼㖞斜、偏瘫等症状解除或缓解;扶正祛邪、治愈疾病。 2. 准备: (1) 护士自身准备:衣、帽、鞋穿戴整齐,修剪指甲、洗手。 (2) 用物准备:治疗盘、罐具、血管钳、95%酒精棉球(湿度适中)、火柴或打火机、弯盘、小口瓶(内盛少许水)、酒精灯、凡士林、卫生纸、压舌板,必要时备浴巾和屏风。 (3) 患者准备:说明治疗目的,缓解紧张情绪,排空二便	
实施	70	1. 核对医嘱,备齐用物,携至床旁,再次核对床头卡、腕带(床号、姓名、住院号等)、治疗卡,与患者解释交流。 2. 协助患者取舒适体位,充分暴露拔罐部位。 3. 选择合适火罐,检查罐口边缘是否光滑无破损。 4. 手持血管钳夹酒精棉球点燃,另一只手持罐,快速将点燃的火伸入罐内中段绕 1～2 周后迅速将火退出,立即将罐扣在所取部位,使之吸附在皮肤上。将酒精棉球置小口瓶中灭火。 5. 拔罐方法: (1) 留罐:火罐吸附在皮肤上不动,留置 10～15 min,使局部呈红紫现象。 (2) 闪罐:火罐吸附在皮肤上后,立即将罐起下,反复多次吸拔,至局部呈现红紫现象。 (3) 走罐:先在应拔局部皮肤上均匀涂上一层凡士林,将罐吸附在皮肤上后,操作者一只手扶住罐体用力向上下左右来回推动,另一只手固定皮肤,推动时罐体前半边略提起后半边着力,至局部呈现红紫现象。 6. 拔罐过程中要随时观察火罐吸附情况和皮肤颜色,询问患者感觉。 7. 起罐:一手扶住罐体,另一手以拇指或食指将罐口边缘的皮肤轻轻按下,使空气经缝隙进入罐内,将罐取下。 8. 起罐后用温热毛巾或软纸清洁皮肤,协助整理衣物,置舒适体位。 9. 整理床单位,清理用物、洗手、做好记录	
评价	15	1. 患者:体位合适、安全舒适,火罐吸附力强,无烫伤,衣物无烧损,症状改善。 2. 护士:方法正确、部位准确、选罐合适、操作熟练	

第三节　中药竹罐法

一、概述

中药竹罐法指将竹罐放入药液中浸煮，使用时将其吸附于相应部位或穴位上，达到治疗疾病、养生健体的一种治疗方法。可治疗各种原因引起的头痛、颈椎病、肩周炎、腰肌劳损、腰椎间盘突出、坐骨神经痛，风湿、类风湿性关节炎，高血脂、高血压、月经不调等。

该法采用中药配方煮制竹罐，使竹罐吸收浓浓的药气之后吸附于相应部位或穴位上，通过罐力和药气热敷渗透从而达到疏通经络、祛除病邪的目的。

二、拔罐工具

多采用内径和拇指大小差不多的竹罐，俗称“拇指罐”。竹纤维内部特殊的超细微孔结构，可以在水中瞬时润胀，使其具有强劲的吸附能力，能快速吸收并储藏水分及药物。拇指罐内水蒸气冷却成水产生的负压要比“闪罐法”大得多，但由于拇指罐的口径较小，皮肤凸入罐内较少，所以基本上没有疼痛的感觉，不会留下难看的印记，而且拔罐部位基本不受限制。

三、操作方法

1. 评估　患者体质及局部皮肤情况、既往病史、过敏史，目前诊断、症状，发病部位及相关因素；患者的心理状态和配合程度。

2. 禁忌　皮肤破损、红肿、溃疡、出血等，不宜操作。对相应药物过敏者禁用。

3. 告知　治疗时衣物宜宽松；操作中不能随意变动体位，以防罐体脱落；拔罐部位有温热和肌肉收紧的感觉，治疗过程中感觉灼热疼痛要告知医护人员；拔罐和留罐中如有不适感，应马上告知护士；拔罐后皮肤红紫为正常现象，若出现水疱应及时告知护士。拔罐完后，冬季应注意防寒保暖，夏季忌风扇或空调直吹。

4. 护理及注意事项

(1) 操作前仔细检查罐口周围是否光滑、有无裂痕。如有破损，禁止使用。

(2) 拔罐过程中，切勿变动体位，以免罐体脱落。

(3) 药液要甩干净，防止滴落烫伤患者。

(4) 拔罐完毕仔细查看拔罐处皮肤情况，发现异常及时处理。

(5) 骨突部位、血管丰富部位、心尖搏动处及乳房等部位，不宜拔罐。

四、中药竹罐法的操作流程及评分细则

中药竹罐法的操作流程及评分细则如表 7-3 所示。

表 7-3　中药竹罐法的操作流程及评分细则

项目	计分	考核内容	得分
评估	5	1. 核对医嘱、治疗卡、床头卡、腕带(床号、姓名、住院号等)。 2. 评估患者：目前诊断、症状，发病部位及相关因素；体质及治疗处皮肤情况、既往病史、过敏史、心理状态。 3. 评估环境：环境整洁、舒适、安静。关好门窗，将室温调节至 22～24 ℃	

续表

项目	计分	考核内容	得分
计划	10	1. 预期目标:局部症状得到有效缓解或消除。 2. 准备: (1) 护士自身准备:衣、帽、鞋穿戴整洁,修剪指甲,洗手,戴口罩。 (2) 用物准备:治疗盘、竹罐、药锅(内有对症药液)、止血钳、毛巾、卫生纸、弯盘,必要时备屏风、浴巾。 (3) 患者准备:缓解紧张情绪,排空大小便	
实施	70	1. 核对医嘱,备齐用物,携至床旁。核对治疗卡、床头卡、腕带(床号、姓名、住院号等),向患者做好解释。 2. 将竹罐和药液一起煮沸。 3. 取合适体位,暴露治疗部位,注意防寒和保护患者隐私。 4. 将毛巾折叠后置于掌心,另一手持止血钳夹取大小合适的竹罐,迅速将竹罐开口紧按在毛巾上,并甩干竹罐中残留的药液。 5. 迅速将竹罐对准相应穴位(部位),垂直按压在皮肤上。待竹罐吸附稳定不脱落,方可松手。留罐 10～15 min。 6. 治疗时,观察患者病情变化,随时询问患者有无不适。 7. 起罐:一手扶住罐体,将竹罐向一侧倾斜,另一手以拇指或食指将罐口边缘的皮肤轻轻按下,使空气经缝隙进入罐内,竹罐自然就会与皮肤脱开。 8. 治疗完毕后,清洁局部皮肤,协助整理衣物,安置舒适体位,酌情开窗通风。 9. 清理用物,洗手,取口罩,做好记录	
评价	15	1. 患者:体位合适、安全舒适,火罐吸附力强,皮肤无烫伤,衣物无污染,症状改善。 2. 护士:方法正确、部位准确、选罐合适、操作熟练。 3. 注意事项	

第四节　刺络拔罐法

一、概述

刺络拔罐法是指按病变部位大小和出血量多少或治疗疾病的要求,先用粗毫针、三棱针、梅花针等刺破小血管后,再拔上火罐以加强疗效的一种中医治疗方法,多用于治疗慢性软组织损伤、皮炎、痤疮、皮肤瘙痒症、丹毒、带状疱疹、坐骨神经痛等。

本疗法是现代在刺络法和拔罐法结合的基础上发展的。刺络法早在《黄帝内经》中即有记载,“毛刺”“浮刺”等为刺络法的雏形。拔罐法在马王堆汉墓出土的医帛书《五十二病方》中也有载录。

刺络拔罐法的镇痛效果尤为显著。中医认为“通则不痛，痛则不通”，疼痛多因经络阻滞、气血瘀阻。刺络拔罐法能有效地祛瘀行血、通经活络，临床常用于治疗各种疼痛。现代医学也认为，刺络拔罐法能刺激身体的某一局部神经，调节相应部位血管和肌肉的功能，反射性地解除血管和平滑肌痉挛，产生明显的止痛效果。

二、拔罐工具

刺络拔罐法在临床常用的拔罐工具是玻璃罐。玻璃罐是用玻璃加工而成，其形如球状，罐口平滑，分大、中、小三种型号。其优点是质地透明，使用时可直接观察局部皮肤的变化，便于掌握时间，临床应用较普遍。其缺点是容易破碎。

三、操作方法

1. 评估　患者体质及局部皮肤情况，既往史，目前诊断、症状，发病部位及相关因素；患者的心理状态和配合程度。

2. 禁忌　身体久虚者、有出血倾向者、血小板减少者、血液病患者、局部皮肤破损或有溃疡者禁用；贫血者慎用；孕妇禁用。

3. 告知　治疗过程中会有出血；治疗过程中不随意变动体位。

4. 护理及注意事项

(1) 操作前仔细检查罐口周围是否光滑、有无裂痕。如有破损，禁止使用。

(2) 消毒一定要严格，避免感染。

(3) 操作者戴上橡胶手套，不要沾染患者的血液，避免血液传染疾病。

(4) 出血量适当，不宜超过 10 mL。

四、刺络拔罐法的操作流程及评分细则

刺络拔罐法的操作流程及评分细则如表 7-4 所示。

表 7-4　刺络拔罐法的操作流程及评分细则

项目	计分	考核内容	得分
评估	5	1. 核对医嘱、治疗卡、床头卡、腕带(床号、姓名、住院号等)。 2. 评估患者：目前诊断、症状，发病部位及相关因素；体质及治疗处皮肤情况、既往史、心理状态和配合程度。 3. 评估环境：环境整洁、舒适、安静。关好门窗，将室温调节至 22～24 ℃	
计划	10	1. 预期目标：局部症状得到有效缓解或消除。 2. 准备： (1) 护士自身准备：衣、帽、鞋穿戴整洁，修剪指甲，洗手，戴口罩。 (2) 用物准备：治疗盘、无菌棉签、消毒剂、三棱针(粗毫针或梅花针)、拔罐工具、橡胶手套、血管钳、95%酒精棉球(湿度适中)、打火机、弯盘、小口瓶(内盛少许水)，必要时备屏风、浴巾。 (3) 患者准备：缓解紧张情绪，排空大小便	

续表

项目	计分	考核内容	得分
实施	70	1. 核对医嘱，备齐用物，携至床旁。核对治疗卡、床头卡、腕带（床号、姓名、住院号等），向患者做好解释。 2. 取合适体位，暴露治疗部位，注意防寒和保护患者隐私。 3. 用消毒剂对治疗部位进行两次消毒。 4. 用针在所选穴位处进行点刺或叩刺。 5. 针刺后，拔上火罐，静待 10 min 左右。 6. 取掉火罐，擦掉拔出来的血液，然后再用消毒剂妥善消毒伤口。 7. 治疗时，观察患者病情变化，随时询问患者有无不适。 8. 治疗完毕后，清洁局部皮肤，协助整理衣物，安置舒适体位，酌情开窗通风。 9. 清理用物，洗手，取口罩，做好记录	
评价	15	1. 患者：体位合适、安全舒适，火罐吸附力强，皮肤无烫伤，衣着无烧损，症状改善。 2. 护士：方法正确、部位准确、选罐合适、操作熟练。 3. 注意事项	

第五节　耳穴压丸法

一、概述

耳穴压丸法又称为耳穴贴压法、耳穴压豆法，是采用药籽或菜籽等光滑且大小适宜的丸状物贴压及刺激耳郭上的穴位或反应点，通过经络传导，达到通经活络、调节气血、防治疾病等目的的一种技术操作。

《阴阳十一脉灸经》《足臂十一脉灸经》中，就有关于上肢、眼、咽喉相联系的"耳脉"的记载。《灵枢·口问篇》云：耳者，宗脉之所聚也。清代汪宏氏著《望诊遵经》中，专有"望耳诊病法纲"讨论耳郭望诊。

中医认为，人的五脏六腑均可以在耳郭找到相应的位置，当人体出现病变时，往往会在耳郭上的相关穴区出现反应，刺激这些相应的反应点及穴位，起到防病治病的作用。

二、耳穴贴压物

(1) 植物种子，如油菜籽、王不留行籽、莱菔子、黄荆子等。

(2) 药丸，如人丹、六神丸、牛黄消炎丸等。

(3) 磁珠。

三、耳穴的探查方法

1. 直接观察法　对耳郭进行全面检查，观察有无脱屑、水疱、丘疹、充血、硬结、疣赘、色素沉着等，如出现以上变形、变色点，则相应脏腑器官往往患有不同程度的疾病，可以用耳穴压丸法治疗。

2. 压痛点探查法 当身体患病时，往往在耳郭上出现压痛点，而这些压痛点，大多是压丸刺激所应选用的穴位。方法：用前端圆滑的金属探棒或火柴棍，以近似相等的压力，在耳郭上探查，当探棒压迫痛点时，患者会出现呼痛、皱眉或躲闪动作。

四、操作方法

1. 评估 患者耳部的皮肤情况；既往病史、过敏史，是否妊娠，目前诊断、症状，发病部位及相关因素；对疼痛的耐受程度；心理状态及配合程度等。

2. 禁忌 耳部炎症、冻伤的部位、溃破的部位及有习惯性流产史的孕妇禁用。

3. 告知 耳穴贴压的局部感觉为热、麻、胀、痛，如有不适请及时告知护理人员；贴压部位注意防水、注意保护；贴压穴位每天可自行按压 3～5 次，每次每穴 1～2 min；耳贴夏季 1～3 天、冬季 3～5 天需更换 1 次。

4. 护理及注意事项

(1) 取穴宜根据主要病证取其反应明显的穴位，要少且精，以每次贴压 5～7 穴为宜，两组穴位交替贴压，两耳交替或同时贴用，每天按压 3～5 次，隔 3～5 天更换 1 次，如有污染或脱落应及时更换。

(2) 洗脸、洗澡、洗头时保护好耳部，以延长耳穴贴压的时间。

(3) 注意观察患者耳部皮肤情况，对普通胶布过敏者改用脱敏胶布。

(4) 患者耳部因贴压感觉过于明显而感到不适时，可适当调整。

五、耳穴压丸法的操作流程及评分细则

耳穴压丸法的操作流程及评分细则如表 7-5 所示。

表 7-5 耳穴压丸法的操作流程及评分细则

项目	计分	考核内容	得分
评估	5	1. 核对医嘱、治疗卡、床头卡、腕带(床号、姓名、住院号等)。 2. 评估患者：耳部的皮肤情况，既往病史、过敏史，是否妊娠，目前诊断、症状，发病部位及相关因素；对疼痛的耐受程度和对治疗疾病的信心和配合程度等。 3. 评估环境：环境清洁、舒适、宽敞、安静，光线充足	
计划	10	1. 预期目标：各种疼痛性疾病、各种慢性、炎症性、功能紊乱性、过敏与变态反应性以及内分泌代谢性疾病引起的不适缓解或消除；晕车、晕船引起的恶心呕吐、头晕不适等缓解或消除；用于减肥、麻醉、催产、催乳，治疗青少年近视眼等。 2. 准备： (1) 护士自身准备：衣、帽、鞋穿戴整齐，戴口罩，修剪指甲，洗手。 (2) 用物准备：治疗盘、敷料缸(内装药籽或菜籽等)，75%酒精、棉签、镊子、探棒、胶布、弯盘、小剪刀、手消毒液等。 (3) 患者准备：缓解紧张情绪	

续表

项目	计分	考核内容	得分
实施	70	1. 核对医嘱，备齐用物，携至床旁，再次核对治疗卡、床头卡、腕带（床号、姓名、住院号等），向患者做好解释。 2. 取舒适体位，选择及探查耳穴部位，并做好标记。 3. 取穴部位用75%酒精消毒及脱脂。 4. 左手手指托持耳郭，右手用镊子夹取备好的小方块胶布，中心贴上准备好的药籽，对准穴位紧紧贴压固定，并轻轻揉按1～2 min。 5. 耳穴压丸过程中应询问患者有无轻微热、麻、胀、痛的感觉。 6. 操作完毕后，协助患者取舒适体位。 7. 整理床单位，清理用物，洗手，做好记录并签名	
评价	15	1. 患者：体位合适，感觉舒适，症状改善。 2. 护士：取穴准确、方法正确、操作熟练	

第六节　穴位注射法

一、概述

穴位注射法又称水针疗法，是将小剂量药物注入穴位，把针刺与药物对穴位的渗透刺激作用结合在一起，发挥综合效应的一种操作技术。

穴位注射法形成于二十世纪五十年代初期，其名称经历了“封闭疗法”——“孔穴封闭疗法”，或称“经穴封闭疗法”，或称“穴位封闭”——“穴位注射疗法”三个阶段。穴位注射方法发展经历了四个阶段：肌内注射到神经阻滞的初创阶段（二十世纪五十年代）、推广应用阶段（二十世纪六七十年代）、系统总结阶段（二十世纪八九十年代）和技术成熟应用阶段（近十几年）。历经60余年，源于西医注射疗法，逐渐被中医兼收，成为一种理论较为完整、科学技术含量较高、应用极为广泛、疗效较为理想的疗法。

不同经穴对不同药物的反应性不同，经穴有辨别性地接受化学性刺激或者说穴位组织对注射药物有一定的辨识作用，这正是药物的归经理论表现所在。在穴位注入有相对特异性的药物，这种药物的性味与此经穴具有特殊的亲和作用，能显著地加强穴注药物的效应。穴位注射以经络为载体，把药物运送到相应区域或部位，从而发挥药物和经穴的双向作用，使药效得到加强，并且更迅速、持久。

二、常用药物

1. 中草药制剂　如柴胡注射液等。

2. 维生素类制剂　如维生素C和B族维生素等。

3. 其他常用药物　如神经生长因子、利多卡因、氯丙嗪、卡介苗注射液等。

三、药物的剂量

以穴位部位来分：耳部，0.1 mL；面部，0.3～0.5 mL；胸背部，0.5～1 mL；四肢及肌肉丰厚处,5～20 mL。刺激性大的药物(如酒精)及特异性药物(如阿托品),用量宜小,通常为常规量的 1/10～1/3;中药注射液常规剂量为 1～4 mL。

四、操作方法

1. 评估 患者体质及注射处皮肤情况;既往病史及药物过敏史,目前诊断、症状,发病部位及相关因素,是否妊娠;心理状态及配合程度。

2. 禁忌 患者疲乏、饥饿或精神高度紧张时慎用;局部皮肤有感染、瘢痕或有出血倾向及高度水肿者禁用;孕妇下腹部及腰骶部不宜进行注射。

3. 告知 治疗前需进食,不能空腹治疗;注射部位有酸、麻、胀、重和疼痛的感觉属正常现象,若疼痛剧烈或其他不适及时告知医护人员。

4. 护理及注意事项

(1) 遵医嘱配置药物,注意药物的配伍禁忌、副作用和变态反应。副作用大的药物慎用,凡引起变态反应的药物,必须先做过敏试验。

(2) 注意针刺角度,观察有无回血,不要将药物注入关节腔、脊髓腔、血管内。

(3) 进针后如患者有触电感,必须退针改换角度后再推药,以免损伤神经。

(4) 操作前应检查注射器有无漏气,针头是否有钩刺等情况;严格执行三查七对及无菌操作规范。

(5) 注射药物时如患者出现不适症状,应立即停止注射并观察病情变化。

五、穴位注射法的操作流程及评分细则

穴位注射法的操作流程及评分细则如表 7-6 所示。

表 7-6 穴位注射法的操作流程及评分细则

项目	计分	考核内容	得分
评估	5	1. 核对医嘱、治疗卡、床头卡、腕带(床号、姓名、住院号、药物等)。 2. 评估患者:患者体质及注射处皮肤情况,既往病史及药物过敏史,目前诊断、症状,发病部位及相关因素;心理状态和对治疗疾病的信心。 3. 评估环境:清洁舒适,光线充足,温度适宜,符合无菌操作要求	
计划	10	1. 预期目标:各种急慢性疾病引起的不适症状缓解或消除。 2. 准备: (1) 护士自身准备:衣、帽、鞋、口罩穿戴整齐,修剪指甲、洗手。 (2) 用物准备:治疗盘,无菌持物钳,皮肤消毒剂,无菌注射器及针头,无菌棉签,无菌纱布,无菌巾包,药液,砂轮,弯盘。 (3) 患者准备:缓解紧张情绪,进食	

续表

项目	计分	考核内容	得分
实施	70	1. 检查用物，铺无菌盘，检查药物、消毒剂及无菌用品是否在有效期内，安瓿有无裂缝，药物有无沉淀、浑浊、絮状物。指示胶带已变色，注射器包装无破损。铺无菌盘，记录铺盘时间。 2. 抽吸药液：再次查对药物，消毒安瓿，砂轮锯安瓿痕，拭去玻璃碎屑，用无菌纱布包好折断安瓿，无菌注射器抽吸药液，排尽空气，置无菌盘内。 3. 核对医嘱，备齐用物，携至床旁，再次核对床头卡、腕带（床号、姓名、住院号等）、治疗卡，与患者解释交流。 4. 协助患者松解衣物，取合适体位，暴露局部皮肤，注意保暖。 5. 取穴，常规消毒局部皮肤。 6. 持注射器并排出空气，另一手绷紧患者皮肤，针尖对准穴位迅速刺入皮下，用针刺手法将针身刺至一定深度，根据患者情况进行上下提插，得气后若回抽无血即将药液缓慢注入。如所用药量较多可推入部分药液后，将针头稍微提起再注入余药。 7. 密切观察患者有无晕针、弯针、折针、药物过敏等情况，出现意外紧急处理。 8. 注射完毕快速拔针，用无菌干棉签按压针孔片刻。 9. 协助患者整理衣物，取舒适体位。 10. 整理床单位，清理用物，做好记录	
评价	15	1. 患者：体位合适，症状改善，无不良反应。 2. 护士：取穴正确、药物剂量准确、操作熟练、无菌观念强、坚持三查七对	

第七节　穴位按摩

一、概述

穴位按摩是中医学的重要组成部分，它是以中医学理论为指导，以经络腧穴学说为基础，运用各种按摩手法作用于人体体表的特定穴位，对局部形成一种良性刺激，激发人的经络之气，达到疏通经络、行气活血、滑利关节、调整脏腑、增强机体抵抗力、祛邪扶正等目的的一种中医治疗技术。

按摩手法归纳起来，常用手法有以下几种：按、摩、推、拿、揉、捏等，常常是几种手法相互配合进行。古代称推拿为按摩、按跷，是一种治病防病的养生方法。推拿按摩技术发展到今天已有五千多年的历史，起源于民间，后成为宫廷医学的一个重要组成部分，至秦汉时期发展成一门中医学科，其理论依据是中医的脏腑经络学说。

本法利用各种操作手法，通过刺激人体十二皮部和十二经筋以及经络穴位，引起局部生物物理和生物化学的变化，并通过神经反射和神经-体液调节而影响各器官系统的功能。

二、穴位按摩手法

主要是利用手指、掌或肘进行手法按摩，无须其他特殊工具。

三、按摩油

按摩过程中可适当加用一些按摩油，适合按摩使用的有油剂。基础成分大多数来自硬壳果或是蔬菜，附加了精油便有了不同的香型，如人参、檀香、玫瑰等。为避免冷的按摩油的刺激，可将按摩油倒于手掌中搓热，再以一定的手法按摩。

四、操作方法

1. 评估 患者体质及局部皮肤情况，既往史，目前诊断、症状、发病部位及相关因素，患者的心理状态和配合程度。

2. 禁忌 各种出血性疾病，妇女月经期，孕妇腰腹、皮肤破损及瘢痕等部位禁止按摩。

3. 告知 饥饿或饱食之后不宜按摩，一般饭后 2 h 为宜；如进行腰腹部按摩，需先排空膀胱；按摩时局部如出现酸、麻、胀、痛感属正常现象，如疼痛不能忍受时应立即告知医护人员。

4. 护理及注意事项

(1) 操作前应修剪指甲，以防损伤患者皮肤。

(2) 室内空气新鲜，温度适应，注意保暖，防止受凉。

(3) 安排合理体位，必要时协助松开衣物，根据患者的症状、发病部位、年龄及耐受性，选用适宜的手法（按法、拿法、揉法等）和刺激强度，进行按摩。

(4) 按摩手法。

①按法：用拇指端、指腹、单掌或双掌（双掌重叠）按压体表穴位，并稍留片刻。操作时要紧贴体表，不可移动，用力要由轻到重，不可用暴力猛然按压。

②拿法：捏而提起谓之拿，即用拇指与食、中两指或拇指与其余四指相对用力，在一定部位或穴位上节律性地提捏。操作时用力要由轻到重，不可突然用力，动作要缓和且有连贯性。

③揉法：分为指揉法和掌揉法两种。指揉法是用手指罗纹吸定于一定部位或穴位上，腕部放松，以肘部为支点，前臂做主动摆动，带动腕和掌指关节做轻柔缓和的摆动。掌揉法是用手掌大鱼际、掌根着力，腕或掌指关节做轻柔的摆动。操作时动作轻柔协调而有节律，一般速度为每分钟 120～160 次。

(5) 操作时用力要均匀、柔和、持久，禁用暴力，操作过程中，询问患者有无酸、麻、胀、痛感觉，并根据情况调整手法力度。

(6) 密切观察患者的反应，如有不适应立即停止按摩并做好相应的处理。

五、穴位按摩的操作流程及评分细则

穴位按摩的操作流程及评分细则如表 7-7 所示。

表 7-7 穴位按摩的操作流程及评分细则

项目	计分	考核内容	得分
评估	5	1. 核对医嘱、治疗卡、床头卡、腕带（床号、姓名、住院号等）。 2. 评估患者：患者体质及局部皮肤情况，既往史，目前诊断、症状、发病部位及相关因素，患者的心理状态和配合程度。 3. 评估环境：整洁、舒适、安静。有条件的病房应将室温调节至 22～24 ℃，必要时用屏风遮挡	

续表

项目	计分	考 核 内 容	得分
计划	10	1. 预期目标：症状解除或缓解；预防疾病，健体强身。 2. 准备： (1) 护士自身准备：衣、帽、鞋穿着整洁，修剪指甲，洗手。 (2) 用物准备：治疗巾。必要时备浴巾，屏风等。 (3) 患者准备：情绪稳定，排空大小便，取合适体位	
实施	70	1. 核对医嘱，备齐用物，携至床旁，再次核对床头卡、腕带(床号、姓名、住院号等)、治疗卡，与患者解释交流。 2. 安排合理体位，必要时协助松开衣着，注意保暖。 3. 遵医嘱取穴并做好标记。 4. 根据患者的症状、发病部位、年龄及耐受性，选用适宜的手法(按法、拿法、揉法等)和刺激强度，进行按摩。 (1) 按法：用拇指端、指腹、单掌或双掌(双掌重叠)按压体表穴位，并稍留片刻。操作时要紧贴体表，不可移动，用力要由轻到重，不可用暴力猛然按压。 (2) 拿法：捏而提起谓之拿，即用拇指与食、中两指或拇指与其余四指相对用力，在一定部位或穴位上节律性地提捏。操作时用力要由轻到重，不可突然用力，动作要和缓且有连贯性。 (3) 揉法：用手掌大鱼际、掌根或拇指指腹着力，腕关节或掌指做轻柔的摆动。操作时动作轻柔协调而有节律，一般速度为120～160次/分。 5. 操作过程中，询问患者有无酸、麻、胀、痛感觉，并根据情况调整手法力度。 6. 操作完后协助患者整理衣物，安排舒适体位，健康宣教。 7. 清理用物，洗手，记录	
评价	15	1. 患者：体位合适，感觉舒适，症状改善。 2. 护士：部位准确，手法正确，用力均匀，操作熟练。 3. 注意事项	

第八节　中药热奄包法

一、概述

中药热奄包疗法是将加热好的中药包置于身体的患病部位或身体的某一特定位置(如穴位上)熨敷，或在患部往返推移，使局部均匀受热的一种操作技术。

通过奄包的热力，可使患者局部的毛细血管扩张，血液循环加速，促使奄包内中药内离子渗透到患者病痛所在，利用其药效和温度达到温中止呕、散寒止痛、消痞降逆、活血祛瘀、行气除湿、温经通络、调和气血等作用。

二、操作方法

1. 评估　患者体质及局部皮肤情况，既往病史、过敏史，目前诊断、症状、发病部位及相关因素，患者的心理状态和合作程度。

2. 禁忌　阴虚内热、实热者禁用；治疗部位皮肤有破损者禁用；孕妇禁用；恶性肿瘤、活动性肺结核、皮肤病、局部皮肤感染、感觉障碍、消化道出血等患者慎用。

3. 告知 治疗过程中局部如产生烧灼、热烫的感觉，因立即告知医护人员，暂停治疗，防止烫伤。

4. 护理及注意事项

(1) 药熨前嘱患者排空小便，注意保暖，体位舒适。

(2) 药熨温度不宜超过 70 ℃，年老、婴幼儿不宜超过 50 ℃。操作前先让患者试温，以能耐受并感到舒适为宜。

(3) 布袋一定要扎紧，防止盐粒漏出而烫伤皮肤。

(4) 中药热奄包不能长时间放于一个部位，需间或移动并密切观察局部皮肤情况，询问患者感受。

(5) 药熨后擦净局部皮肤，观察皮肤有无烫伤。如果有，及时对症处理。出现小水疱时，无须处理，可自行吸收；如水疱较大时，可用无菌注射器抽去疱内液体，覆盖消毒纱布，保持干燥，防止感染。

(6) 药物冷却后应及时更换或重新加热方可使用，一般可连续使用 1 周。

三、中药热奄包法操作流程及评分细则

中药热奄包法操作流程及评分细则如表 7-8 所示。

表 7-8 中药热奄包法操作流程及评分细则

项目	计分	考核内容	得分
评估	5	1. 核对医嘱、治疗卡、床头卡、腕带(床号、姓名、住院号等)。 2. 评估患者：体质及施术处皮肤情况，目前症状，既往病史、过敏史，发病部位及相关因素，对疼痛的耐受程度和对温度的感知情况，心理状态和对治疗疾病的信心。 3. 评估环境：环境整洁、舒适、安静。有条件的病房应调节室温至 22～24 ℃，必要时用屏风遮挡	
计划	10	1. 预期目标：各种临床症状缓解或解除；防病保健、治病强身。 2. 准备： (1) 护士自身准备：衣、帽、鞋穿着整洁，修剪指甲，洗手。 (2) 用物准备：治疗盘、布袋、粗盐、中药、弯盘、卫生纸、烤箱，必要时备浴巾、屏风。 (3) 患者准备：缓解紧张情绪，适量进食，排空大小便	
实施	70	1. 将粗盐及自配药物放于专用烤箱内加热。 2. 将烤好的粗盐和药物倒入特制的布袋内做成热奄包。 3. 核对医嘱，备齐用物，携至床旁，再次核对治疗卡、床头卡、腕带，做好解释。 4. 暴露治疗部位，注意防寒和保护患者隐私。 5. 将中药热奄包置于患处熨敷，或在患处来回往返滚动，使皮肤均匀受热。 6. 随时询问患者有无灼痛感，及时调整热熨程度，防止烫伤。 7. 治疗 20 min 后，取下中药热奄包，清洁局部皮肤，注意患者保暖，避免患者直接吹风。 8. 治疗完毕，协助患者整理衣物，取舒适体位，整理床单位。 9. 清理用物，洗手，做好记录	
评价	15	1. 患者：体位合理，感觉舒适，皮肤无烫伤，症状改善。 2. 护士：方法正确，部位准确，操作熟练。 3. 注意事项	

第九节　热　熨　法

一、概述

热熨法是利用吸热的物体，或吸热物体拌上某些药物，加热后熨敷在局部或特定穴位上，并适当移动位置，利用温热之力使药性通过皮毛腠理，循经运行，从而达到温经通络、行气活血、散寒止痛、祛瘀消肿的一种技术操作。

热熨法历史悠久，源远流长。历代医家如华佗、葛洪、孙思邈、张从正、李时珍、吴师机等无不重视之，尤其是吴师机的《理瀹骈文》，创造性地发展了熨法理论并以此通治全身各种病证，影响深远。该法具有简、便、廉、验、捷等特点，是一种颇具特色的外治方法。

利用热力和药力的联合作用是热熨法的主要治疗原理。首先，其作用表现在药物和温热对局部组织的刺激。局部血管扩张，血流加快而改善周围组织的营养。某些刺激性较强的药物能强烈刺激腧穴，通过神经反射激发机体的调节作用，使机体产生某些抗体，从而提高机体的免疫力。其次，表现在调节经络、阴阳的作用。利用药物的温热性能和外加热力，刺激局部经络穴位，可达到温通经络、行气活血、祛湿散寒的功效。通过对经络的调整，达到补虚泻实、促进阴阳平衡、防病保健的作用；最后，药物通过皮下组织，在局部产生药物浓度的相对优势，从而发挥较强的药理作用。

二、热熨法分类

常用的热熨法有盐熨、姜熨、米熨、醋盐熨、葱熨、热水熨、中药 TDP 热熨等。

1. 盐熨法　取粗盐 500 g，在锅内拌炒，使其受热均匀，炒热后立即放入缝好的布袋内。可热熨腹部以治虚寒性胃脘痛，热熨腰背以治肾虚腰背痛，热熨肩部以治肩周炎，热熨前额以治头痛，也可放入少许花椒同炒，以增强祛风湿的作用。

2. 姜熨法　取生姜 250 g，洗净捣烂，挤出姜汁，备用。将姜渣炒热，装入布袋，热熨患处。姜凉后，加入姜汁再炒热，熨之。适用于因过食生冷、油腻而引起的脘腹痞满、胀痛等症。还可以用于风湿性关节炎以及扭伤挫伤引起的局部肿痛。

3. 米熨法　用大米 500 g，在锅内炒热，装入布袋，热熨小腹部，以治妇女月经不调、痛经、腰骶部寒痛等。

4. 醋盐熨法　取粗盐 300 g，炒热，然后加入 50 mL 左右的姜汁醋，边炒边撒，撒完后，再炒一会，将炒好的粗盐用布袋装好。热熨腰骶部及小腹部，治疗妇女月经不调；热熨下肢，以治小腿抽筋及“老寒腿”。

5. 葱熨法　取生葱 250～500 g，捣碎，放热锅内炒至极热，少加白酒，搅拌均匀，装入布袋，热熨脘腹或腰腿患处。治疗因消化不良引起的胃脘痞满、关节痛、腰酸等。

6. 热水熨法　取 500 mL 的生理盐水瓶，装入热水，塞紧瓶口，然后热熨患处。可以用于胃脘痛、腹痛、腰背痛及局部扭伤的治疗。

7. 中药 TDP 热熨法　中药 TDP 热熨是将药物贴敷于穴位或体表的一定部位，借助 TDP 治疗仪来治疗疾病的一种操作技术。通过 TDP 辐射板的热辐射作用，对人体表面加热，使人体血液循环加快、代谢增强、毛孔扩张，快速排出湿寒毒，同时增强皮肤对中药的吸收；对经络穴位进行加热还能起到疏肝理气、滋阴壮阳、补肾培元、养心安神的效果。

本疗法可泛治诸痛，具体运用时，要根据疼痛的性质、部位等，选用相应的药物进行贴敷，如虚证、寒证宜用温经散寒、通阳化瘀之药。

三、操作方法

1. 评估 患者体质及局部皮肤情况，既往病史、过敏史；目前诊断、症状，发病部位及相关因素；心理状态，配合程度等。

2. 禁忌 孕妇腹部及腰骶部、大血管处、皮肤破损及炎症、局部感觉障碍处忌用；肿瘤、急性出血性疾病及高热、急性炎症等实热证者禁用。

3. 告知 热熨前，排空二便；感觉局部温度过高或热敷出现红肿、丘疹、瘙痒、水疱等情况，应及时告知医护人员。

4. 护理及注意事项

(1) 操作时间：每次 15～30 min，每日 1～2 次。

(2) 操作过程中应保持药袋温度，温度过低需及时更换或加热。

(3) 药熨温度适宜，一般保持 50～60 ℃，不宜超过 70 ℃，年老者、婴幼儿及感觉障碍者，药熨温度不宜超过 50 ℃，操作中注意保暖。

(4) 药熨过程中应随时听取患者对温度的感受，观察皮肤颜色变化，一旦出现水疱或烫伤时应立即停止，并给予适当处理。

(5) 热熨完成后嘱患者避风保暖，多饮温开水。

(6) 布袋用后应清洗消毒备用，中药一般可连续使用一周。

四、热熨法和药熨疗法(中药 TDP 热熨)操作流程及评分细则

热熨法操作流程及评分细则如表 7-9 所示。

表 7-9 热熨法操作流程及评分细则

项目	计分	考核内容	得分
评估	5	1. 核对医嘱、治疗卡、床头卡、腕带(床号、姓名、住院号等)。 2. 评估患者：体质及局部皮肤情况，既往病史、过敏史，目前诊断、症状，发病部位及相关因素；对治疗疾病的信心，接受配合程度。 3. 评估环境：环境清洁、舒适、安静，关好门窗，调节室温至 22～24 ℃，必要时用屏风遮挡	
计划	10	1. 预期目标：寒邪客胃引起的胃脘疼痛、腹冷、呕吐等症状缓解。 2. 准备： (1) 护士自身准备：衣、帽、鞋穿戴整齐，修剪指甲，洗手，戴口罩。 (2) 用物准备：治疗盘、治疗碗、大毛巾、浴巾或毛毯、双层棉布袋 2 个、凡士林、棉签、纱布或卫生纸、手消毒液，根据病情准备药物(如生姜、小茴香、吴茱萸、坎离砂等)，根据情况备白酒或食醋、炒具、捣臼等。必要时备屏风。 (3) 药物准备：将药物用白酒或食醋搅拌后置于锅中，用文火炒至 60～70 ℃后装袋，或将药物和适当的辅料搅匀装入布袋，加热至 50～60 ℃，用大毛巾保温备用。 (4) 患者准备：说明治疗目的，缓解紧张情绪，排空大小便	

续表

项目	计分	考核内容	得分
实施	70	1. 核对医嘱，备齐用物携至床旁，再次核对治疗卡、床头卡、腕带（床号、姓名、住院号等），与患者解释交流。 2. 协助患者取合适体位，暴露药熨部位并注意保暖和保护患者隐私，必要时用屏风遮挡。 3. 涂凡士林，取出备好的热熨包，持热熨包于局部皮肤上来回推熨。用力要均匀，开始时用力要轻，速度可稍快，以患者能耐受为宜。随着热熨包温度的降低，力量可增大，同时速度减慢。热熨包温度过低时，可更换热熨包，操作过程 15～30 min，每日 1～2 次。 4. 观察患者对热的反应及局部皮肤情况，防止烫伤。 5. 热熨完毕后，用卫生纸清洁皮肤，协助患者穿好衣服，取舒适卧位，整理床单位。 6. 清理用物，洗手，做好记录	
评价	15	1. 患者：体位正确，感觉舒适，症状改善，皮肤无烫伤。 2. 护士：部位准确，方法正确，用力均匀，热熨包温度适宜	

药熨疗法（中药 TDP 热熨）操作流程及评分细则如表 7-10 所示。

表 7-10　药熨疗法（中药 TDP 热熨）操作流程及评分细则

项目	计分	考核内容	得分
评估	5	1. 核对医嘱、治疗卡、床头卡、腕带（床号、姓名、住院号等）。 2. 评估患者：目前诊断、症状，发病部位及相关因素；体质及治疗处皮肤情况，既往病史、过敏史，心理状态。 3. 评估环境：环境整洁、舒适、安静。关好门窗，调节室温至 22～24 ℃	
计划	10	1. 预期目标：各临床症状得到解除或缓解；防病保健、治病强身。 2. 准备： (1) 护士自身准备：衣、帽、鞋穿着整洁，修剪指甲，洗手。 (2) 用物准备：治疗盘、治疗碗、压舌板、温水、麻油、中药、弯盘、纱布、TDP 治疗仪，必要时备浴巾、屏风。 (3) 患者准备：缓解紧张情绪，适量进食，排空大小便	
实施	70	1. 核对医嘱，备齐用物，携至床旁，再次核对治疗卡、床头卡、腕带，做好解释。 2. 暴露施术部位，注意防寒和保护患者隐私。 3. 将 TDP 治疗仪接通电源，打开电源开关，预热。 4. 取适量已碾成粉末的药，用温开水和麻油调成糊状。 5. 取纱布平铺于患处，然后将已调好的活血散用压舌板均匀敷于纱布上。 6. 将已预热的 TDP 治疗仪照射于敷药处，调节至合适的高度，以患者不感到烫为度，一般距皮肤 10～20 cm。 7. 定时，每次热敷 30～40 min，待药物干后，停止加热。 8. 治疗过程中，随时询问患者感受，观察皮肤情况，调节照射高度，防止烫伤。 9. 施术完毕，清洁局部皮肤。协助患者整理衣物，取舒适体位，整理床单位，酌情开窗通风。 10. 清理用物，洗手，做好记录	
评价	15	1. 患者：体位合理，感觉舒适，皮肤无烫伤，症状改善。 2. 护士：方法正确，部位准确，操作熟练。 3. 注意事项	

第十节　中药湿敷法

一、概述

中药湿敷是将无菌纱布用熬制好的药液浸透，敷于患处，通过药液的渗透及冷、热原理，达到清热解毒、消肿散结、祛痛止痒、疏通腠理、调和气血、平衡阴阳等目的的一种治疗方法。

中药湿敷法古称溻法。从现有文献看，湿敷（溻）方首见于《肘后备急方》，该书载：又丹痈疽始发浸淫进长并少小丹擒方。《刘涓子鬼遗方》称本方为擒汤方，并叙述有冷敷和热敷两种方法。至唐代孙思邈所著《备急千金要方》已载有数种溻方，如揄肿方、升麻揄汤方、大黄擒洗方等。对于具体应用方法也有论述：故帛四重内汁中。故帛两重内汤中。擒肿上，干易之，日夜数百度。常令湿。这和现在临床常用的湿敷法是完全一致的。

二、分类

1. 热湿敷法　通过热气和湿气作用于皮肤，扩张血管和汗孔，增加血液向皮肤的流量，有利于清除尘垢、分泌物和死亡的皮肤肌细胞。

2. 冷湿敷　对皮肤有滋补作用，通过冷的刺激，可使血管收缩，缩小汗孔，减少皮肤油脂和汗的分泌，还可抑制末梢神经活动，减少局部不适感，起到消炎、消肿、止疼、减少渗出的作用。

3. 冷、热交替湿敷　可使肌肉和血管通过收缩、扩张的交替作用而增加弹性，排泄尘垢，提高皮肤的张力，从而使局部皮肤光洁，润泽。

三、操作方法

1. 评估　患者体质及局部皮肤情况，既往病史、过敏史，目前诊断、症状、发病部位及相关因素，患者的心理状态和合作程度。

2. 禁忌　治疗部位皮肤有破损者、局部皮肤感染者、恶性肿瘤者等慎用。

3. 告知　湿敷时间需半小时左右；如感觉不适，局部皮肤产生红、肿、热、痛、痒等症状，请及时告知医务人员。中药可致皮肤着色，数日后可自行消退。

4. 护理及注意事项

（1）药液温度不宜过热，避免烫伤。

（2）包扎部位湿敷时应揭去敷料，湿敷完毕，更换消毒敷料，重新包扎。如在伤口部位进行湿敷，应按无菌技术操作进行，操作后按换药法处理伤口。

（3）治疗过程中观察局部皮肤反应，如出现水疱、痒痛或皮肤破溃等症状时，立即停止治疗，报告医生。

（4）注意保暖，防外邪入侵。

（5）所用物品需清洁消毒，每人一份，避免交叉感染。

四、中药湿敷法操作流程及评分细则

中药湿敷法操作流程及评分细则如表 7-11 所示。

表 7-11 中药湿敷法操作流程及评分细则

项目	计分	考核内容	得分
评估	5	1. 核对医嘱、治疗卡、床头卡、腕带(床号、姓名、住院号等)。 2. 评估患者:患者年龄、病情、意识、治疗情况;既往史、药物过敏史,患者体质及湿敷部位的皮肤情况;心理状态。 3. 评估环境:整洁、安静,光线充足,适宜操作。必要时用屏风遮挡	
计划	10	1. 预期目标:局部肿胀、疼痛、瘙痒等症状减轻或消失。 2. 准备: (1) 护士自身准备:衣、帽、鞋穿戴整洁,修剪指甲,洗手,戴口罩。 (2) 用物准备:治疗盘、遵医嘱配制的药液、治疗碗、敷布(无菌纱布制成)数块、无菌持物钳及筒、镊子 2 把、棉签、凡士林、弯盘、中单,必要时备屏风。 (3) 患者准备:理解目的,愿意合作,取舒适体位	
实施	70	1. 核对医嘱,备齐用物,携至床旁,再次核对治疗卡、床头卡、腕带(床号、姓名、住院号等),与患者解释交流。 2. 取合理体位,暴露患处,注意保暖。治疗部位下垫中单,置弯盘于中单上。涂凡士林于受敷部位,上面盖一层纱布。 3. 将调制好的药液(温度适宜)倒入治疗碗内,敷布浸入药液中,用无菌镊子夹起拧至半干(以不滴水为度),平敷于患处。 4. 每隔 5～10 min 用无菌镊子夹取纱布浸药后淋药液于敷布上,保持湿润及温度,以发挥药效,每次湿敷 30～60 min。 5. 湿敷过程中,注意观察皮肤颜色及全身情况,询问患者感受。 6. 湿敷完毕,取下敷布,擦干局部药液,撤除弯盘及中单,协助患者穿衣,安排舒适体位,整理床单位。 7. 清理用物,洗手,取口罩,做好记录	
评价	15	1. 患者:体位合理,感觉舒适,症状改善。 2. 护士:方法正确,部位准确,操作熟练。 3. 注意事项	

第十一节 中药涂擦法

一、概述

中药涂擦法是指用棉签、羽毛、毛刷等将中药药水、药汁、药油、药酊、药膏等涂于体表患处或穴位的一种治疗方法。有祛风除湿、解毒消肿、止痒镇痛等功效。

外用药物作用于局部皮肤,通过吸收达到治疗全身疾病的目的。皮肤外用药物无胃肠道反应,对肝、肾功能的影响小,给药方便。某些疾病如软组织挫伤涂擦药物时配合按摩手法能促进血液循环,增强药物的吸收。

二、常用药物

1. 液体类 主要有药油如红花油、跌打损伤油、风湿油等,可起到开泄毛孔、活血行气的作用。另外，还可以选用具有清热解毒、活血化瘀、通络止痛等作用的中草药，煎成药液，根据病情选用。

2. 乳膏类 选用质地细腻的膏状物质，如：清热解毒、止痛生肌的湿润烧伤膏，活血解毒、生肌长肉的橡皮生肌膏等。

三、操作方法

1. 评估 患者主要症状、临床表现、既往病史及药物过敏史，患者体质及涂药部位的皮肤情况，心理状态和对治疗疾病的信心。

2. 禁忌 治疗部位皮肤有破损、有出血者禁用；婴幼儿颜面部、过敏体质者、妊娠患者、恶性肿瘤者等慎用。

3. 告知 涂药后如出现痛、痒、胀、丘疹等不适，应及时告知医务人员，勿擅自触碰或抓挠局部皮肤；涂药后注意防止药渍、药油等污染衣物；涂药后若敷料脱落或包扎松紧不适宜，应及时告知医务人员；中药可致皮肤着色，数日后可自行消退。

4. 护理及注意事项

(1) 涂药前需清洁皮肤。

(2) 涂药不宜过厚、过多，以防毛孔闭塞。

(3) 刺激性较强的药物，不可涂于面部和敏感部位。

(4) 面部涂药时切勿误入口眼。

(5) 一般用棉签蘸取药物涂抹；混悬液先摇匀后再用棉签涂抹；水、酊剂类药物用镊子夹棉球蘸取药物涂擦，干湿度适宜，以不滴水为度，涂药均匀；膏状类药物用棉签或涂药板取药涂擦，涂药厚薄均匀，以 2～3 mm 为宜；霜剂应用手掌或手指反复擦抹，使之渗入肌肤。

(6) 涂药后观察患处皮肤，如有丘疹、奇痒或局部肿胀等过敏现象应停止用药，并将药物擦净或清洗。

四、中药涂擦法操作流程及评分细则

中药涂擦法操作流程及评分细则如表 7-12 所示。

表 7-12 中药涂擦法操作流程及评分细则

项目	计分	考核内容	得分
评估	5	1. 核对医嘱、治疗卡、床头卡、腕带(床号、姓名、住院号等)。 2. 评估患者：患者主要诊断、症状、临床表现、既往病史及药物过敏史；患者体质及涂药部位的皮肤情况；心理状态。 3. 评估环境：清洁、舒适、光线充足。必要时备屏风	
计划	10	1. 预期目标：临床症状得到有效缓解或消除。 2. 准备： (1) 护士自身准备：衣、帽、鞋穿戴整洁，修剪指甲，洗手，戴口罩。 (2) 用物准备：治疗盘、橡胶单、中单、弯盘、药物、棉签、镊子、治疗碗(内盛生理盐水)、棉球、纱布、胶布、绷带。必要时备屏风。 (3) 患者准备：缓解紧张情绪，排空大小便。取合理体位	

续表

项目	计分	考核内容	得分
实施	70	1. 核对医嘱，备齐用物携至床旁，再次核对治疗卡、床头卡、腕带（床号、姓名、住院号等），与患者解释交流。 2. 协助患者取合适体位，患处下铺橡胶单、中单。 3. 暴露涂药部位，揭去原来敷料，用棉球蘸生理盐水清洁局部皮肤，并观察皮肤情况。 4. 将配制的药物均匀地涂于患处。 5. 必要时用纱布覆盖，胶布（或绷带）固定。 6. 协助患者整理衣物，置舒适体位，整理床单位。 7. 按规定清理用物。洗手，做好记录	
评价	15	1. 患者：体位合理，感觉舒适，症状改善。 2. 护士：方法正确，部位准确，操作熟练。 3. 注意事项	

第十二节 新鲜草药外敷

一、概述

新鲜草药外敷是利用新鲜草药药汁汁液纯厚、气味俱存、能保持其药物天然性能的特点，通过加工制作，将制好的新鲜草药外敷于患处，使药效直达患病部位的一种治疗方法。新鲜草药外敷有疏通经络、活血化瘀、消肿止痛等作用。

新鲜中药，主要是指新鲜植物类中草药的自然汁及鲜活的动物或昆虫类药品。药材按季节采摘后，立刻用榨汁或低温冷藏的办法进行保鲜处理，然后将新鲜中药配入药方当中。

神农尝百草，一日遇七十毒，说明人们最早应用草药治病，都是采用新鲜草药，随采随用。也正是通过遍尝了各种新鲜草药，才发现了许多能治疗疾病的中草药。现代屠呦呦教授受到葛洪《肘后备急方》中“青蒿一握，以水二升渍，绞取汁，尽服之”这种应用青蒿鲜汁的启发，发现了青蒿素。

二、新鲜草药外敷技术的优势

(1) 药汁纯厚、气味俱存。

(2) 保持药物天然性能，有疏通经络、活血化瘀的作用。

(3) 谷酒与药物协同发挥作用。

(4) 捣泥后更利于透皮吸收。

(5) 通过热力作用促进血液循环。

三、操作方法

1. 评估 患者当前主要诊断、症状、临床表现、既往病史和过敏史；患者体质及皮肤情况；对疼痛的耐受程度；心理状况。

2. 禁忌 治疗部位皮肤有破损者，恶性肿瘤、皮肤病患者及局部皮肤感染者慎用。

3. 告知 敷药的过程中避免剧烈动作，防止草药脱落；敷药过程中局部产生烧灼、瘙痒等过敏的症状时，应立即去除草药，停止敷药，并找医护人员处理。中药可致皮肤着色，数日后可自行消退。

4. 护理及注意事项

(1) 草药一定要新鲜，冰箱冷藏保存或现采现制。

(2) 草药要捣成泥状，不要太粗糙；加谷酒要适量，不能调制太稀；因酒液易挥发，炒制时间不宜过久。

(3) 制好的中药敷在患者皮肤上时，温度不宜过高，以稍有温热，患者不感药冷即可。

(4) 敷药面积要完全覆盖治疗部位。

(5) 每次敷药以 4～6 h 为宜，每天换药一次。

(6) 患者出现过敏等不适时及时处理。

四、新鲜草药外敷操作流程及评分细则

新鲜草药外敷操作流程及评分细则如表 7-13 所示。

表 7-13 新鲜草药外敷操作流程及评分细则

项目	计分	考核内容	得分
评估	5	1. 核对医嘱、治疗卡、床头卡、腕带(床号、姓名、住院号等)。 2. 评估患者：体质及施术处皮肤情况；目前诊断、症状，发病部位及相关因素，既往病史、过敏史；心理状态。 3. 评估环境：环境整洁、舒适、安静。调节室温至 22～24 ℃。必要时用屏风遮挡	
计划	10	1. 预期目标：各种软组织挫伤急性期、颈椎病、腰椎间盘突出、膝骨关节炎、肩周炎等疾病引起的疼痛症状得到缓解或解除。 2. 准备： (1) 护士自身准备：衣、帽、鞋穿戴整洁，修剪指甲，洗手，戴口罩。 (2) 用物准备：治疗盘、新鲜草药、谷酒、中药粉、弯盘、纱布、药碾、炒制用具。必要时备浴巾、屏风。 (3) 患者准备：缓解紧张情绪，排空大小便	
实施	70	1. 将活血化瘀、通络止痛的新鲜草药清洗干净。 2. 用新鲜草药加工机切割后放入药碾内碾成泥状。 3. 将草药放入适量谷酒，文火加热炒制。 4. 将已炒好的草药泥用中药粉末调匀备用。 5. 核对医嘱，备齐用物携至床旁，再次核对治疗卡、床头卡、腕带(床号、姓名、住院号等)，与患者解释交流。 6. 暴露治疗部位，注意防寒和保护患者隐私。 7. 将备好的草药摊于纱布上，四周用透气医用胶布粘牢，使草药敷于患处。 8. 施术完毕，清洁局部皮肤。协助患者整理衣着，取舒适体位，整理床单位，酌情开窗通风。 9. 清理用物，洗手，做好记录	
评价	15	1. 患者：体位合理，感觉舒适，症状改善。 2. 护士：方法正确、部位准确、炒制手法熟练。 3. 注意事项	

第十三节　中药熏洗法

一、概述

中药熏洗是用中药煎汤趁热在患部熏洗，待药液不烫后再用药物淋洗或浸浴的一种治疗方法，具有通调腠理、祛风除湿、温经通络、活血化瘀、清热解毒、杀虫止痒等作用。

该法又称为中药蒸煮疗法、中药汽浴疗法、药透疗法、热雾疗法等。在一些少数民族地区，也称为“烘雅”。《五十二病方》明确提出用中药煎煮的热药蒸气熏蒸治疗疾病，其中有熏蒸洗浴八方，如：用骆阮熏治痔疮；用韭和酒煮沸熏治伤科病证等。晋代葛洪的《肘后备急方》也记述了用煮黄柏、黄芩熏洗治疗创伤与疡痈的方法。

治疗时，通过在患部直接熏蒸，使药蒸气通过皮肤的渗透、转运、吸收，直达病灶，从而使药效高度聚集；皮肤在热效应的刺激下，疏通腠理，舒经活络；毛细血管扩张，行气活血，促进血液循环和淋巴循环，改善周围组织的营养状况，同时排废排毒，使得机体气血畅通，代谢平衡。

二、中药熏洗法分类

1. 按部位分类

(1) 全身熏洗：对全身进行熏蒸沐浴，适用于全身性疾。

(2) 局部熏洗：对病变部位进行熏洗，适用于病变较局限或某些有特定病变部位的病证。

2. 按熏洗器具分类

(1) 传统熏洗：将中药放在器具（煮锅、药煲等）里加水煮沸取汁，再放入适合病变部位大小的器具（木桶、不锈钢碗等）中进行熏洗。

(2) 现代熏洗：利用中药熏蒸治疗仪，使药蒸气定向透入患部，充分发挥药效，具有熏蒸、热疗和理疗的作用；可进行局部或全身熏洗；部分器具可直接将中药包放入仪器中煎煮取汁，无须另行煎药，这样可以节省时间，提高工作效率。

三、操作方法

1. 评估　患者目前诊断、症状，发病部位及相关因素；体质及熏洗处皮肤情况，既往病史、过敏史，心理状态。

2. 禁忌　心脏病、严重高血压病、妇女妊娠和月经期间慎用；治疗部位皮肤有破损或出血、皮肤病、局部皮肤感染、感觉障碍、恶性肿瘤者忌用。

3. 告知　熏洗时间 20～30 min，每日 1～2 次；餐前餐后 30 min 内不宜进行熏洗；熏洗前饮淡盐水或温开水 200 mL；全身熏洗时水位应在膈肌以下，以微出汗为宜；如出现心慌等不适，应及时告知医护人员；熏洗完毕后注意保暖。

4. 护理及注意事项

(1) 药液温度不宜过热，一般为 50～70 ℃，避免烫伤。

(2) 熏蒸过程中密切观察患者有无胸闷、心慌等症状，注意避风，冬季注意保暖，洗毕应及时擦干药液和汗液，暴露部位尽量加盖衣被。

(3) 包扎部位熏洗时应揭去敷料，熏洗完毕后，更换无菌敷料，重新包扎。如在伤口部位进行熏洗疗法，应按无菌技术操作进行，操作后按换药法处理伤口。

(4) 所用物品需清洁消毒，每人一份，避免交叉感染。

四、中药熏洗法操作流程及评分细则

中药熏洗法操作流程及评分细则如表 7-14 所示。

表 7-14　中药熏洗法操作流程及评分细则

项目	计分	考核内容	得分
评估	5	1. 核对医嘱、治疗卡、床头卡、腕带(床号、姓名、住院号等)。 2. 评估患者：目前诊断、症状，发病部位及相关因素；体质及治疗处皮肤情况，既往病史、过敏史，心理状态。 3. 评估环境：环境整洁、舒适、安静。关好门窗，调节室温至 22～24 ℃	
计划	10	1. 预期目标：局部症状得到有效缓解或消除。 2. 准备： (1) 护士自身准备：衣、帽、鞋穿戴整洁，修剪指甲，洗手，戴口罩。 (2) 用物准备：治疗盘、中药(温度 50～70 ℃)、熏洗盆(根据熏洗部位的不同，可备坐浴椅、有孔盖浴盆及治疗碗等)、温度计、浴巾或床单、干毛巾，必要时备屏风。 (3) 患者准备：缓解紧张情绪，适量进食，排空大小便	
实施	70	1. 核对医嘱，备齐用物，携至床旁，再次核对治疗卡、床头卡、腕带(床号、姓名、住院号等)，与患者解释交流。 2. 取合适体位，暴露熏洗部位，注意防寒和保护患者隐私。 3. 将药液倒入熏洗盆内，测量药液温度(50～70 ℃)，根据部位进行适宜的熏洗。熏洗时，用浴巾或布围盖以保证效果，每次 15～20 min。 4. 待药液冷却至 40 ℃左右，或者患者自觉温度适宜时，用清洁纱布蘸药液为患者反复擦洗患处，或将患病部位浸泡于药液中进行泡洗。淋洗或泡洗时间为 5～10 min。 5. 熏洗时，随时观察患者病情及局部皮肤变化，询问患者感受并及时调整药液温度，防止烫伤。 6. 熏洗完毕后，清洁局部皮肤，擦干，协助患者整理衣物，安置舒适体位。 7. 清理用物，洗手，取口罩，做好记录	
评价	15	1. 患者：体位合理，感觉舒适，无烫伤，症状改善。 2. 护士：方法正确、部位准确、操作熟练。 3. 注意事项	

第十四节　中药敷脐疗法

一、概述

中药敷脐疗法属“脐疗”，是将药物调制成膏剂、粉剂、散剂或者糊剂，敷于脐部，激发经络之气，疏通气血，调理脏腑，用以预防和治疗局部或全身疾病的一种外治疗法，在现代医学中属于透皮给药的方法。根据患者病情不同，选择药物也有所不同。

早在原始社会，人们用树叶、草茎之类涂敷伤口治疗与猛兽搏斗所致的外伤，而后逐渐发现有些植物外敷能减轻疼痛和止血，甚至可以加速伤口的愈合，这就是中药贴敷治病的起源。《五十二病方》中记载，通过用芥子泥贴敷于百会使局部皮肤发红，来治疗毒蛇咬伤，为穴位贴敷疗法的最早记载。

东汉时期的医圣张仲景在《伤寒杂病论》中记述了烙、熨、外敷、药浴等多种外治之法，而且列举的各种贴敷方，有证有方，方法齐备，如治劳损的五养膏，至今仍有效地指导临床实践。《华佗神医秘传》中记载，治脱疽用极大甘草，研成细末，麻油调敷极厚，逐日更换，十日而愈。晋唐时期，穴位贴敷疗法已广泛地应用于临床。晋代葛洪的《肘后备急方》中记载：治疟疾寒多热少，或但寒不热，临发时，以醋和附子末涂背上。并收录了大量的外用膏药，如续断膏、丹参膏、雄黄膏、五毒神膏等，注明了具体的制用方法。清代外治之宗吴师机结合自己的临床经验，对外治法进行了系统的整理和理论探索，著成《理瀹骈文》。书中疾病的治疗以膏药敷贴为主，选择性地配以点、敷、熨、洗、搐、擦等多种外治法，且把穴位贴敷疗法治疗疾病的范围推及内、外、妇、儿、皮肤、五官等科，提出了“以膏统治百病”的论断；并依据中医基本理论，对内病外治的作用机理、制方遣药、具体运用等方面，做了较详细的论述，提出外治部位当分十二经，药物当置于经络穴位，与针灸之取穴同一理。

中医学认为，药物入脐，首先作用于脾、胃、小肠等，再通过脾胃等运化作用将药物输布全身。例如：通过局部外用龙血竭、白芥子、冰片或麝香，达到行气利水等目的。

二、敷脐常用赋形剂

赋形剂能够帮助药物的附着，促进药物的渗透吸收，因此，赋形剂选用适当与否，直接关系到保健治疗的效果。中药敷脐疗法的常用赋形剂如下。

(1) 水：可将药粉调为散剂、糊剂、饼剂等，既能使贴敷的药物保持一定的湿度，又有利于药物附着和渗透。

(2) 盐水：性味咸寒，能软坚散结、清热、凉血、解毒、防腐，并能矫味。

(3) 酒：性大热，味甘、辛。能活血通络，祛风散寒，行药势，矫味矫臭。可起到行气、通络、消肿、止痛等作用，促使药物更好地渗透吸收以发挥作用。

(4) 醋：性温，味酸、苦。具有引药入肝、理气、止血、行水、消肿、解毒、散瘀止痛、敛疮、矫味矫臭等作用。

(5) 生姜汁：性温，味辛。升腾发散而走表，能发表、散寒、温中、止呕、豁痰、解毒。

(6) 蒜汁：性温，味辛。行滞气，暖脾胃，消癥积，解毒杀虫。

(7) 鸡蛋清：能清热解毒，含蛋白质和凝胶，增强皮肤免疫功能，减少皮肤过敏症状。

(8) 蜂蜜：性凉，味甘，具有促进药物吸收的作用，有“天然吸收剂”之称，不易蒸发，能使药物保持一定湿度，对皮肤无刺激性，具有缓急止痛、解毒化瘀、收敛生肌等功效。

(9) 麻油或植物油：能增强药物的黏附性，可润肤生肌。

(10) 凡士林：医用凡士林，呈半透明状，主要用作配制各种软膏、眼膏的基质，还可用作皮肤保护油膏。凡士林黏稠度适宜，穿透性较好，能促进药物的渗透，可与药粉调和为软膏外敷。

三、操作方法

1. 评估　患者体质及脐周皮肤情况，既往病史、药物过敏史，目前诊断、症状、临床表现，患者心理状态和配合程度。

2. 禁忌 肚脐局部皮肤溃疡、红肿、瘢痕及有出血倾向的患者禁用。对药物过敏者禁用。月经期及妊娠期妇女不宜采用。

3. 告知 治疗过程中局部皮肤可能出现发热、发红等情况；治疗过程中若有异常不适的感觉，应立即告知医护人员并停止治疗；治疗完成后，局部皮肤可能出现水疱；中药可致皮肤着色，数日后可自行消退。

4. 护理及注意事项

(1) 敷药时间一般以 6～8 h 为宜，夏季炎热出汗时保留 4～6 h。建议睡前敷药，次晨起床揭去；敷药次数根据病情而定。

(2) 注意药物使用禁忌。特殊药物如麝香，应查看病历和询问病史，女性月经期及妊娠期禁用。

(3) 敷药后观察患者的局部皮肤情况，如有皮肤水疱、丘疹或局部肿胀的过敏现象，立即停止用药，立即通知医生，配合处理。

(4) 敷药用敷贴或纱布，不能重复使用，防止交叉感染。

四、中药敷脐疗法操作流程及评分细则

中药敷脐疗法操作流程及评分细则如表 7-15 所示。

表 7-15 中药敷脐疗法操作流程及评分细则

项目	计分	考核内容	得分
评估	5	1. 核对医嘱、治疗卡、床头卡、腕带(床号、姓名、住院号等)。 2. 评估患者：体质及脐周皮肤情况；目前诊断、症状，既往病史、过敏史，发病部位及相关因素；心理状态和治疗疾病的信心；接受配合程度，是否在月经期及妊娠期。 3. 评估环境：环境清洁、舒适、安静，根据季节关好门窗，有条件的病房调节室温至22～24 ℃，必要时用屏风遮挡	
计划	10	1. 预期目标：患者局部水肿、腹胀等临床症状缓解或消除。 2. 准备： (1) 护士自身准备：衣、帽、鞋穿着整洁，修剪指甲，洗手。 (2) 用物准备：治疗盘、治疗碗、中药(龙血竭、白芥子、冰片、麝香)、鸡蛋清、纱布、敷贴片、刮板、纸巾或小毛巾、手消毒液，必要时备浴巾。 (3) 患者准备：说明治疗目的，缓解紧张情绪，适量进食，排空大小便	
实施	70	1. 核对医嘱，备齐用物，携至床旁，再次核对床头卡、腕带(床号、姓名、住院号等)、治疗卡，与患者解释交流。 2. 关闭门窗，协助患者取合适体位，暴露敷脐部位，注意防寒及保护患者隐私。 3. 再次核对，清洁患者皮肤，确定贴敷部位。 4. 将准备好的中药用鸡蛋清调好，用一次性纱布包好后用敷贴片固定于肚脐。 5. 随时询问患者有无不适，交代注意事项，嘱患者敷药时间一般以 6～8 h 为宜，夏季炎热出汗时保留 4～6 h。 6. 贴敷完毕，协助整理患者衣物及床单位，酌情开窗通风。 7. 清理用物，洗手，做好记录	
评价	15	1. 患者：感觉舒适，体位正确，皮肤无破损，衣物无污染，症状改善。 2. 护士：操作方法正确，部位准确，操作熟练	

第十五节　中医定向透药

一、概述

中医定向透药，又称中药离子导入法，是利用直流电将药物离子通过皮肤或穴位导入人体，靶向作用于患者病灶，达到活血化瘀、软坚散结、抗炎镇痛等作用的一种中医治疗技术。

早在十八世纪末期至十九世纪，就已经在使用离子电泳法。1903 年，LEDUC 发现了离子电泳法，利用连续直流电，将生理所需的离子打入身体的表皮及黏膜组织内以达到疗效。至今，此种疗法从原本的物理治疗用来止痛、消水肿等，变成现在热门的美容、美白等相关皮肤导药。

中医定向透药通过治疗仪非对称性中频电流产生的电场，对药物分子产生定向的推动力，使药物粒子充分水化，有利于粒子的透皮转运，使药物中的有效成分更深入地定向作用于患者的病灶；并结合中医经络理论，通过对相应穴位的刺激达到疏通经络、行气活血、软坚散结、抗炎镇痛的作用。

中医定向透药促进药物渗入皮肤的主要途径是皮肤附属器（如毛孔、汗腺），其机制主要有三个方面：①电场作用下，通过产生的殿试梯度促使带电药物透入皮肤；②电流本身改变了皮肤的正常结构，使皮肤的渗透性改变而易于药物透过；③在电场作用下产生了不可忽视的电渗液，推动带电或中性粒子透入皮肤。

二、中医定向透药工具

中医定向透药仪集电脑中频、离子导入和定向透药三种功效为一体。理疗电极片又称脉冲导融电极，可配合中频仪器使用，具有增强仪器导电性的功效，理疗电极片都由药托和药芯两部分组成，药托有凝胶型和无纺布型，药芯一般是针刺棉（浸湿药液）。

中医定向透药最常使用的是 GZ-ⅢC 型药物导入热疗仪，它利用低频调制中频脉冲电流、药物导引，将中频电和药物导入结合在一起，达到治疗疾病的作用，经临床验证具有确切的疗效。

三、中药液

根据患者病情选择相应的中药制剂。

1. 通经活络止痛方　由桃仁、红花、当归、赤芍、川芎、鸡血藤、牛膝、蒲黄、枳实、延胡索等配伍组成。用于治疗如肩周炎、颈椎病、风湿性关节炎、类风湿性关节炎、腰椎间盘突出、骨质增生等多种疼痛性疾病。

2. 散寒除湿方　由鸡血藤、络石藤、杜仲、细辛、独活、五加皮、羌活、干姜、苍术、薏苡仁等配伍组成，用于各种风寒湿邪引起的痹证，如颈椎病、腰椎病、腰腿疼痛、椎间盘突出、关节劳损、膝关节疼痛、足跟疼痛、面瘫等。

3. 舒筋止痉方　由鸡血藤、络石藤、海风藤、石楠藤、伸筋草、白芍、僵蚕、乌梢蛇、牛膝、桑寄生、当归、川芎等配伍组成。用于治疗如中风后痉挛性瘫痪、脑瘫、面部抽搐等。

四、操作方法

1. 评估 患者体质及局部皮肤情况，既往病史、药物过敏史，目前诊断、症状、发病部位及相关因素，患者的心理状态和配合程度。

2. 禁忌 高热、湿疹、各种急性传染病、妊娠、恶性肿瘤、有出血倾向者，治疗部位有金属异物者及带有心脏起搏器的患者禁用。

3. 告知 治疗前排空大小便；治疗时间为20～30 min；治疗时会产生正常的针刺感和蚁走感；若局部有烧灼感或针刺感不能耐受时，应立即告知医护人员；中药可致皮肤着色，数日后可自行消退，无须紧张。

4. 护理及注意事项

(1) 治疗时安排合理的体位，注意保暖和保护患者隐私。

(2) 同一输出线的两个电极板不可分别放置于两侧肢体，电极板的金属部分不可接触皮肤，以免烫伤。

(3) 注意操作顺序，防电击伤。

(4) 棉衬套从中药液中取出，以拧至不滴水为宜。

(5) 治疗时电极板要置于治疗部位，电极板之间相距2 cm以上，外用隔水布覆盖，用绷带或松紧搭扣固定，必要时使用沙袋。

(6) 治疗过程中注意观察患者的反应和治疗仪运行情况，随时询问患者感受，电流强度以患者能耐受为度。

(7) 注意观察患者治疗部位皮肤情况，如出现红疹、疼痛、水疱等情况，停止治疗，及时处理。

五、中医定向透药操作流程及评分细则

中医定向透药操作流程及评分细则如表7-16所示。

表7-16 中医定向透药操作流程及评分细则

项目	计分	考核内容	得分
评估	5	1. 核对医嘱、治疗卡、床头卡、腕带(床号、姓名、住院号等)。 2. 评估患者：患者体质及局部皮肤情况，既往病史、药物过敏史，目前诊断、症状、发病部位及相关因素，患者的心理状态和配合程度。 3. 评估环境：整洁、舒适、安静。有条件的病房应调节室温至22～24 ℃，必要时用屏风遮挡	
计划	10	1. 预期目标：症状解除或缓解；预防疾病，保健强身。 2. 准备： (1) 护士自身准备：衣、帽、鞋穿着整洁；修剪指甲，洗手。 (2) 用物准备：中药制剂、中医定向透药仪、治疗盘、棉衬套(垫片)2块、持物钳、无菌镊子2把、绷带或松紧搭扣、隔水布、小毛巾、水温计，必要时备浴巾。 (3) 患者准备：情绪稳定，排空大小便	

续表

项目	计分	考核内容	得分
实施	70	1. 核对医嘱，备齐用物，携至床旁，再次核对床头卡、腕带（床号、姓名、住院号等）、治疗卡，与患者解释交流。 2. 安排合理的体位，暴露治疗部位，注意保暖。 3. 打开电源开关，将2块棉衬套浸入38～42 ℃中药液后取出，拧至不滴水为宜。 4. 将电极片放入棉衬套内，平置于治疗部位，电极板相距2 cm以上，外用隔水布覆盖，用松紧搭扣固定。 5. 启动输出按钮，调节电流强度，至患者耐受为宜。 6. 治疗过程中随时询问患者感受，调节电流强度。 7. 治疗结束，取下电极板，擦干局部皮肤，观察皮肤情况。 8. 操作完后协助患者整理衣物，安排舒适体位，进行健康宣教。 9. 清理用物，洗手，记录	
评价	15	1. 患者：体位合适，感觉舒适，无电灼伤，症状改善。 2. 护士：部位准确，电流强度适宜，操作熟练。 3. 注意事项	

第十六节　穴位贴敷法

一、概述

穴位贴敷法是应用中草药配制成丸、散、膏等不同剂型，直接贴敷于人体相应的穴位及患处（阿是穴），通过刺激穴位，激发经气，达到通经活络、清热解毒、活血化瘀、消肿止痛、行气消痞、扶正强身作用的一种操作技术。

穴位贴敷法源远流长，最早记载可追溯到《五十二病方》：蚖……以蓟印其颠。是指用芥子泥敷百会使局部红赤治疗蚖蛇咬伤的方法。《神农本草经》记载：斑蝥，主恶疮，以其末和醋，涂布于痈疽上，少顷发泡脓出，旋即揭出。清代外治名医吴师机《理瀹骈文》对穴位贴敷法做了精辟的论述：外治之理，即内治之理；外治之药，亦即内治之药；所异者法耳。膏中用药味，必得通经走络，开窍透骨，拔病外出之品为引。须知外治者，气血流通即是补，不药补亦可。收取摩墨，点太阳止头痛，点膏肓治痨瘵，谓之穴位贴敷。

穴位贴敷法是中医传统的外治疗法，是借助药物对穴位的刺激，使局部皮肤发红充血，甚至起疱，以激发经络、调整气血而防治疾病的一种方法。通过将特殊调配的药物贴敷于特定的穴位，可使药物持续刺激穴位，通经入络，达到温经散寒、疏通经络、活血通脉、调节脏腑功能的效果，既可改善临床症状，又可提高机体免疫力。

二、穴位贴敷法的分类

1. 白芥子灸　将白芥子适量，研成细末，用水调和成糊状，贴敷于穴位或患处。贴敷1～3 h，以局部皮肤灼热疼痛为度。一般可用于治疗咳嗽、关节痹痛、口眼㖞斜等病证。

2. 细辛灸　取细辛适量，研为细末，加醋少许调和成糊状，敷于穴位上。贴敷1～3 h，以局部皮肤灼热疼痛为度。如敷涌泉或神阙治小儿口腔炎等。

3. 天南星灸 取天南星适量，研为细末，用生姜汁调和成糊状，敷于穴位上。贴敷1～3 h，以局部皮肤灼热疼痛为度。如敷于颊车、颧髎治疗面神经麻痹等。

4. 蒜泥灸 将大蒜捣烂如泥，取3～5 g贴敷于穴位上，每次贴敷1～3 h，以局部皮肤灼热疼痛为度。如敷涌泉治疗咯血、衄血，敷合谷治疗扁桃体炎，敷鱼际治疗喉痹等。

三、操作方法

1. 评估 患者体质及患处皮肤情况；既往病史、药物过敏史，目前诊断、症状，发病部位及相关因素；心理状态及配合程度。

2. 禁忌 久病、体弱、幼儿慎用；发热、出血性疾病、严重肝肾功能障碍、过敏体质、瘢痕体质、贴敷部位有溃疡及感染、孕妇禁用。

3. 告知 贴敷时间为数分钟至数小时不等；贴敷后，皮肤微红或出现轻微瘙痒感或烧灼感属于正常现象，如贴敷部位皮肤疼痛、瘙痒剧烈、烧灼感明显或出现水疱要及时告知护理人员；贴敷期间，治疗部位不宜浸水，不得抓挠；贴敷的药物可能会渗出药汁或油渍，注意保护衣物，防止污染；贴敷后，药物可致局部皮肤着色，数日后可自行消退，不要用力擦洗或用肥皂清洗。

4. 护理及注意事项

（1）穴位贴敷时间一般为6～8 h，可根据病情、年龄、药物、季节调整时间，小儿酌减；具体贴敷时间，根据患者皮肤反应而定，同时考虑患者的体质和耐受能力，一般以患者能够耐受为度，患者如自觉贴药处有明显不适感，可自行取下。

（2）药物应均匀涂抹于敷贴片棉纸中央，厚薄一般以0.2～0.5 cm、不超出棉纸大小为宜。

（3）贴敷部位应交替使用，不宜同一部位连续贴敷。

（4）如局部出现过敏反应，可涂擦抗过敏药物；若局部出现小水疱，可不予处理，待自行吸收；水疱过大时，可用无菌针头刺破，排除积液后消毒。

四、穴位贴敷法操作流程及评分细则

穴位贴敷法操作流程及评分细则如表7-17所示。

表7-17 穴位贴敷法操作流程及评分细则

项目	计分	考核内容	得分
评估	5	1. 核对医嘱、治疗卡、床头卡、腕带（床号、姓名、住院号等）。 2. 评估患者的体质及贴敷处皮肤情况；既往病史、药物过敏史，目前诊断、症状，发病部位及相关因素；心理状态和对治疗疾病的信心，接受配合程度。 3. 评估环境：环境整洁、舒适、安静。有条件的病房应调节室温至22～24 ℃，必要时用屏风遮挡	
计划	10	1. 预期目标：内、外、妇、儿、五官等各科疾病引起的不适症状解除或缓解；预防疾病，保健强身。 2. 准备： （1）护士自身准备：衣、帽、鞋穿戴整齐，修剪指甲，洗手，戴口罩。 （2）用物准备：治疗盘、治疗卡、中药粉剂、温开水、白酒或食醋等溶剂、治疗碗、压舌板、一次性敷贴贴片、卫生纸或小毛巾、手消毒液，必要时备浴巾、屏风等。 （3）患者准备：缓解紧张情绪，适量进食，排空大小便	

续表

项目	计分	考 核 内 容	得分
实施	70	1. 核对医嘱，备齐用物，携至床旁，再次核对治疗卡、床头卡、腕带（床号、姓名、住院号等），做好解释。 2. 关闭门窗，取合适体位，暴露贴敷部位，注意防寒和保护患者隐私。 3. 清洁患部皮肤，确定贴敷穴位并做好标记。 4. 将贴敷中药用温水、酒或醋调好，用一次性敷贴贴片包好，贴敷于定位的穴位上。 5. 随时询问患者有无不适，交代注意事项。 6. 贴敷完毕，协助患者穿衣，整理床单位，酌情开窗通风。 7. 清理用物，洗手，做好记录	
评价	15	1. 患者：体位合理，感觉舒适，皮肤无损伤，症状改善。 2. 护士：方法正确，部位准确，操作熟练	

第八章　针法相关的护理技术

第一节　毫针刺法

一、概述

毫针刺法指利用毫针刺入或刺激腧穴经络以防治疾病的方法，包括持针法、进针法、行针法、补泻法、留针法、出针法等。它以中医学基础理论为指导，具有疏通经气，恢复、调节人体脏腑气血的正常功能，使阴阳归于相对平衡的作用。

一般将医者持针的右手称为“刺手”，按压穴位局部的左手称为“押手”（又称“压手”）。《灵枢·九针十二原》记述的“右主推之，左持而御之”，说明刺手的作用主要是掌握毫针。进针时将臂、腕、指之力集于刺手，使针尖快速透入皮肤，然后行针。押手的作用，主要是固定穴位皮肤，使毫针能够准确地刺中腧穴，并使长毫针针身有所依靠，不致摇晃和弯曲。进针时，刺手与押手配合得当，动作协调，可以减轻痛感，使行针顺利，并能调整和加强针感，提高治疗效果。

针法由“砭而刺之”渐渐发展而来。最早的砭石不过是利用石片磨削而成，以后逐渐有了较进步的石针、骨针、竹针等。据古代文献《山海经》和《黄帝内经》，有用“石鑱”刺破痈肿的记载，《帝王世纪》关于“伏羲制九针”的记载便是使用针具的最早传说。古代神医扁（碥）鹊，因为善用砭针治病故冠以碥（碥，与“砭”通）。随着冶炼技术的发展，人们制成了金属针，称为微针，并用微针对经脉进行治疗。《黄帝内经》这部典籍中，经络概念贯穿于全书，该书对经络做了系统的总结，在经脉之外，增加了络脉、经别、经筋、皮部和奇经等新的概念，它们共同组成了经络系统，成为古人心目中人体最重要的生理结构。《黄帝内经》还阐述了经络的功能，即运行气血、平衡阴阳、濡养筋骨、滑利关节、联络脏腑和表里上下以及传递病邪等。《黄帝内经》分为两部书，其中之一叫作《灵枢》，也称为《针经》，是专门论述用微针治疗经络的著作。

本法具有调和阴阳、扶正祛邪、疏通经络等作用。人体在正常情况下，保持着阴阳相对平衡的状态。如果因七情六淫以及跌仆损伤等因素使阴阳的平衡遭到破坏时，就会导致“阴胜则阳病，阳胜则阴病”等病理变化，而产生“阳盛则热，阴盛则寒”等临床证候。毫针刺法根据证候的属性调节阴阳的偏盛偏衰，使机体转归于“阴平阳秘”，恢复其正常的生理功能。人体的经络“内属于脏腑，外络于肢节”。十二经脉的分布，阳经在四肢之表，属于六腑；阴经在四肢之里，属于五脏。并通过十五络的联系，沟通表里，组成了气血循环的通路，通过经穴配伍和针刺手法来疏通经络维持着正常的生理功能。

二、针刺手法

毫针刺法包括从进针至出针的针刺技法全过程，主要分为持针法、进针法、行针法等。

1. 持针法　持针的方法因针的长短而有所不同。

（1）两指持针法：用拇、食二指指腹捏拿针柄，中指和无名指指端抵住肌肤，针身与拇指成90°角进针。适用于短毫针刺浅层腧穴。

（2）多指持针法：拇指与食、中二指指腹相对持针，或以拇、食、中三指挟持捏拿针柄，无名指抵住针身进针。适用于长毫针刺深层腧穴。

2. 进针法　是针具刺透皮肤达到穴位的过程，要求迅速、准确，无痛或少痛。

（1）指切进针法：用左手拇指或食指的指甲切按在腧穴皮肤上，右手持针，针尖紧靠左手指甲缘迅速刺入。

（2）夹持进针法：左手拇、食二指持捏消毒干棉球，夹住针身下段，露出针尖，右手拇、食指持针柄，双手配合，协同用力将针迅速刺入皮肤。

（3）舒张进针法：左手拇、食二指或食指、中指将所刺腧穴部位的皮肤向两侧撑开，使皮肤绷紧固定，右手持针从左手二指间将针刺入。

（4）单手进针法：右手的拇、食指持针，中指指端紧靠腧穴，中指指腹抵住针尖和针身下段，当拇、食指向下用力按压时，中指随势屈曲，将针刺入。

（5）针管进针法：用金属、塑料或有机玻璃细管代替押手。将长短合适的平柄针或管柄针置于针管内，针尾露于管的上口，针管下口置于穴位上，用手指拍打或弹压针尾将针尖刺入腧穴皮下，然后将套管抽出。

3. 行针法　是针刺达腧穴后所施行的进退、捻转、提插等操作方法，目的是促进针刺感应，调整针感强弱及传导方向。行针手法包括基本手法和辅助手法两类。

（1）基本手法：指毫针刺法的基本动作，主要由提插和捻转动作构成。

①提插法：反复地上下呈纵向运动行针。指力要均匀一致，保持针身垂直，不改变针刺角度、方向和深度。提插的幅度大、频率快则刺激量大，提插的幅度小、频率慢则刺激量小。

②捻转法：以拇、食指末节的指腹夹持针柄，使针身在腧穴内反复前后来回地旋转行针。指力要均匀，频率要一致，角度要适当（180°～360°），不要单向捻针。捻转角度大、频率快则刺激量大，捻转角度小、频率慢则刺激量小。

（2）辅助手法：指辅助基本手法以加强针刺感应的操作手法。包括循法、弹法、刮法、摇法和搓法等。

①循法：医者以手指在所刺腧穴的四周或沿经脉的循行部位，进行轻柔徐和的循按。

②弹法：针刺后在留针过程中，以手指（食指或中指）轻轻叩弹针柄或针尾，使针体产生轻微的振动。适用于一些不宜做大幅度捻转的腧穴。

③刮法：将针刺入腧穴一定深度后，用一手拇指或食指的指腹抵住针尾，用另一手拇指、食指或中指的指甲，由下而上地频频刮动针柄，使针体发生震动。适用于一些不宜做大幅度捻转的腧穴。

④摇法：将针刺入腧穴一定深度后，右手持针柄，将针轻轻摇动。具体方式有两种：一是直立针身而摇以加强针感；二是卧倒针身，针尖指向病所，左右摇动，以使针感向一定方向传导。摇法适用于较为浅表部位的腧穴。

⑤搓法：将针刺入腧穴一定深度后，以右手拇、食、中三指持针柄做单向捻转，如搓线状，每次搓2～3圈或3～5圈，且搓时应与提插法配合应用。

三、操作方法

1. 评估 患者体质，局部皮肤情况如针刺部位皮肤有无瘢痕、感染、破溃出血、炎症，既往史，目前诊断、症状，发病部位及相关因素，患者的心理状态和配合程度。

2. 禁忌 凡不能留针的病证，如抽搐、痉挛、震颤等禁用；孕妇的下腹、腰骶部及合谷、三阴交、昆仑、至阴等通经活络的腧穴，禁止针刺；患者在饥饿、疲劳、精神高度紧张时不宜针刺；小儿囟门未闭合时，头顶部腧穴不宜针刺；皮肤有感染、溃疡、瘢痕或肿瘤的部位及有出血倾向、高度水肿者，不宜针刺。体弱者不宜过强刺激，宜取卧位。

3. 告知 治疗前应进食，不宜空腹治疗；治疗过程中酸、麻、胀、重的感觉属正常现象；若疼痛明显或有触电样感觉，请立即告知医护人员。出针后，当稍事休息，待气息调匀、情绪稳定后方可离去。

4. 护理及注意事项

(1) 治疗室保持清洁、安静、光线充足、温度适宜，定期进行通风和空气消毒。

(2) 毫针一针一用，有硬弯、锈蚀、钩刺等应剔除不用。

(3) 针刺前做好解释工作，使患者清除紧张恐惧心理。选择合适的体位，注意保暖。

(4) 严格执行操作程序，准确取穴，正确运用进针方法。针刺过程中严密观察患者的反应，如出现意外，应紧急处理。

(5) 过于饥饿、疲劳、精神紧张患者，不可立即进行针刺。对身体瘦弱、久病体虚、年老体衰及初诊惧针者，针刺手法不可过强，并应选用卧位。孕妇不宜针刺。

(6) 起针后要核对穴位及针数，避免将毫针遗留在患者身上，防止意外发生。

(7) 对胸胁腰背部的腧穴，不宜直刺、深刺，以免刺伤内脏。

(8) 对眼区和项部以及脊椎部的腧穴，要掌握正确的进针角度，不允许大幅度地提插、捻转和长时间留针，以免伤及眼球、脊髓、延髓等重要组织器官。

四、毫针刺法操作流程及评分细则

毫针刺法操作流程及评分细则如表 8-1 所示。

表 8-1 毫针刺法操作流程及评分细则

项目	计分	考核内容	得分
评估	5	1. 核对医嘱、治疗卡、床头卡、腕带(床号、姓名、住院号等)。 2. 评估患者：体质及局部皮肤情况，既往史，目前诊断、症状，发病部位及相关因素，心理状态和配合程度。 3. 评估环境：环境整洁、舒适、安静、安全、光线充足，根据季节关好门窗，调节室温	
计划	10	1. 预期目标：各种急、慢性疾病症状解除或缓解。 2. 准备： (1) 护士自身准备：衣、帽、鞋、口罩穿戴整洁，修剪指甲，洗手。 (2) 用物准备：治疗盘、毫针盒及毫针、无菌持物钳、棉签、弯盘、皮肤消毒剂。必要时备浴巾、屏风。 (3) 患者准备：缓解紧张情绪，进食进饮，排空大小便	

续表

项目	计分	考核内容	得分
实施	70	1. 核对医嘱，备齐用物，携至床旁，再次核对床头卡、腕带(床号、姓名、住院号等)、治疗卡，与患者解释交流。 2. 协助患者松开衣物，注意保暖，根据针刺部位取合适体位。 3. 正确取穴位：拇指按压穴位后，询问患者感觉。 4. 消毒进针部位，选取合适的毫针，检查针柄是否松动、针身和针尖是否弯曲或带钩。 5. 消毒持针手指皮肤，选择相应的进针方法，正确进针。 (1) 单手进针法：右手拇指、食指夹持针柄或针身，中指指端靠近穴位，指腹抵住针尖和针身下段，当拇指、食指用力时，中指随之屈曲，将针尖迅速刺进皮肤。 (2) 指切进针法：左手拇指指甲切按在位置旁，右手持针，紧靠左手指甲缘，将针刺入皮肤。 (3) 舒张进针法：左手拇指、食指将针刺部位的皮肤向两侧撑开绷紧，右手将针从左手拇、食指的中间刺入。 6. 选择正确的行针与补泻手法。患者局部产生酸、麻、重、胀等感觉或向远处传导，即“得气”。得气后调节针感，一般留针 10～20 min。 7. 密切观察患者有无晕针、滞针等情况，认真询问患者感觉，消除紧张心理。出现意外，紧急处理。 8. 出针：一般用左手拇、食指按住针孔周围皮肤，右手持针柄，边捻边退，迅速拔针，随即用无菌干棉签轻压针孔片刻。 9. 检查针数，防止遗漏。 10. 操作完毕，协助患者穿好衣裤，取舒适卧位，整理床单位，清理用物，洗手，记录	
评价	15	1. 患者：体位合适，感觉舒适，针刺时得气快，症状改善。 2. 护士：取穴准确，方法正确，操作熟练，坚持查对制度，无菌观念强	

第二节　皮肤针疗法

一、概述

皮肤针疗法是运用皮肤针叩刺人体一定部位或穴位，激发经络功能，调整脏腑气血，以达到防治疾病目的的方法。皮肤针刺法是丛针浅刺法，由多支不锈钢短针集成一束，叩刺人体体表一定部位。

皮肤针疗法源于古代的“半刺”“毛刺”“扬刺”等刺法，《灵枢·官针》记载：半刺者，浅内而疾发针，无针伤肉，如拔毛状，以取皮气。毛刺者，刺浮痹皮肤也。扬刺者，正内一，旁内四而浮之，以治寒气之博大者也。上述诸法同属浅刺皮肤的针刺方法。

皮肤针治病主要是以经络学说之皮部理论为依据。十四经脉各有大的分支，称为十二别络和十五络脉，还有许多小的分支，称为三百六十五络，各自再分出若干小络，称之为孙络，布满各经循行范围内的皮肤上，构成了十四个经络分布区域。人体内脏和外界发生联系，又依赖于皮部小络。皮肤针叩击皮部，通过孙络-络脉-经脉而作用于脏腑。《素问·皮部论》曰：凡十二经脉者，皮之部也。是故百病之始生也，必先于皮毛。说明十二皮部与经络、脏腑联系密切。运用皮肤针叩刺皮部可通过调整脏腑虚实、调和气血、通经活络达到防治疾病的目的。从现代医学角度来看，脊柱两侧的皮部以及阳性反应与内脏联系的实质，可能与节段性神经的支配有关，因某一内脏器官的感觉神经纤维，与一定的皮肤肌肉区的感觉神经纤维，都进入相同的脊髓节段。内脏和体表可能通过这条途径，在神经和体液参与下相互联系。因此，当内脏病变时，常在体表的一定部位出现阳性反应和阳性物，这便是皮肤针重点叩刺的部位。

二、针具介绍

皮肤针外形似小锤状，针柄有硬柄和软柄两种规格，硬柄用硬塑做成，弹性小软柄有弹性，一般用牛角做成，长度为 15～19 cm，一端附有莲蓬状的针盘，下边散嵌着不锈钢短针。皮肤针，因其刺激轻微，仅及皮肤，尤其适合小儿，又名小儿针，有“梅花针”“七星针”“罗汉针”之分。其针头由 5 支针组成，像梅花形状的，称为梅花针；由 7 支针组成的，叫七星针；由 18 支针组成的，叫罗汉针。针尖要求不可太锐，应呈松针状，全束针类要平齐，防止偏斜、钩曲、锈蚀和铁损。临床上七星针分为以下 2 种。

1. 集束七星针 将 7 支直径 0.4～0.6 mm、长 2 cm 的合金针，用银丝缠绕成束，安置在针头中，针尖锐而无芒，针柄多为无弹性的硬质柄。由于 7 支针针尖距离较近，不易刺入表皮损伤毛细血管，刺后针迹只留有一组充血的红点。

2. 散点七星针 将 7 支直径 0.4～0.6 mm、长 5 mm 的针分别装入针头的针盘内，周围 6 支，中间 1 支，针间距离为 2 mm 左右，针锋锐利，针柄多为弹性柄，易于刺入皮肤刺破毛细血管，刺激后针迹处多有出血。

三、操作方法

1. 评估 患者体质，局部皮肤情况如叩刺部位皮肤有无瘢痕、感染、破溃出血、炎症，既往史，目前诊断、症状，发病部位及相关因素，患者的心理状态和配合程度。

2. 禁忌 疲劳、空腹，局部皮肤破损、炎症或有瘢痕及有出血倾向者禁用。

3. 告知 治疗前进食，不宜空腹治疗；治疗过程中有疼痛感或隐隐出血属正常现象，若疼痛难以忍受，应立即告知医务人员。

4. 护理及注意事项

(1) 操作前检查针尖是否有毛钩、锈蚀，针面是否平齐，针柄和针具是否有松动等情况，不合要求的应剔除不用。

(2) 操作时针尖与皮肤必须保持垂直，叩刺部位要准确，用力要均匀，避免慢、压、斜、拖，以减轻疼痛。

(3) 重叩刺后，局部皮肤须用酒精消毒并注意保持针刺局部清洁。

(4) 疲劳、空腹、局部皮肤破损或有瘢痕及有出血倾向者禁用。

(5) 一人一针，使用后的针具应灭菌后备用。

四、皮肤针疗法操作流程及评分细则

皮肤针疗法操作流程及评分细则如表 8-2 所示。

表 8-2 皮肤针疗法操作流程及评分细则

项目	计分	考核内容	得分
评估	5	1. 核对医嘱、治疗卡、床头卡、腕带(床号、姓名、住院号等)。 2. 评估患者:体质及局部皮肤情况,既往史,目前诊断、症状,发病部位及相关因素,心理状态和配合程度。 3. 评估环境:环境整洁、舒适、安静、安全、光线充足,根据季节关好门窗,调节室温	
计划	10	1. 预期目标:通过激发经络功能,调整脏腑气血,改善患者症状。 2. 准备: (1) 护士自身准备:衣、帽、鞋穿戴整洁,修剪指甲,洗手,戴口罩。 (2) 用物准备:治疗盘、无菌梅花针、皮肤消毒剂、无菌棉签、弯盘、小剪刀、无菌持物筒、持物钳。 (3) 患者准备:说明治疗目的,缓解紧张情绪	
实施	70	1. 核对医嘱,备齐用物,携至床旁,再次核对治疗卡、床头卡、腕带(床号、姓名、住院号等),与患者解释交流。 2. 协助患者取合适体位,暴露叩刺部位,注意保暖及保护患者隐私。 3. 用 75%的酒精消毒局部皮肤,检查针具(针尖有无钩曲或缺损,针柄有无松动),手持针柄后段,食指直伸压在针柄中段,针尖端对准叩刺部位,使用手腕之力,将针尖垂直叩刺在皮肤上,并迅速弹起,反复进行。 4. 叩刺方式:①循经叩刺(条叩):沿着与疾病有关的经脉循行路线叩刺,每隔 1 cm 左右叩刺 1 下,一般可叩刺 8～16 下。②穴位叩刺(点叩):选取与疾病相关的位置叩刺。③局部叩刺(环叩、片叩):在病变局部叩刺。 5. 刺激的强度:根据刺激的部位、患者的体质和病情的不同而决定,一般分轻、中、重 3 种。①轻叩刺:用较轻的腕力进行叩刺,以皮肤仅见潮红、充血为度。适用于头面部疾病、虚证、久病患者及老弱妇女。②中叩刺:介于轻叩刺和重叩刺之间,以局部有较明显潮红,但不出血为度,适用于一般部位及一般患者。③重叩刺:用较重的腕力进行叩刺,皮肤有明显潮红,局部皮肤可见隐隐出血,患者有疼痛感。适用于压痛点明显、背部、臀部及年轻体壮患者。 6. 观察患者面色、表情、皮肤情况,询问患者有无不适等。一旦发现异常,立即停止治疗,采取处理措施。 7. 叩刺完毕,消毒局部皮肤,如有出血,用消毒干棉球擦拭干净,保持清洁,以防感染。 8. 协助患者整理衣物及床单位。清理用物,洗手,做好记录	
评价	15	1. 患者:体位合适,症状改善。 2. 护士:操作方法正确、熟练,叩刺的强度适宜	

第三节 腕 踝 针

一、概述

腕踝针是针刺部位只局限在四肢的腕踝部位的一定刺激点上，用毫针刺入皮下，以治疗全身疾病（主要有多种痛证、神经疾病、精神疾病及其他临床病证）的一种针刺疗法。

腕踝针是以经络学说为基础，参考现代医学神经学说而产生的。《素问·皮部论》说：凡十二经络脉者，皮之部也。十二皮部的分布区域，是以十二经脉体表分布范围为依据的。它是由上海长海医院神经内科张心曙教授自1966年到1975年这段时间，在电刺激疗法治疗以神经症为主的经验基础上，受传统的经络学说、耳针、穴位、针刺法的启发，经过反复实践而形成的一种新的针刺疗法。

本法具有疏通经络、调和脏腑功能的作用，适用于多种痛证及脏腑疾病。根据现代医学分析，本疗法通过表浅地刺激皮下神经末梢，能引起保护性反应，从而使机体释放神经介质物质，改善局部微循环，兴奋迷走神经，游离神经末梢、毛囊感受器及各种特殊结构的环层小体、Meissner小体、Ruffini小体等，即兴奋的是触-压感受器，然后由C类神经纤维将兴奋传至大脑，再由大脑进一步辨认并整合，最后给病变部位发出治疗信息，从而达到治疗作用。

二、腕踝针工具

腕踝针针具是不锈钢毫针。为了使针能浅刺入皮下，且便于操作，针的硬度、粗细和长度十分重要。针不能过硬，硬的针较粗，针尖刺入皮肤时易出现痛感，针体也不易刺进皮肤，腕踝部上端较粗，略呈斜坡，针过硬就不易浅刺。相反，针过软也不易刺进皮肤和皮下，推针时针体易弯曲，不易掌握。针的长度要适当，过短不易达到疗效，过长易刺入肌层或刺伤血管致出血。患者皮肤坚韧度不一，即使同一患者，踝部皮肤一般较腕部厚且坚韧，同一肢体内外侧也有区别，故要认真选择针具。目前通常使用的针具有以下三种。

(1) 30号或32号1.5寸毫针：初始疗效好，但后来发现针较长，针沿皮下刺入时，针尖易刺入肌层或刺伤血管，目前已少用。

(2) 32号1.0寸毫针：能得到同样疗效，因针较短，不致刺入肌层，易于掌握，操作及留针都较方便。成人与儿童均适用，为目前主要应用的针型。

(3) 皮内针：患者反映疗效不如1.0寸毫针，目前主要用于腕部，特别是用于治疗儿童及青少年近视，因其留置时间可以较长，活动不受影响，并能获得良好效果。

三、腕踝针分区

腕踝针疗法，共有12对进针点。因其与传统的腧穴相当，我们亦称其为穴位，左右对称，其中腕部6对，踝部6对。

1. 腕部穴区 均在腕横纹上二横指环绕腕部一圈处。从掌面尺侧至桡侧，再从背面桡侧至尺侧，依次为上1、上2、上3、上4、上5、上6。

(1) 上1：小指侧的尺骨缘与尺侧腕屈肌腱之间，按压有凹陷处。

(2) 上2：腕掌侧面中央，掌长肌腱与桡侧腕屈肌腱之间，相当于内关。

(3) 上 3:桡动脉外侧与桡骨缘之间。

(4) 上 4:手心向内,拇指侧的桡骨缘上。

(5) 上 5:腕背中央,相当于外关。

(6) 上 6:小指侧尺骨缘背。

2. 踝部穴区　约在内外踝高点上三横指(相当于悬钟、三阴交)一圈处,从跟腱内侧起向前转到外侧跟腱,依次为下 1、下 2、下 3、下 4、下 5、下 6。

(1) 下 1:靠跟腱内缘。

(2) 下 2:内侧面中央,靠胫骨后缘。

(3) 下 3:胫骨前缘向内一横指处。

(4) 下 4:胫骨前嵴与腓骨前缘的中点。

(5) 下 5:外侧面中央,靠腓骨后缘。

(6) 下 6:靠跟腱外缘。

四、操作方法

1. 评估　患者体质及局部皮肤情况,既往史,目前诊断、症状、发病部位及相关因素,患者的心理状态和对疼痛的耐受性、合作程度。

2. 禁忌　患者在饥饿、疲乏或精神高度紧张时,皮肤感染、溃疡、瘢痕或肿瘤的部位,有出血倾向、高度水肿者不宜穿刺。女性正常月经期、妊娠期前 3 个月内不宜针刺下 1 区。

3. 告知　治疗过程中无酸、麻、胀、痛感,若有,请及时告知;可适当活动留针肢体,但不可剧烈活动,出现任何不适,及时告知;一般留针 30 min,最长不超过 24 h。

4. 护理及注意事项

(1) 针体通过的皮下有较粗的血管或针尖刺入的皮肤处有显著疼痛时,进针点要沿纵线方向适当移位。

(2) 针刺方向一般向上,如果病证在手足部位时,针刺方向朝下(手足方向)。

(3) 行针时以针下松软,患者无任何特殊感觉为宜,不捻转,不提插。如出现针下有阻力或患者出现酸、麻、胀、痛等感觉,则表示针刺较深,应及时调整针的深度和方向。

(4) 操作过程中注意观察患者的不良反应,如出现晕针、皮下出血等,及时处理。

(5) 几种症状同时存在时,要分析病证主次轻重,多以主、重、急症所在区选点。

(6) 留针时,一般不做提插或捻转等行针手法。

五、腕踝针操作流程及评分细则

腕踝针操作流程及评分细则如表 8-3 所示。

表 8-3　腕踝针操作流程及评分细则

项目	计分	考核内容	得分
评估	5	1. 核对医嘱、治疗卡、床头卡、腕带(床号、姓名、住院号等)。 2. 评估患者:体质及局部皮肤情况,既往史,目前诊断、症状,发病部位及相关因素,心理状态和对疼痛的耐受性,合作程度。 3. 评估环境:环境整洁、舒适、安静,光线充足,调节室温	

续表

项目	计分	考核内容	得分
计划	10	1. 预期目标:症状得到缓解或消除。 2. 准备: (1) 护士自身准备:衣、帽、鞋穿着整洁,修剪指甲,洗手。 (2) 用物准备:治疗盘、32 号 1.5 寸毫针、皮肤消毒剂、棉签、弯盘、一次性无菌敷贴、手消毒剂、锐器盒,必要时备毛毯、屏风、垫枕。 (3) 患者准备:说明治疗目的,缓解紧张情绪,嘱患者排空大小便	
实施	70	1. 核对医嘱,备齐用物,携至床旁,再次核对床头卡、腕带(床号、姓名、住院号等)、治疗卡,与患者解释交流。 2. 取合适体位,暴露穿刺部位,注意保暖。 3. 按腕踝针的分区、选穴原则选择正确的针刺部位。 4. 消毒:以进针点为中心,直径大于 5 cm。 5. 检查毫针:检查针的有效期、有无弯折、针尖有无带钩刺等情况。 6. 进针:再次核对床号、姓名、住院号,确认针刺部位,一只手固定针刺点下部,另一只手持针柄,针尖朝向病变端,针身与皮肤成 30°角快速刺入。 7. 穿刺者感觉针下松软,患者无酸、麻、胀、痛感,针体自然垂倒贴近皮肤表面,轻轻推进针体,进针约 1 寸;行针过程中询问患者有无不适,若有酸、麻、胀、痛感,应及时调整针的深度和方向;用无菌敷贴固定针柄。 8. 观察有无弯针、晕针、折针及皮下出血等情况,询问患者留针后有无不适。 9. 告知患者可适当活动留针肢体,出现任何不适,及时告知;一般留针 30 min,最长不超过 24 h。 10. 留针完毕,一只手捻动针柄,将针退至皮下,迅速拔出;另一只手手指按压针孔周围皮肤;检查针数,以防遗漏。 11. 协助患者取舒适卧位,整理床单位。 12. 清理用物,洗手,做好记录;毫针处理符合要求	
评价	15	1. 患者:体位合理,进针部位准确,感觉舒适,患者症状改善。 2. 护士:操作熟练,进针手法、定位正确。 3. 注意事项	

第四节　蜂刺疗法

一、概述

蜂刺疗法是利用蜜蜂螫针为针具,循经络皮部和穴位施行不同手法的针刺,给人体经络穴位以机械刺激,同时皮内注入适量的蜂针液,起到独特的药理作用。是针、药、灸相互结合的一种中医治疗技术。常用于治疗风湿性关节炎、类风湿性关节炎、硬皮病、强直性脊柱炎、痛风、颈椎病、肩周炎等。

螯针本身可以与最先进的注射器相比拟，人类以蜜蜂螯针器官为针具，犹如天然注射针，药液可自动注入人体内。只要螯针接触到机体，便会脱离蜂体，在螯针发动装置的作用下，毒囊仍会继续有节律地收缩，直到使螯针深入，蜂针液全部注入为止。

蜂毒味苦、辛而性平，储藏在毒囊中，蜇刺时才通过螯针排出。其最主要的成分是蜂毒肽（约占50%）、蜂毒明肽等多肽类，还有多种生物酶（透明质酸酶、磷酸酶A2等）、生物胺（组织胺、多巴胺等）、多种酸类（蚁酸、盐酸、正磷酸等）及微量元素（硫、钾、钙、镁、铜等）。蜂毒中含有的蜂毒肽、蜂毒明肽、MCD-多肽、多巴胺等物质，具有直接抑制炎症的作用，这是通过垂体-肾上腺系统，使皮质激素释放增加而产生的抗炎镇痛作用和达到抑制免疫的作用。同时蜂毒高度的生物学及药理学活性，能直接对细胞膜起溶解作用，并促使蜂毒中的抗菌、抗炎、抗凝血、抗高脂、抗纤维化及抗辐射成分迅速进入体内。螯针还可提高针刺部位的皮表温度（3～6℃），调整自主神经，缓解肌肉、关节的紧张与挛缩，加速局部组织的新陈代谢，达到通经活络、调和气血、抗菌消炎、止痛消肿、扶正祛邪的目的。

二、蜜蜂

选用家养17～25天的成年活体出巢工蜂（中华蜂或意大利蜂），将采集的成年工蜂储存于蜂疗盒（定期用巴氏消毒液消毒，盒内放入适量冰糖）中备用。

三、操作方法

1. 评估　体质及局部皮肤情况，既往病史、过敏史（包括药物、饮食过敏史）、既往是否有被蜂蜇刺史等，目前诊断、症状、发病部位及相关因素，对疼痛的耐受程度，心理状态和配合程度。

2. 禁忌　孕妇，妇女月经期，10岁以下幼童、过敏体质等人群，以及淋巴结持续肿大、急性传染病、冠心病、心绞痛、肺心病、高血压危象、低血压、肺结核浸润进展期和溶解散播期、重大脏器功能衰竭等患者不宜施针。

3. 告知　蜂刺治疗前需要进行试敏测试，试敏后留观15 min，观察其反应；首次完成蜂刺疗法，一定要领取备用抗过敏药物并严格遵医嘱使用，不适随诊；初次接受蜂刺疗法后在治疗点或身体的某些部位产生的红、肿、痒和淋巴结肿大等现象是螯针（毒）温经通络的正常效应，无须用药处理，在治疗的过程中会逐步减轻和消失；蜂刺治疗期间严禁饮酒，禁食生冷、辛辣刺激性食物，禁食螺、蚌、虾等海鲜食物和含虫类的药物，以免引起严重过敏反应；根据病种和病情的轻重程度，疗程稍有差异，一般每天治疗1次，10～20次为1个疗程，通常1～2个疗程，顽固性病种3～5个疗程。

4. 护理及注意事项

(1) 治疗时，要注意保暖和保护患者隐私。

(2) 蜂刺部位（穴位）要先用75%酒精棉球或0.5%碘伏棉球行局部消毒，消毒直径大于2 cm，然后施针。

(3) 用镊子从蜂疗盒中迅速取一只蜜蜂后，将蜜蜂的尾部对准穴位施针，蜜蜂则自然将螯针刺入，蜂毒通过螯针注入人体。若蜜蜂不放螯针，可轻压蜂的胸部，或去其中枢部分再施针。

(4) 一般留针10～20 min后将螯针拔出，也可根据患者对疼痛的耐受程度决定留针时间长短。

(5) 蜂刺治疗过程中应边询问、边观察、边治疗。

(6) 蜂刺治疗后留观半小时,观察患者有无全身反应,仔细交代相关注意事项,确定患者安全后方可让其离开。

四、蜂刺疗法操作流程及评分细则

蜂刺疗法操作流程及评分细则如表 8-4 所示。

表 8-4　蜂刺疗法操作流程及评分细则

项目	计分	考核内容	得分
评估	5	1. 核对医嘱、治疗卡、床头卡、腕带(床号、姓名、住院号等)。 2. 评估患者:体质及局部皮肤情况,既往病史、过敏史(包括药物、饮食过敏史,以及既往是否有被蜂蜇刺史)等,目前诊断、症状、发病部位及相关因素,对疼痛的耐受程度,心理状态和配合程度。 3. 评估环境:环境整洁、舒适、安静,有条件的病房应调节室温至 22～24 ℃,必要时用屏风遮挡	
计划	10	1. 预期目标:症状缓解或解除;预防疾病,保健强身。 2. 准备: (1) 护士自身准备:衣、帽、鞋穿着整齐,修剪指甲,洗手。 (2) 用物准备:蜜蜂,血压计,听诊器,棉签,75%酒精或 0.5%碘伏,敷料缸或弯盘,18 cm 敷料镊,抗过敏药物,氧疗设备等。 (3) 患者准备:缓解紧张情绪,适量进食,排空大小便	
实施	70	1. 核对医嘱,备齐用物,携至床旁,再次核对床头卡、腕带(床号、姓名、住院号等)、治疗卡,与患者解释交流。 2. 取合适体位,暴露施针位置,注意防寒保暖和保护患者隐私。 3. 取穴,做好标记。 4. 穴位用 75%酒精棉球或 0.5%碘伏棉球行局部常规消毒,消毒直径大于 2 cm,然后施针。 5. 用镊子从蜂疗盒中迅速取一只蜜蜂后,将蜜蜂的尾部对准施针部位,蜜蜂则自然将螫针刺入,蜂毒通过螫针注入人体。若蜜蜂不放螫针,可轻压蜂的胸部,或去其中枢部分再施针。 6. 随时观察患者面色,询问其感觉。一般留针 10～20 min 后将螫针拔出,也可根据患者对疼痛的耐受程度决定留针时间长短。 7. 蜂刺完毕,协助患者整理衣物,取舒适体位,整理床单位。进行健康宣教并留观半小时,如出现不适反应,立即报告医生,及时处理。 8. 清理用物,洗手,记录	
评价	15	1. 患者:体位合适,症状改善。 2. 护士:方法正确,部位准确,操作熟练。 3. 注意事项	

第五节　刺　络　法

一、概述

刺络法，又称为放血法，是通过运用三棱针、粗毫针或小尖刀等刺破络脉（浅表静脉），放出少量血液，使内蕴热毒随血外泄，达到治疗作用的一种中医治疗技术。具有清热解毒、消肿止痛、祛风止痒、开窍泄热、通经活络、镇吐止泻等作用。

历代医家在临床上多用放血法来解除患者的病痛，最早的关于放血的文字记载见于《黄帝内经》。《黄帝内经》有四十余篇涉及刺络放血专篇：血络论、刺论等。如《灵枢·官针篇》说：刺络者，刺小络之血脉也。《灵枢·针解篇》亦说：菀陈则除之，出恶血也。《黄帝内经》缪刺论篇、五邪篇、癫狂篇等，更明确地指出刺络放血可治疗癫狂、头痛、暴瘖、热喘、衄血等病证。《素问·血气形志》指出：凡治病必先去其血……泻有余，补不足。《灵枢·九针十二原》提出了“菀陈则除之”的治疗原则，《素问·调经论》曰：病在脉，调之血；病在血，调之络。汉代华佗刺络治疗红丝疗。张子和刺血治疗目赤肿痛。明代杨继洲针刺放血急救以治疗中风。清代傅青主刺印堂治疗产后血晕，郭子邃针刺放血急救痧症，叶天士刺委中治咽喉肿痛。现代临床认为刺络法可以解表泄热，镇痛消肿，解毒化瘀，镇静安神，醒脑开窍等。

此法操作简便，疗效迅速，在临床上常常是立起沉疴，顿消痼疾，具有药物和其他针法所不能达到的显著疗效。放血疗法的作用机理比较明确，通过点刺穴位血管而使血液中生成一氧化氮、血管内皮素、血栓凝吸收因子等物质，而这些物质的生成对血管的收缩与舒张、情绪意识的影响等起着非常重要的作用，它调整阴阳、疏通经络、调和气血，改变经络中气血运行不畅的病理变化，从而达到调整脏腑气血功能的作用。

二、刺络工具

刺络工具有三棱针、粗毫针、小尖刀、头皮针、采血针等，目前临床常用的为三棱针、粗毫针。

1. 三棱针　分大、中、小三种型号，可根据部位和放血量的多少选择。

2. 粗毫针　用 26 号半寸针为宜。

3. 其他　小尖刀、头皮针、采血针等。

三、临床常用的刺络法

刺络法分为点刺、挑刺、丛刺三种。

1. 点刺

(1) 速刺：对准刺络部位，迅速刺入 1.5～3 mm，然后迅速退出，放出少量血液或黏液。该法运用较多，大多数部位均宜采用。

(2) 缓刺：缓慢刺入 1～2 mm，然后缓慢退出，放出少量血液，适用于腘窝、肘窝、头面部。

2. 挑刺　针刺入皮肤或静脉后，随即针身倾斜，挑破皮肤或静脉放出少量血液或黏液，适用于胸、背、耳背静脉等处。

3. 丛刺　用集束针在一定的部位做叩刺，叩刺次数多、刺入浅，以有血珠渗出为度，适用于扭挫伤、脱发、皮肤病等，同时可与拔罐法配合使用。

四、操作方法

1. 评估 患者体质及局部皮肤情况，既往史，目前诊断、症状、发病部位及相关因素，患者的心理状态和配合程度。

2. 禁忌 体质虚弱、贫血严重、低血压者慎刺；饥饿、过度疲劳、外伤有大出血者，孕妇及产后、习惯性流产者，皮肤有感染、溃疡、瘢痕者，传染性疾病者，严重心、肝、肾功能损害者，血友病、血小板减少性紫癜等凝血机制障碍者禁用。

3. 告知 此疗法会刺破皮肤，有轻微刺痛感；刺破皮肤部位注意观察和保护，防止感染。

4. 护理及注意事项

(1) 注意保暖，保护患者隐私。

(2) 保持患者舒适体位，谨防晕针。

(3) 刺络针具要严格消毒，操作时注意遵守操作规程，防止感染。

(4) 刺络方法：

①点刺：点刺又分速刺和缓刺。速刺是对准放血处，迅速刺入 1.5～3 mm，然后迅速退出，放出少量黏液或血液；缓刺则缓慢刺入静脉 1～2 mm，缓慢退出，放出少量血液，适用于腘窝、肘窝、头面部放血。

②挑刺：针刺入皮肤或静脉后，随即针身倾斜，挑破皮肤或静脉，放出血液或黏液，适用于胸、背、耳背静脉等处的放血。

③散刺法：刺络皮肤面积较大，点刺的距离也较大。根据病灶大小，点刺 10～20 下不等。多用于丹毒、神经性皮炎等面积较大的病灶。

④丛刺：用集束针在一定的部位做叩刺，刺数多、刺入浅，以有血珠渗出为度，适用于扭挫伤、脱发、皮肤病等。

(5) 针刺放血时应注意进针不宜过深，创口不宜过大，以免损伤其他组织。划割血管时，宜划破即可，切不可割断血管。一般放血量为 5 滴左右，可至 3～5 mL，每次出血量以不超过 10 mL 为宜。

(6) 刺络完毕，用消毒干棉球擦净血液，必要时覆盖无菌敷料保护。如出血不易停止，可采取压迫止血。

(7) 刺络放血次数宜 1 日或 2 日 1 次；放血量大者，1 周放血不超过 2 次；1～3 次为 1 个疗程。

(8) 如本疗法应用于急救，待病情缓解后，要进一步全面检查，再进行治疗，切不可滥用放血疗法。

五、刺络法操作流程及评分细则

刺络法操作流程及评分细则如表 8-5 所示。

表 8-5 刺络法操作流程及评分细则

项目	计分	考核内容	得分
评估	5	1. 核对医嘱、治疗卡、床头卡、腕带(床号、姓名、住院号等)。 2. 评估患者：体质及局部皮肤情况，既往史、目前诊断、症状、发病部位及相关因素，心理状态和配合程度。 3. 评估环境：环境整洁、舒适、安静。有条件的病房应调节室温至 22～24 ℃，必要时用屏风遮挡	

续表

项目	计分	考核内容	得分
计划	10	1. 预期目标：临床症状缓解或解除；防病治病，强身健体。 2. 准备： (1) 护士自身准备：衣、帽、鞋穿着整洁；修剪指甲，洗手。 (2) 用物准备：治疗盘、无菌三棱针或粗毫针或小尖刀或一次性针头、75%酒精或碘伏、棉签、消毒干棉球、弯盘、无菌敷料、胶布。必要时备浴巾、屏风。 (3) 患者准备：缓解紧张情绪，适量进食，排空大小便	
实施	70	1. 核对医嘱，备齐用物，携至床旁，再次核对床头卡、腕带(床号、姓名、住院号等)、治疗卡，与患者解释交流。 2. 取合适体位，暴露刺络部位，注意防寒和保护患者隐私。 3. 取穴或确定刺络部位，做好标记。 4. 常规消毒施针部位，取针具行针。刺络法分为点刺、挑刺、散刺、丛刺等。 (1)点刺：点刺又分速刺和缓刺。速刺是对准放血处，迅速刺入 1.5～3 mm，然后迅速退出，放出少量黏液或血液；缓刺则缓慢刺入静脉 1～2 mm，缓慢退出，放出少量血液，适用于腘窝、肘窝、头面部放血。 (2)挑刺：针刺入皮肤或静脉后，随即针身倾斜，挑破皮肤或静脉，放出血液或黏液，适用于胸、背、耳背静脉等处的放血。 (3)散刺：刺络皮肤面积较大，点刺的距离也较宽。根据病灶大小，点刺 10～20 下不等。多用于丹毒、神经性皮炎等面积较大的病灶。 (4)丛刺：用集束针在一定的部位做叩刺，刺数多、刺入浅，以有血珠渗出为度，适用于扭挫伤、脱发、皮肤病等。 5. 刺络完毕，清点针具后放入弯盘，清洁患者局部皮肤，必要时覆盖无菌敷料保护。 6. 协助患者整理衣物，取舒适体位，做好健康宣教。 7. 清理用物，洗手，记录	
评价	15	1. 患者：体位合适，症状改善。 2. 护士：方法正确，部位准确，操作熟练。 3. 注意事项	

第六节　挑四缝法

一、概述

挑四缝法又称挑疳积法、小儿针挑疗法，是用三棱针(或其他钢针)点刺四缝，以治疗小儿疾病的方法。此疗法除了治疗小儿疳积、虫积、百日咳外，还可用于治疗胃脘痛、消化不良、感冒、哮喘、小儿惊风等疾病。

本疗法系从古代中医砭刺术中派生而出。最早见于《针灸大成》，在其他中医学典籍中记载甚少，但却以其方法简便、疗效显著而广为流传。

四缝为经外奇穴，与三焦、命门、肝和小肠有内在联系，临床观察有平肝泻心、理脾和胃作用，针之可调整三焦，燥湿驱虫，理脾生津。医家有专用本法治疗小儿疳积；也有以本法配合汤药，作为辅助疗法。有学者提出针挑四缝，不但能用于治疗，且有鉴别诊断和判断其预后的意义。现代医学研究认为针挑四缝可使唾液分泌增加，增强唾液淀粉酶的作用，肠中胰蛋白酶、胰淀粉酶、胰脂肪酶的含量（消化强度）增加。对于营养不良合并佝偻病者，针挑四缝后，发现血清钙、磷均有上升，碱性磷酸酶活性降低，结果钙磷乘积增加，有助于患儿的骨骼发育与成长。

二、四缝定位

四缝为经外奇穴名，出自《奇效良方》。患者仰掌伸指，在第2～5指掌侧，近端指关节的中央，一侧四穴。

三、四缝主治病证

主治小儿疳积、小儿消化不良、小儿腹泻、肠虫症、蛔虫症、肠蛔虫症、百日咳、咳喘、气喘、咳嗽、手指关节炎、羸瘦虚弱等。

四、操作方法

1. 评估 患者当前诊断、主要症状、临床表现及既往史；体质及放血处的皮肤情况；对疼痛的耐受程度；心理状况及配合程度。

2. 禁忌 有出血倾向或血液病患儿不宜使用本疗法。

3. 告知 挑刺部位可能会出现疼痛和出血的情况；治疗完成后，注意保护挑刺部位，防止感染。

4. 护理及注意事项

(1) 局部皮肤和针具要严格消毒，术者戴无菌手套，掌握操作规程，以免感染。

(2) 针挑要准，手法要快，不能留针。

(3) 患儿被挑疼痛，哭闹乱动，尽量安抚患儿，家属务必配合抱住患儿并固定其双手，保证针挑顺利、安全地进行，以防发生意外。

(4) 针挑时要注意避开小血管，出血明显时，注意压迫止血。

(5) 术后，患儿应保持双手清洁，防止感染。

(6) 治疗后要吃易消化且富有营养的食物，禁止吃难以消化的食物。

五、挑四缝法操作流程及评分细则

挑四缝法操作流程及评分细则如表8-6所示。

表8-6 挑四缝法操作流程及评分细则

项目	计分	考核内容	得分
评估	5	1. 核对医嘱、治疗卡、床头卡、腕带（床号、姓名、住院号等）。 2. 评估患儿：体质及四缝处皮肤情况，既往史，目前诊断、症状，发病部位及相关因素，心理状态和对治疗疾病的信心。 3. 评估环境：环境整洁、舒适、安静。有条件的病房应调节室温至22～24 ℃，必要时用屏风遮挡	

续表

项目	计分	考核内容	得分
计划	10	1. 预期目标：临床症状缓解或解除；诊断疾病轻重和预后。 2. 准备： (1) 护士自身准备：衣、帽、鞋穿戴整洁，修剪指甲，洗手。 (2) 用物准备：治疗盘、弯盘、皮肤消毒液、无菌棉签、无菌手套，三棱针或 25 mm 毫针或 5、6 号注射针头，治疗巾、无菌棉球、快速手消毒液，必要时备浴巾、屏风。 (3) 患儿准备：缓解紧张情绪，适量进食，排空大小便	
实施	70	1. 先将针具煮沸消毒备用，备齐用物，携至床旁，再次核对医嘱、床头卡、治疗卡、腕带，向患儿及家属做好解释。 2. 取穴：第 2、3、4、5 掌面第 1、2 节横纹中央点取之。 3. 将患儿掌面第 2、3、4、5 指腹侧第 1、2 指间关节横纹处由中心向外周擦拭消毒，操作者戴无菌手套。 4. 针具：三棱针或 25 mm 毫针或 5、6 号注射针头。 5. 用消毒三棱针挑刺四缝，对准挑点，快速地向中心方向斜刺一分深度，稍提摇，术者以左手在第一指节腹面向针尖方向按准，随即出针，针口可见少许黏黄液体(也有清稀液体渗出)，用指挤压，使液尽出，见血为度，再用消毒干棉球拭去。 6. 疳积重者，刺出全是稠质黏液，轻者黏液夹血，未成疳者无黏液而见血。隔日或隔 2、3 日针挑 1 次，一般针挑 3～6 次，黏液渐少，直至无黏液，仅见血为止。 7. 患儿两手 8 指均一一挑刺，血出则用干棉球压之，嘱患儿(或家长帮助)捏紧双拳，以压迫止血。 8. 协助患儿整理衣物，取舒适体位，整理床单位。 9. 清理用物，洗手，做好记录	
评价	15	1. 患儿：配合良好，感觉舒适，皮肤无皮下瘀血、无感染，症状改善。 2. 护士：方法正确，部位准确，操作熟练	

第七节 杵针疗法

一、概述

杵针疗法以一种特制的工具(杵针)，通过一定的手法，刺激人体体表腧穴，达到治病强身、康复保健的治疗目的。杵针疗法的针具不刺入人体肌肤之内，只作用于经络、脏腑，有调和阴阳、扶正祛邪、疏通经络、行气活血的作用。

杵针疗法是李氏家族入川始祖李尔绯老太祖少年时师从如幻真人学到的，历十四代秘传，经李仲愚六十多年的精深研究，发展起来的一种独特的治病方法。在秘传过程中，只是口授其方法，无文字记载。然而其学术思想源于羲黄古易，其辨证、立法、取穴、布阵，多寓有《周易》《阴符》、理、气、象、数之意，与中医学理论水乳相融。

杵针疗法治疗疾病时，不用药物，针具不刺入皮肤肌肉，工具制造简单，取穴精简，以原络、俞募、河车路、八阵穴为主，天应为导，手法简易，操作简便。无疼痛损伤之苦，无交叉感染之虑，兼针刺与按摩之长，老弱妇孺无忌。

二、杵针构造及规格

1. 构造 杵针用牛角、优质硬木、玉石、金属等材料制作而成。杵针的结构可分为三个部分——针身、针柄、针尖。

2. 规格 杵针因临床操作时的手法和作用不同而名称各异，一套杵针工具共有四件。

三、杵针疗法特殊穴位

杵针疗法常用穴位与针灸疗法常用穴位相同，如十四经腧穴、奇穴等。但杵针疗法还有其特殊的穴位。包括八阵穴、河车路、八廓穴。

1. 八阵穴 以一个腧穴为中宫，中宫向外的一定距离为半径，画一个圆，把这个圆分为八个等份，即天、地、风、云、龙、虎、鸟、蛇，与八卦相应为乾、坤、坎、离、震、艮、兑，形成八个穴位，即为外八阵。再把中宫到外八阵的距离分为三个等份，画成两个圆圈，即为中八阵和内八阵。内、中、外八阵上的穴位就形成了八阵穴。

2. 河车路 人体气血通过经络的运行，周而复始，如环无端，不停地升降运转。杵针疗法就是通过用杵针在人体河车路上施行各种手法，促进人体气血运行，通畅经脉，从而达到治病的目的。人体河车路可分为头部河车路、腰背部河车路、胸腹部河车路，各河车路根据所属脏腑和主治不同，又可分为若干段。

3. 八廓穴 包括眼八廓、耳八廓及鼻八廓。

四、操作方法

1. 评估 患者当前主要诊断、症状、临床表现及既往史；患者体质及操作部位的皮肤情况；对疼痛的耐受程度；心理状况及合作程度。

2. 禁忌 孕妇及小儿囟门未闭合者禁用；肿瘤部位，有感染、疮疖、溃疡等部位禁用；高度紧张、过饥过饱、过度疲劳者慎用。

3. 告知 行杵针疗法部位可能出现胀痛的情况；局部皮肤可能出现潮红现象。

4. 护理及注意事项

（1）行杵针疗法时的轻重以患者感觉舒适为度，防止因行杵针疗法手法过重引起患者不适。

（2）行杵针疗法时的徐疾应以患者的体质、施术部位及病情虚实来灵活掌握。

（3）杵针治疗的时间一般为 30 min，对一些特殊疾病，如慢性痛证、痿证、风湿痹证等，可以适当延长治疗时间。

（4）杵针治疗时要防止损伤皮肤，挫伤脏器。如胁肋、腰背、头枕等部位行杵针疗法时不宜过重，以免挫伤肺、肝、肾等脏器。

五、杵针疗法操作流程及评分细则

杵针疗法操作流程及评分细则如表 8-7 所示。

表 8-7　杵针疗法操作流程及评分细则

项目	计分	考核内容	得分
评估	5	1. 核对医嘱、治疗卡、床头卡、腕带(床号、姓名、住院号等)。 2. 评估患者:体质及行杵针疗法的部位皮肤情况;既往史,目前诊断、症状,发病部位及相关因素;心理状态和对治疗疾病的信心。 3. 评估环境:环境整洁、舒适、安静。有条件的病房应调节室温至 22～24 ℃,必要时用屏风遮挡	
计划	10	1. 预期目标:临床症状缓解或解除;预防疾病,保健强身。 2. 准备: (1) 护士自身准备:衣、帽、鞋穿戴整洁,修剪指甲,洗手。 (2) 用物准备:治疗盘、弯盘、一套杵针共有 4 件(分别为七曜混元件,五星三台杵、全金刚杵、奎星笔)、治疗巾、快速手消毒液,必要时备浴巾、屏风。 (3) 患者准备:缓解紧张情绪,适量进食,排空大小便	
实施	70	1. 核对医嘱,备齐用物,携至床旁,再次核对治疗卡、床头卡、腕带(床号、姓名、住院号等),与患者解释交流。 2. 依据中医理论、杵针疗法的基本理论辨证取穴布阵,并做好标记。 3. 在所选穴位处持针行杵针疗法,持针方法包括执笔法和直握法。 4. 行杵针疗法的手法有点叩法、升降手法、开阖手法、分理手法。①点叩法:以杵针尖向施杵部位反复叩或叩击,如雀啄食,以叩至皮肤潮红为度。②升降手法:杵针尖接触施杵腧穴的皮肤上,然后一上一下地上推下退,上推为升,下退为降。③开阖手法:杵针尖接触施杵腧穴的皮肤上,然后逐渐贯力达到目的。杵针尖向下行杵针疗法,则为开;将杵针向上提,但杵针尖不能离开施术腧穴部位的皮肤,此为阖。④分理手法:行杵针疗法时,将针柄或针尖紧贴施术腧穴的皮肤上,做左右分推则为分,做上下推退则为理。 5. 行杵针疗法,使患者产生得气感,即行杵针疗法的部位腧穴产生刺激感应。 6. 操作过程中注意观察施杵部位皮肤情况并询问患者感受。 7. 操作完毕,协助患者整理衣物,取舒适体位,整理床单位。 8. 清理用物,洗手,做好记录	
评价	15	1. 患者:配合良好,感觉舒适,皮肤无皮下瘀血或青紫,症状改善。 2. 护士:方法正确,部位准确,操作熟练	

第八节　土家医雷火神针疗法

一、概述

土家医雷火神针疗法是以滚山珠、麝香、活节草、巴岩香、满山香等药物为原料,由操作杆、银质针、药包特制的雷火针棒,在人体穴位或患处行针刺治疗的一种土家医技术操作方法。

土家医雷火神针是在中医“雷火灸疗法”“太乙神针灸疗法”基础上改进创新的一种土家医外治技法，是利用针刺、热疗、药物超导治疗原理，刺激人体穴位或患处，三效合一以激发经气，使局部皮肤腠理开放，起到通经活络、散瘀止痛、祛湿通节、消肿散结的作用。

土家医雷火神针有别于中医的“雷火灸疗法”，其用加热的药棰，将有针尖面的棰面在治疗部位轻轻叩击，是取雷火神针与梅花针之长而改进和创新的一种外治技法，在土家族流传有百余年历史。

二、雷火神针制作

1. 主要药物 滚山珠、麝香、活节草、巴岩香、满山香、冰片。

2. 制作方法 由操作杆、银质针、药包组成，外形椭圆。操作杆长 20 cm，分针座和针柄两个部分，特制的银针装在针座上，药包外层为青棉布，中央为药粉和艾绒，药包套在银针上，银针在药包中央，针尖与药包外层平齐，药包固定在针座上。

三、操作方法

1. 评估 患者当前主要症状、临床表现、既往病史及过敏史；患者体质及治疗部位的皮肤情况；对疼痛的耐受程度；心理状况。

2. 禁忌 心脏病、高血压、脑血管病、精神病、血液病、肝肾功能异常、发热、皮肤感染、高度皮肤过敏、孕妇及产褥期等。

3. 告知 治疗时衣物宜宽松；治疗过程中局部感觉有烧灼、热烫或伴其他不适要及时告诉医护人员；治疗过程中不要随意变动体位；治疗结束后，饮一杯温开水，休息 15～30 min；治疗后局部皮肤有破损者，注意保护，严禁沾水，如有感染，应遵医嘱合理使用抗生素（内服）或清热解毒的中药外敷。

4. 护理及注意事项

（1）操作前检查土家医雷火神针器具。

（2）桐油加热设备距离患者 1 m 以外，以防溢出烫伤患者或操作人员。

（3）银针应冷却至 40～50 ℃时开始治疗，避免热油滴在皮肤上引起烫伤。

（4）避免过饱、过饥、恐惧、疲劳时治疗，以免发生晕针。

（5）治疗后注意个人卫生，避免局部皮肤感染。

（6）常规消毒，一人一针，避免医源性感染。

四、土家医雷火神针疗法操作流程及评分细则

土家医雷火神针疗法操作流程及评分细则如表 8-8 所示。

表 8-8 土家医雷火神针疗法操作流程及评分细则

项目	计分	考核内容	得分
评估	5	1. 核对医嘱、治疗卡、床头卡、腕带（床号、姓名、住院号等）。 2. 评估患者：体质及操作部位皮肤情况；既往病史、过敏史，目前症状，发病部位及相关因素；心理状态和对治疗疾病的信心。 3. 评估环境：环境整洁、舒适、安静。有条件的病房应调节室温至 24～26 ℃，必要时用屏风遮挡	

续表

项目	计分	考核内容	得分
计划	10	1. 预期目标：各种风湿痹痛、冻结肩、头风痛、中风偏瘫、阴疽、筋骨疼痛、冷骨风症、麻木症、半边风症、蛇串疮后遗症、腰僵症、牛皮癣等症状缓解或消除。 2. 准备： (1) 护士自身准备：衣、帽、鞋穿着整洁，修剪指甲，洗手。 (2) 用物准备：土家医雷火神针、桐油、消毒治疗巾、电热锅或电炉、酒精灯、盛油碗、装针袋、棉签、75%酒精、消毒卫生纸、不干胶纸(标注姓名用)。 (3) 患者准备：缓解紧张情绪，适量进食，排空大小便	
实施	70	1. 核对医嘱，备齐用物，携至床旁，再次核对床头卡、腕带(床号、姓名、住院号等)、治疗卡，与患者交流解释。 2. 取合适体位，暴露治疗部位，注意防寒和保护患者隐私。 3. 取穴，治疗部位做好标记。 4. 检查药棰是否包扎紧。 5. 治疗部位用75%酒精消毒后铺治疗巾。 6. 点燃酒精灯，以银针蘸抹桐油在火焰上加热，或在电热锅内(内装桐油)将银针加热到100 ℃时取出，待冷却至40～50 ℃时开始针刺一个部位，刺1遍(皮内)，捶打10遍，反复7次，每次5～10 min。再针刺另一个部位。一次治疗3个部位，最多不超过5个。 7. 随时询问患者有无灼痛感或其他不适，防止烫伤。 8. 病变部位多时，每日交替针刺治疗。 9. 治疗完成待针冷却后，放至针盒内(标注患者姓名)。收拾治疗巾，用消毒卫生纸擦拭皮肤上桐油，协助患者穿好衣裤、喝温水、取舒适体位休息15～30 min。 10. 整理用物，洗手，做好记录。 11. 根据病情做好健康宣教	
评价	15	1. 患者：体位合理，感觉舒适，皮肤无烫伤，衣物无污染。 2. 护士：方法准确，穴位及部位准确，药棰包扎紧，操作熟练。 3. 注意事项	

第九章　灸法相关的护理技术

第一节　艾　条　灸

一、概述

艾条灸是指用纯净的艾绒(或加入中药的艾绒)卷成圆柱状的艾卷,将其点燃后在穴位表面熏烤的一种技术操作。

长沙马王堆出土的《五十二病方》记载了许多艾灸,其中有"以艾裹,以艾灸癫者中颠,令烂而已"的说法。《黄帝内经·灵枢·官能》中有"针所不为,灸之所宜"的记载。艾灸主要用艾绒,《孟子·离娄》篇中说:七年之病,求三年之艾也,苟为不畜,终身不得。东汉医家张仲景,提出"阳证宜针,阴证宜灸"的见解。在《伤寒论》中,涉及有艾灸的内容12条,许多条文有"可火""不可火"的记载。三国时出现我国最早的灸疗专著——《曹氏灸经》,总结了秦汉以来艾灸的经验。到两晋南北朝时期,艾灸已被运用到预防疾病、健身强体等方面,而此时瓦甑灸的发明,为日后的器械灸打下了基础。到了唐代,医学家孙思邈提出采用艾灸预防传染病、治疗某些热性病的理论,并开创了艾灸器械运用的先河;至此,艾灸已发展成为一门独立学科,并有了专业的艾灸师。宋元时期艾灸备受重视,国家医疗机构太医局设针灸专科。北宋灸学著作《铜人腧穴针灸图经》详细地叙述了经络、腧穴等内容;王惟一制造了两具我国最早进行针灸研究的人体模型——铜人,这些对经穴的统一、针灸学的发展起到了很大的促进作用。

艾条灸过程中艾叶燃烧,其药性可通过体表穴位进入体内,渗透诸经,起到治疗作用;又可通过呼吸进入机体,起到扶正祛邪、通经活络、醒脑安神的作用;对位于体表的外邪还可直接杀灭,从而起到治疗皮部病变和预防疾病的作用。艾火的热力不仅影响穴位表层,还能通过腧穴深入体内,影响经气,深透筋骨、脏腑以至全身,发挥整体调节作用,而用于治疗多种疾病。

二、艾条的分类

1. 无药艾条　将艾绒24 g平铺在长26 cm、宽20 cm的桑皮纸(或质地柔软而坚韧的细棉纸)上,卷成直径1.5 cm的圆柱状,越紧越好,用胶水封口而成。

2. 药物艾条　常用的有两种处方:①雷火神针处方(《针灸大成》):由沉香、木香、乳香、茵陈、羌活、干姜、穿山甲、麝香少许组成。②太乙神针处方(通用方):由硫黄、麝香、乳香、没药、松香、桂枝、杜仲、枳壳、皂角、细辛、川芎、独活、穿山甲、雄黄、白芷、全蝎组成。取其中一方,将药研成细末，和匀。取一张桑皮纸，铺平，取艾绒 24 g、药末 6 g 均匀铺在纸上，然后卷紧如爆竹状，外用鸡蛋清涂抹，再糊上桑皮纸一层，两头分别留空纸 3 cm 左右，卷紧即成。

三、操作方法

1. 评估　患者当前诊断、主要症状、临床表现及既往史；患者体质及艾条施灸处的皮肤情况；对疼痛的耐受程度和对温度的感知情况；心理状况。

2. 禁忌　凡属实热证或阴虚发热者，不宜施灸；颜面部、大血管处、孕妇腹部及腰骶部不宜施灸。

3. 告知　艾绒点燃后会出现特有的中药燃烧气味；治疗过程中局部皮肤有热感，可出现红晕；治疗过程中局部感觉烧灼、热烫，应立即告知医务人员，暂停治疗；治疗完成后，局部皮肤可能出现水疱。

4. 护理及注意事项

(1) 施灸部位先上后下，先灸头顶、胸背，后灸腹部、四肢，灸后用手按穴以聚真气为补，不按其穴使邪气散去为泻。

(2) 施灸时注意弹艾灰，防止艾灰脱落烧灼皮肤及衣被。熄灭后的艾条应装入小瓶，防止复燃致火灾。

(3) 施灸部位皮肤微红、灼热属正常现象，如灸后出现小水疱，无须处理，可自行吸收，如水疱较大，可用无菌注射器抽出疱内液体，覆盖无菌纱布，保持干燥，防止感染。

(4) 对热证、实证、重要器官、大血管处、颜面部及孕妇的腰腹部不宜施灸。

四、艾条灸操作流程及评分细则

艾条灸操作流程及评分细则如表 9-1 所示。

表 9-1　艾条灸操作流程及评分细则

项目	计分	考核内容	得分
评估	5	1. 核对医嘱、治疗卡、床头卡、腕带(床号、姓名、住院号等)。 2. 评估患者：体质及艾灸处皮肤情况；既往史，目前诊断、症状，发病部位及相关因素；心理状态和对治疗疾病的信心，接受配合程度。 3. 评估环境：环境整洁、舒适、安静。调节室温至 22～24 ℃，必要时用屏风遮挡	
计划	10	1. 预期目标：各种寒证，如胃脘痛、泄泻、风寒痹痛、疮疡久溃不敛、月经不调等临床症状得到解除或缓解；预防疾病，保健强身。 2. 准备： (1) 护士自身准备：衣、帽、鞋穿戴整齐，修剪指甲，洗手。 (2) 用物准备：治疗盘、艾条、火柴或打火机、弯盘、卫生纸、小口瓶，必要时备浴巾、屏风。 (3) 患者准备：缓解紧张情绪，适量进食，排空大小便	

续表

项目	计分	考 核 内 容	得分
实施	70	1. 核对医嘱，备齐用物携至床旁，再次核对治疗卡、床头卡、腕带（床号、姓名、住院号等），做好解释。 2. 取合适体位，暴露施灸部位，注意防寒和保护患者隐私。 3. 取穴，做好标记。 4. 撕开艾条的外包装，将艾条点燃。①温和灸：艾火对准施灸部位的腧穴或患处，距离皮肤 2～3 cm 进行熏烤，以患者局部皮肤有温热感而无灼痛为宜，以出现红晕为度。一般每穴或患处施灸 10～15 min。②雀啄灸：对准施灸部位的皮肤，像鸟雀啄食一样，一上一下地施灸，给施灸的局部一个变量刺激。每处 5 min 左右。③回旋灸：施灸时艾火悬于施灸部位上方，与施灸部位皮肤保持一定的距离，并向左右或上下方向反复旋转或移动施灸。可灸 20～30 min。 5. 施灸过程中随时询问患者有无灼痛感，及时调整距离，防止烧伤。 6. 及时将艾灰弹入弯盘中，防止艾灰掉落烧伤皮肤及烧毁衣物。 7. 施灸完毕，立即将艾条插入小口瓶熄灭艾火，清洁局部皮肤。 8. 协助患者整理衣物，取舒适体位，整理床单位，酌情开窗通风。 9. 清理用物，洗手，做好记录	
评价	15	1. 患者：体位合理，感觉舒适，皮肤无烫伤，衣物无烧损，症状改善。 2. 护士：方法正确，部位准确，操作熟练	

第二节　艾　炷　灸

一、概述

艾炷灸是将艾绒搓捏成大小不等的圆锥形艾炷（小者麦粒大、中者半个枣核大、大者半个橄榄大），直接或间接地置于腧穴部位或患处，将其点燃后进行烧灼熏烤的一种技术操作。

二、艾炷灸的分类

艾炷灸包括直接灸和间接灸两大类。

1. 直接灸　直接灸是将艾炷直接放在皮肤上点燃施灸，又称明灸、着肤灸。临床上可分为化脓灸和非化脓灸。

（1）化脓灸：又称瘢痕灸，属于烧灼灸法，将艾炷直接放在穴位上点燃施灸。适用于虚寒证，实热证和虚热证不宜用，头面颈项不宜用，每次用穴不宜多。如用麦粒大的艾炷烧灼穴位，疼痛较少，可连续灸 3～7 壮，灸后无须药膏敷治，称为麦粒灸，适用于气血两亏者。

（2）非化脓灸：又称无瘢痕灸，属于温热灸法，点燃艾炷后，当患者感到烫时，即用镊子将艾炷夹去或压灭。连续灸 3～7 壮，局部出现红晕为止。灸后不发灸疮，无瘢痕，易为患者接受。

2. 间接灸　间接灸是在艾炷与皮肤之间用药物等衬隔，又称隔物灸。常用的如下。

（1）隔姜灸：将生姜切成约 2 cm 厚的片，用针在其中间穿几个孔，置于穴位上，把艾炷放在姜片上点燃施灸。适用于风寒咳嗽、虚寒腹痛、呕吐、泄泻、风寒湿痹等寒湿阻滞者。

(2) 隔蒜灸:将独头大蒜切成 1 cm 厚的片,中间以针刺数孔,置于穴位上,把艾炷放在蒜片上点燃。每穴每次可灸 5~7 壮,隔 2~3 日一次。适用于痈疽未溃、瘰疬、肺痨等寒湿化热者。如将大蒜捣成泥糊状,均匀铺于脊柱(大椎至腰俞)上,约厚 2 cm、宽 7 cm,周围用棉皮纸封固,然后将艾炷置其上,点燃施灸,则称为铺灸法,可用于治虚劳顽痹。

(3) 隔盐灸:将干燥食盐块研成细末,撒满脐窝,在盐上面放置生姜片和艾炷施灸。适用于寒证吐泻、腹痛、癃闭、四肢厥冷等寒滞气虚者,本法有回阳救逆作用。

此外,还有隔附子饼灸、隔胡椒灸等间接灸法。

三、操作方法

1. 评估　患者当前诊断、主要症状、临床表现及既往史;患者体质及施灸处皮肤情况;对温度的耐受程度;心理状态。

2. 禁忌　凡属实热证或阴虚发热者,不宜施灸;大血管处、颜面部及孕妇的腰腹部不宜施灸。

3. 告知　艾绒点燃后会出现特有的中药燃烧气味;治疗过程中局部皮肤有热感,可出现红晕;治疗过程中局部感觉烧灼、热烫,因立即告知医务人员;治疗完成后,局部皮肤可能出现水疱。

4. 护理及注意事项

(1) 施灸部位先上后下,先灸头顶、胸背,后灸腹部、四肢,灸后用手按穴以聚真气为补,不按其穴使邪气散去为泻。

(2) 艾炷燃烧时要注意观察,防止艾灰脱落烧灼皮肤及烧坏衣被。

(3) 施灸部位皮肤微红灼热属正常现象,如灸后出现小水疱,无须处理,可自行吸收;如水疱较大,可用无菌注射器抽出疱内液体,覆盖无菌纱布,保持干燥,防止感染。

(4) 对热证、实证、重要器官、大血管处、颜面部及孕妇的腰腹部不宜施灸。

四、艾炷灸操作流程及评分细则

艾炷灸操作流程及评分细则如表 9-2 所示。

表 9-2　艾炷灸操作流程及评分细则

项目	计分	考核内容	得分
评估	5	1. 核对医嘱、治疗卡、床头卡、腕带(床号、姓名、住院号等)。 2. 评估患者:体质及艾灸处皮肤情况;既往史,目前诊断、症状、发病部位及相关因素;心理状态和对治疗疾病的信心。 3. 评估环境:环境整洁、舒适、安静。关好门窗,调节室温至 22~24 ℃	
计划	10	1. 预期目标:外感风寒或脾胃虚寒引起的发热、头痛、腹痛、腹泻、呕吐,风寒湿痹引起的关节疼痛,中气下陷引起的遗尿、脱肛、阴挺、胎动不安、崩漏、带下,或阳气虚脱引起的大汗淋漓、四肢厥冷等症状得到解除或缓解;预防疾病,保健强身。 2. 准备: (1) 护士自身准备:衣、帽、鞋穿戴整齐,修剪指甲,洗手。	

续表

项目	计分	考核内容	得分
计划	10	(2) 用物准备：治疗盘、艾炷、火柴或打火机、凡士林、棉签、镊子或止血钳、弯盘，必要时备浴巾、屏风等。间接灸时，备姜片(将鲜姜切成直径 2～3 cm、厚 0.2～0.3 cm 的薄片，用粗针在中间刺数孔)或蒜片或食盐或附子饼(将附子研末以黄酒调和而成，厚 0.6～0.9 cm，中心用粗针刺数孔)。 (3) 患者准备：缓解紧张情绪，进食，排空大小便	
实施	70	1. 核对医嘱，备齐用物，携至床旁。再次核对治疗卡、床头卡、腕带(床号、姓名、住院号等)，做好解释。 2. 取合适体位，暴露施灸部位，注意防寒和保护患者隐私。 3. 取穴，做好标记。 4. 施灸： (1) 直接灸(常用无瘢痕灸)：在施灸部位涂以少量凡士林，放置艾炷后点燃，艾炷燃至 2/5 左右患者感到灼痛时，即用镊子取走余下的艾炷，放于弯盘中，更换新艾炷再灸，一般连续灸 5～7 壮。达到灸处皮肤红晕、不起疱为度。 (2) 间接灸(常用隔姜灸、隔蒜灸、隔盐灸、隔附子饼灸)：施灸部位涂凡士林，根据医嘱，放上鲜姜片或蒜片或附子饼一片，上置艾炷，点燃施灸。当艾炷燃尽或患者感到灼痛时，则更换新艾炷再灸，一般灸 3～7 壮。达到灸处皮肤红晕、不起疱为度。 5. 随时询问患者有无灼痛感，认真观察，防止艾灰脱落，以免烧伤皮肤或烧坏衣物。 6. 施灸完毕，清洁局部皮肤，协助患者整理衣物、取舒适体位，整理床单位，酌情开窗通风。 7. 清理用物，洗手，做好记录	
评价	15	1. 患者：体位合理，感觉舒适，皮肤无烫伤，衣物无烧损，症状改善。 2. 护士：方法正确，部位准确，操作熟练	

第三节　麦　粒　灸

一、概述

麦粒灸是将艾绒搓成如麦粒样大小，直接置于穴位或特定部位上施灸的一种灸类技术，属于直接灸的一种，可起到温经散寒、行气活血、扶阳祛邪、消瘀散结等作用。

麦粒灸是现在灸法应用中比较提倡的灸法之一，属于有痕灸的一种，主要作用于身体相应的敏感点及穴位。

麦粒灸属于小艾炷灸，其特点是所需艾绒很少，艾炷尺寸小，烟雾少，烧灼轻，痛苦较小，穿透性明显，刺激量可大可小。其应用范围广，方法灵活，时间短，见效快，特别对于各种痛证、风寒湿痹、寒痰喘咳，以及脏腑虚寒、元阳虚损引起的各种病证疗效较好，在临床中备受推崇。

二、艾炷的制作

1. 艾绒的选择　要选择质地精良的精艾。精艾细腻，容易成团，不易散开，易于点火，点燃后燃烧均匀，热力分散得也均匀，这是杂质多的粗艾很难达到的。精艾的特点是：颜色淡黄，手感柔然不易散落，气味芳香自然，杂质很少，容易点燃，燃烧充分，湿气少，患者热感柔和、舒适。

2. 艾炷的形状　麦粒灸的艾炷的形状为上尖、中粗、下尖，呈纺锤形。上尖，易于点燃，线香一触即燃，艾炷也不易被线香粘起；中粗，保证艾灸量，有利于持续、逐量、均匀地燃烧；下尖，可使温热刺激集中于穴位且减小灼烧面积，不至于灼痛不适。

3. 艾炷的大小　作为麦粒灸的艾炷，其艾炷大小就如同麦粒大小，麦粒灸的名称也由此而来。

三、麦粒灸的灸量

麦粒灸一个部位成年人一般灸 5～7 壮，小儿一般灸 3～5 壮。具体要根据患者的体质和疾病性质等来综合考虑。在施灸过程中，我们还可根据患者的感受和皮肤潮红情况来灵活处理。

四、操作方法

1. 评估　患者体质及局部皮肤情况，既往史，目前诊断、症状、发病部位及相关因素，患者的心理状态和配合程度。

2. 禁忌　颜面部、心前区、体表大血管部、关节肌腱部、妇女妊娠期腰骶部和小腹部禁用；配合度差或无自制能力的人如小儿、精神病患者等忌用。

3. 告知　艾绒点燃后会出现特有的中药燃烧气味；治疗过程中局部皮肤可有轻微烧灼情况，会出现红晕；麦粒灸尺寸小，烧灼轻，痛苦较小，正常成年人可以忍受；施灸后皮肤略显微红灼热，或黄褐色，或者局部变黑，治疗部位皮肤可能出现水疱；除化脓麦粒灸外，一般不会引起化脓和灸疮，不影响身体外露皮肤的美观。

4. 护理及注意事项

(1) 操作过程中注意防寒和保护患者隐私。

(2) 凡士林涂抹要求厚薄适宜。

(3) 密切注意皮肤情况，对糖尿病、肢体感觉障碍患者，需谨慎控制施灸强度，防止烫伤。

(4) 灸后出现小水疱时，无须处理，可自行吸收。如水疱较大时，可用无菌注射器抽去疱内液体，覆盖消毒纱布，保持干燥，防止感染。

五、麦粒灸操作流程及评分细则

麦粒灸操作流程及评分细则如表 9-3 所示。

表 9-3　麦粒灸操作流程及评分细则

项目	计分	考核内容	得分
评估	5	1. 核对医嘱、治疗卡、床头卡、腕带(床号、姓名、住院号等)。 2. 评估患者：体质及局部皮肤情况，既往史，目前诊断、症状、发病部位及相关因素，心理状态和配合程度。 3. 评估环境：环境整洁、舒适、安静。有条件的病房应调节室温至 22～24 ℃，必要时用屏风遮挡	

续表

项目	计分	考核内容	得分
计划	10	1. 预期目标:解除或缓解临床症状;预防疾病,保健强身。 2. 准备: (1) 护士自身准备:衣、帽、鞋穿着整洁,修剪指甲,洗手。 (2) 用物准备:治疗盘内放艾粒、凡士林、弯盘、棉签、镊子、胶布、线香、打火机、小口瓶、一次性中单,必要时备浴巾、屏风。 (3) 患者准备:缓解紧张情绪,适量进食,排空大小便	
实施	70	1. 核对医嘱,备齐用物携至床旁,再次核对床头卡、腕带(床号、姓名、住院号等)、治疗卡,与患者解释交流。 2. 取合适体位,垫一次性中单,暴露施灸部位,取穴并做好标记,注意防寒和保护患者隐私。 3. 凡士林涂于施灸部位。 4. 将艾粒放于施灸部位上,用线香点燃艾粒顶端,使其燃烧。当艾粒燃尽或即将燃尽时,用镊子将其去除,再进行下一壮操作,以患者感觉轻微烧灼或皮肤潮红或者皮肤出现黄褐色为度。 5. 灸后将皮肤上残留的灰和凡士林擦拭干净。 6. 协助患者整理衣物,取舒适体位,整理床单位。 7. 清理用物,洗手,做好记录	
评价	15	1. 患者:体位合理,感觉舒适,皮肤无意外烫伤,衣物无烧损,症状改善。 2. 护士:方法正确,部位准确,操作熟练。 3. 注意事项	

第四节 隔 物 灸

一、概述

隔物灸技术是灸法技术的一种,常以艾炷为灸材,并在艾炷与皮肤之间隔垫上某种物品,再进行施灸以治疗疾病。此法利用温热及药物的作用,通过经络传导,以温经通络、调和气血、消肿散结、祛湿散寒、回阳救逆,从而达到防病保健、治病强身的目的。临床较常见的有隔姜、隔蒜、隔盐、隔药饼灸等。

隔物灸的临床应用已有数千年的历史。古代的隔物灸是将纯天然名贵中药材研末,置于肚脐或者相关穴位上,四周以面粉团围住,以防泄气,将穿有小孔的槐树皮或者生姜片置于其上,再将枣核大小的艾炷 9～12 壮置于槐树皮或者生姜片上,点燃施灸。一般需要数百甚至上千壮,耗时 3～6 h。作为强壮保健、抗衰老之用,必须常年温灸,持之以恒。

现代通过光谱测试研究发现,隔物灸的光谱与单纯艾灸相比,出现明显的特异性改变,并推测可能是由于所隔物质在吸收艾绒燃烧产生的光子和热能后,激发了所隔物(灸质)的光子,使其所在的能级发生跃迁而辐射形成新的光谱。同时测试不同的隔物质,其产生的光谱也不一样,具有相对特异性,进而推测这种情况的出现与中医学中不同药物有其相对特异的功效有关。

二、分类

1. 隔姜灸　在杨继洲的《针灸大成》即有记载：灸法用生姜切片如钱厚，搭于舌上穴中，然后灸之。之后在《类经图翼》中提到治疗痔疾"单用生姜切薄片，放痔痛处，用艾炷于姜上灸三壮，黄水即出，自消散矣"。在清代吴师机的《理瀹骈文》和李学川的《针灸逢源》等书籍中亦有载述。现代隔物灸由于取材方便，操作简单，已成为最常用的隔物灸法之一。灸治方法与古代大体相同，亦有略加改进的，如在艾炷中增加某些药物或在灸片下面先填上一层药末，以加强治疗效果。

2. 隔蒜灸　又称蒜钱灸。本法首载于《肘后备急方》。而"隔蒜灸"一名，则最早见于宋代陈自明的《外科精要》。古人主要用于治疗痈疽，宋代医家陈言在所撰《三因极一病证方论》中有较详细的论述：痈疽初觉肿痛，先以湿纸复其上，其纸先干处即是结痈头也……大蒜切成片，安其送上，用大艾炷灸其三壮，即换一蒜，痛者灸至不痛，不痛者灸至痛时方住。该书还提到另一种隔蒜灸法，即隔蒜泥饼灸：若十数作一处者，即用大蒜研成膏作薄饼铺头上，聚艾于饼上灸之。在《类经图翼》中又做了进一步的发挥：设或疮头开大，则以紫皮大蒜十余头，淡豆豉半合，乳香二钱，同捣成膏，照毒大小拍成薄饼，置毒上铺艾灸之。发展成隔蒜药饼灸法。

3. 隔盐灸　最早载于《肘后备急方》，主张用食盐填平脐窝，上置大艾炷施灸，用以治疗霍乱等急症。后世的医籍《备急千金要方》《千金翼方》及《世医得效方》等都有介绍。如《本草纲目》曰：霍乱转筋，欲死气绝，腹有暖气者，以盐填脐中，灸盐上七壮，即苏。小儿不尿，安盐于脐中，以艾灸之"。现代，在施灸的方法上有一定改进，如：在盐的上方或下方增加隔物；治疗的范围也有相应的扩大，已用于多种腹部疾病及其他病证的治疗。

4. 隔附子饼灸　将附子研成粉末，用酒调和做成直径约 3 cm、厚约 0.8 cm 的附子饼，中间以针刺数孔，放在应灸腧穴或患处，上面再放艾炷施灸，直到灸完所规定壮数为止。多用于治疗命门火衰而致的阳痿、早泄或疮疡久溃不敛等症。

三、操作方法

1. 评估　患者当前诊断、主要症状、临床表现及既往史；患者体质及施灸处的皮肤情况；对疼痛的耐受程度和对温度的感知情况；心理状况和合作程度。

2. 禁忌　凡属实热证或阴虚发热者，不宜施灸；颜面部、大血管处、孕妇腹部及腰骶部不宜施灸；身体极度衰竭、形瘦骨立者等慎用；配合度差或无自制能力的人如精神病患者等忌用。

3. 告知　艾炷点燃后会出现特有的中药燃烧气味，有烟；治疗过程中局部皮肤有热感，可出现红晕；治疗过程中不可随意变换体位，以免艾炷烫伤患者皮肤；治疗过程中局部感觉烧灼、热烫，应立即告知医务人员，暂停治疗；治疗完成后，局部皮肤可能出现水疱。

4. 护理及注意事项

(1) 施灸前关闭门窗，避免对流风。

(2) 饭后不宜马上施灸，于饭后 1 h 后施灸为宜。

(3) 施灸过程患者应保持心情平静舒缓，集中注意力于施灸的全过程。

(4) 施灸过程中医护人员应随时询问患者感受，并注意观察施灸部位皮肤情况。

(5) 更换艾炷时，动作宜缓慢，防止燃烧的艾炷跌落烫伤患者皮肤。

(6) 施灸后局部皮肤出现微红灼热，属于正常现象。

(7) 施灸后半小时内不可用冷水洗手洗脸，灸后不可马上洗澡，以免感受寒邪。

(8) 灸后出现小水疱时,无须处理,可自行吸收。如水疱较大时,可用无菌注射器抽去疱内液体,覆盖消毒纱布,保持干燥,防止感染。

四、隔物灸操作流程及评分细则

隔物灸操作流程及评分细则如表 9-4 所示。

表 9-4 隔物灸操作流程及评分细则

项目	计分	考核内容	得分
评估	5	1. 核对医嘱、治疗卡、床头卡、腕带(床号、姓名、住院号等)。 2. 评估患者:体质及艾灸处皮肤情况;既往史,目前诊断、症状,发病部位及相关因素;心理状态和对治疗疾病的信心。 3. 评估环境:环境整洁、舒适、安静。有条件的病房应调节室温至 22~24 ℃,必要时用屏风遮挡	
计划	10	1. 预期目标:各种寒证,如胃脘痛、泄泻、风寒痹痛、疮疡久溃不敛、月经不调等临床症状解除或缓解;预防疾病,保健强身。 2. 准备: (1) 护士自身准备:衣、帽、鞋穿着整洁,修剪指甲,洗手。 (2) 用物准备:治疗盘、艾炷、药饼(如附子饼、盐、姜片、蒜片等)、凡士林、棉签、镊子、弯盘、卫生纸、盛水容器,必要时备浴巾、屏风。 (3) 患者准备:缓解紧张情绪,适量进食,排空大小便	
实施	70	1. 核对医嘱,备齐用物,携至床旁。再次核对治疗卡、床头卡、腕带(床号、姓名、住院号等),做好解释。 2. 取合适体位,暴露施灸部位,取穴并做好标记,注意防寒和保护患者隐私。 3. 步骤: (1) 隔姜灸:将鲜生姜切成直径 2~3 cm、厚 0.2~0.3 cm 的薄片,中间用针刺数孔,然后将姜片置于应灸腧穴部位或患处,再将艾炷放姜片上面点燃施灸。当艾炷燃尽,再易炷施灸。灸完规定的壮数,以使皮肤潮红而不起疱为度。常用于因寒而致的呕吐、腹痛、腹泻以及风寒痹痛等。 (2) 隔蒜灸:将鲜大蒜头切成厚 0.2~0.3 cm 的薄片,中间用针刺数孔(捣蒜如泥亦可),置于应灸腧穴或患处,然后将艾炷放在蒜片上点燃施灸。待艾炷燃尽,易炷再灸,直至灸完规定的壮数。此法多用于治疗瘰疬、肺痨及初起的肿疡等证。 (3) 隔盐灸:用纯净的食盐填敷于脐部,或于盐上再置一薄姜片,上置大艾炷施灸,姜片可防止食盐受火爆起而伤人。一般灸 3~7 壮。此法有回阳、救逆、固脱之功。 (4) 隔附子饼灸:取熟附子用水浸透后,切片厚 0.3~0.5 cm,中间用针刺数孔,放于穴区,上置艾炷灸之。由于附子辛温大热,有温肾补阳的作用,故多用于治疗命门火衰而致的阳痿、早泄、遗精或疮疡久溃不敛等证。 4. 施灸过程中随时询问患者有无灼痛感,及时调整艾火大小,防止烫伤;艾炷燃烧时,应认真观察,防止艾灰脱落,以免灼伤皮肤或烧坏衣物等。 5. 施灸完毕,清洁局部皮肤,协助患者整理衣物,取舒适体位,整理床单位。 6. 清理用物,洗手,做好记录。酌情开窗通风	
评价	15	1. 患者:体位合理,感觉舒适,皮肤无烫伤,衣物无烧损,症状改善。 2. 护士:方法正确,部位准确,操作熟练	

第五节　盒　　灸

一、概述

盒灸是以艾绒为主要原料，制成艾条或艾卷，放于特制的艾灸盒中，在人体某穴位或患处行熏灸治疗的一种技术操作。它通过艾火的热力渗透肌肤，可以温通经络，行气活血，祛湿逐寒，温经止痛，平衡阴阳，促进血液循环，调整脏腑功能，促进机体新陈代谢，增强抵抗力。

灸法乃中国古老的医术之一，属中医外治法的范畴。盒灸作为现代灸疗的一项改良技术，属于悬灸的范畴。将艾灸盒放置于人体相应穴位上，通过刺激人体相应穴位，其热效应激发经气，使局部皮肤腠理开放，艾力透达相应穴位内，起到舒经活络、行气活血、升阳举陷、回阳固脱、平衡阴阳及保健防病等作用。

盒灸属于传统灸法的改良，具有少烟、无痛、安全、节省人力等优点，不怕灼伤人体皮肤，具有人体工学设计特性，佩戴便利，舒适安全，相比传统人工操作的灸法可以大大地节省人力，临床实用性强，目前临床应用非常广泛。

二、艾灸盒的结构

临床艾灸盒的结构主要包括艾条夹（用来固定艾条）、观火孔（掌握温度，防止烫伤）、固定用的带钩橡皮条、挡灰网、出灰槽等，艾灸盒内部镶嵌铝镁合金板，耐高温、隔热效果更好，可延长艾灸盒使用寿命。

三、艾灸盒的种类

1. 按材质分类　临床常用的有实木艾灸盒和纯铜随身艾灸盒。

2. 按大小分类　按其孔数可分为单孔艾灸盒、双孔艾灸盒、三孔艾灸盒、六孔艾灸盒，也可按艾灸盒内插针分类，盒内插针数越多艾灸的面积越大。

四、操作方法

1. 评估　患者当前诊断、主要症状、临床表现及既往史；患者体质及艾灸盒施灸处的皮肤情况；对疼痛的耐受程度和对温度的感知情况；心理状况和合作程度。

2. 禁忌　凡属实热证或阴虚发热者，不宜施灸；颜面部、大血管处、孕妇腹部及腰骶部不宜施灸；身体极度衰竭、形瘦骨立者等慎用；配合度差或无自制能力的人如精神病患者等忌用。

3. 告知　艾绒点燃后会出现特有的中药燃烧气味，有烟；治疗过程中局部皮肤有热感，可出现红晕；治疗过程中不可随意变换体位，以免烫伤皮肤；治疗过程中局部感觉烧灼、热烫，应立即告知医务人员，暂停治疗；治疗完成后，局部皮肤可能出现水疱。

4. 护理及注意事项

（1）施灸前关闭门窗，避免对流风。

（2）饭后不宜马上施灸，于饭后 1 h 后施灸为宜。

（3）施灸过程患者应保持心情平静舒缓，集中注意力于施灸的全过程。

(4) 施灸过程中医护人员应加强巡视，随时询问患者感受，并注意观察艾灸盒是否固定在位，并注意观察施灸部位皮肤情况。

(5) 施灸过程中可通过调节艾灸盒火力调节口来控制施灸的温度。

(6) 施灸后局部皮肤出现微红灼热，属于正常现象。

(7) 施灸后半小时内不可用冷水洗手洗脸，灸后不可马上洗澡，以免感受寒邪。

(8) 灸后出现小水疱时，无须处理，可自行吸收。如水疱较大时，可用无菌注射器抽去疱内液体，覆盖消毒纱布，保持干燥，防止感染。

(9) 施灸完毕后，应将艾灸盒内艾灰倒入盛有冷水的容器内熄灭，艾灸盒清洁后用消毒湿纸巾擦拭后晾干备用。

五、盒灸操作流程及评分细则

盒灸操作流程及评分细则如表 9-5 所示。

表 9-5 盒灸操作流程及评分细则

项目	计分	考核内容	得分
评估	5	1. 核对医嘱、治疗卡、床头卡、腕带(床号、姓名、住院号等)。 2. 评估患者:体质及艾灸处皮肤情况;既往史,目前诊断、症状,发病部位及相关因素;心理状态和对治疗疾病的信心。 3. 评估环境:环境整洁、舒适、安静。有条件的病房应调节室温至 22～24 ℃,必要时用屏风遮挡	
计划	10	1. 预期目标:各种寒证,如胃脘痛、泄泻、风寒痹痛、疮疡久溃不敛、月经不调等临床症状解除或缓解;预防疾病,保健强身。 2. 准备: (1) 护士自身准备:衣、帽、鞋穿着整洁,修剪指甲,洗手。 (2) 用物准备:治疗盘、艾条、火柴或打火机、酒精灯、止血钳、艾灸盒、纱布块、盛水容器,必要时备浴巾、屏风。 (3) 患者准备:缓解紧张情绪,适量进食,排空大小便	
实施	70	1. 核对医嘱,备齐用物,携至床旁。再次核对治疗卡、床头卡、腕带(床号、姓名、住院号等),做好解释。 2. 取合适体位,暴露施灸部位,取穴并做好标记,注意防寒和保护患者隐私。 3. 依据穴位数点燃相应个数的艾条段,长 3～5 cm,点燃后放置于艾灸盒孔内,盖好封盖,留有适当缝隙,使空气流通,艾条段充分燃烧。 4. 将艾灸盒放置于所选取的穴位上,固定。 5. 封盖处有火力调节口,可根据患者的耐受度来调节火力大小,以患者感觉温热而无灼痛为宜。如果艾灸盒火力调节口已完全关闭,患者仍感觉灼热,应以纱布间隔施灸或将艾灸盒内的艾火熄灭部分再灸。 6. 施灸过程中随时查看患者,防止发生烫伤。 7. 待艾条燃尽后将艾灸盒取走,并将燃尽的艾条倒入盛有水的容器内,以熄灭艾条。 8. 协助患者整理衣物、取舒适体位,整理床单位。 9. 清理用物,洗手,做好记录	
评价	15	1. 患者:体位合理,感觉舒适,皮肤无烫伤,衣物无烧损,症状改善。 2. 护士:方法正确,部位准确,操作熟练	

第六节 艾 箱 灸

一、概述

艾箱灸是指将纯净的艾绒(或加入中药)卷成圆柱状的艾条,将其点燃后放入特制小木箱中,在人体表面熏烤的一种疗法。适用于各种虚寒性病证,如胃脘痛、腹痛、泄泻、风寒痹证、阳痿、早泄、疮疡久溃不愈等。

艾箱灸借灸火的温和热力和药物的作用,通过经络感传从而达到温经通络、散寒除湿、温阳补气、回阳救逆、消瘀散结、补中益气、强壮保健等作用。现代研究表明,灸法对免疫系统、循环系统等人体各系统有着良好的调节作用,此外还具有抗感染、抗癌等作用。艾箱灸相比于传统艾灸具有热力温和、艾灸面积大、操作简便、节省人力、患者感受舒适、易于接受等优势,临床应用广泛。

二、艾箱的结构

艾箱由木箱制成,大小型号依据施灸部位而定,箱内四壁及艾箱盖均钉有铁皮防烧穿,铁砂网钉在中间距体表约 4 cm 处,用于放置艾条。

三、优点

艾箱灸的优点在于节省人力,温度恒定,且无烟雾,最大程度地使艾烟里面所含的微量元素和中药成分通过毛孔被吸收,大大地发挥了艾火、艾烟、艾味综合的艾灸效果。

四、操作方法

1. 评估 患者当前诊断、主要症状、临床表现及既往史;患者体质及施灸处的皮肤情况;对疼痛的耐受程度和对温度的感知情况;心理状况和合作程度。

2. 禁忌 凡属实热证或阴虚发热者,不宜施灸;颜面部、大血管处、孕妇腹部及腰骶部不宜施灸;身体极度衰竭、形瘦骨立者等慎用;配合度差或无自制能力的人如精神病患者等忌用。

3. 告知 艾条点燃后会出现特有的中药燃烧气味,有烟;治疗过程中局部皮肤有热感,可出现红晕;治疗过程中不可随意变换体位,以免艾箱移位;治疗过程中局部感觉烧灼、热烫,应立即告知医务人员,暂停治疗;治疗完成后,局部皮肤可能出现水疱。

4. 护理及注意事项

(1) 施灸前关闭门窗,避免对流风。

(2) 饭后不宜马上施灸,于饭后 1 h 后施灸为宜。

(3) 施灸过程中患者应保持心情平静舒缓,集中注意力于施灸的全过程。

(4) 施灸过程中医护人员应加强巡视,随时询问患者感受,并注意观察艾箱是否固定在位,并注意观察施灸部位皮肤情况。

(5) 施灸过程中可通过调节艾箱火力调节口来控制施灸的温度。

(6) 施灸后局部皮肤出现微红灼热,属于正常现象。

(7) 施灸后半小时内不可用冷水洗手洗脸,灸后不可马上洗澡,以免感受寒邪。

(8) 灸后出现小水疱时,无须处理,可自行吸收。如水疱较大时,可用无菌注射器抽去疱内液体,覆盖消毒纱布,保持干燥,防止感染。

(9) 施灸完毕后,应将艾箱内艾灰倒入盛有冷水的容器内熄灭,清洁艾箱后用消毒湿纸巾擦拭后晾干备用。

五、艾箱灸操作流程及评分细则

艾箱灸操作流程及评分细则如表 9-6 所示。

表 9-6 艾箱灸操作流程及评分细则

项目	计分	考核内容	得分
评估	5	1. 核对医嘱、治疗卡、床头卡、腕带(床号、姓名、住院号等)。 2. 评估患者:体质及艾灸处皮肤情况;既往史,目前诊断、症状,发病部位及相关因素;心理状态和对治疗疾病的信心。 3. 评估环境:环境整洁、舒适、安静。有条件的病房应调节室温至 22～24 ℃,必要时用屏风遮挡	
计划	10	1. 预期目标:各种寒证,如胃脘痛、泄泻、风寒痹痛、疮疡久溃不敛、月经不调等临床症状解除或缓解;预防疾病,保健强身。 2. 准备: (1) 护士自身准备:衣、帽、鞋穿着整洁,修剪指甲,洗手。 (2) 用物准备:治疗盘、艾条、打火机、酒精灯、止血钳、艾箱、隔热垫、卫生纸、盛水容器,必要时备纱布块、浴巾、屏风。 (3) 患者准备:缓解紧张情绪,适量进食,排空大小便	
实施	70	1. 核对医嘱,备齐用物,携至床旁。再次核对治疗卡、床头卡、腕带(床号、姓名、住院号等),做好解释。 2. 将艾条燃烧好的艾箱带至床边,协助患者取合适体位,暴露施灸部位,取穴并做好标记,注意防寒和保护患者隐私。 3. 垫一块隔热垫后将备好的艾箱放置于穴位上方熏烤。注意艾箱盖打开约 1 cm,便于空气流通,有助艾条燃烧。 4. 在施灸过程中,随时询问患者有无灼痛感,及时调整艾火大小和隔热垫厚度,防止烧伤。观察患者病情变化及有无不适。 5. 施灸完毕,将艾条倒入含有水的盛水容器内,熄灭艾火。 6. 协助患者整理衣物,取舒适体位,整理床单位。 7. 清理用物,洗手,做好记录	
评价	15	1. 患者:体位合理,感觉舒适,皮肤无烫伤,衣物无烧损,症状改善。 2. 护士:方法正确,部位准确,操作熟练	

第七节 温 针 灸

一、概述

温针灸是针刺与艾灸相结合的一种治疗方法，又称针柄灸、烧针柄等。在毫针刺入腧穴得气后，将艾绒搓团捻裹于针尾或将一段长 2 cm 左右的艾条插在针尾上，点燃施灸，通过针体将热力传入穴位，具有温通经脉、行气活血的作用。

温针之名首见于《伤寒论》，但其方法不详。《千金翼方》有云：凡病皆由血气壅滞，不得宣通，针以开导之，灸以温暖之。本法兴盛于明代，高武《针灸聚英》及杨继洲《针灸大成》均有载述：其法，针穴上，以香白芷作圆饼，套针上，以艾灸之，多以取效。……此法行于山野贫贱之人，经络受风寒者，或有效。近代已不用药饼承艾，但在方法上也有一定改进。其适应证已不局限于以风湿疾病、偏于寒性的一类疾病为主，如骨关节病、肌肤冷痛及腹胀、便溏等，而扩大到多种病证的治疗。

温针灸除了有针的刺激作用，还有温热的效应，艾绒燃烧的热力可以通过针传到机体深层的组织，能把机体里的寒邪驱散，发挥针与灸的作用，达到治疗目的。适用于一些虚寒性疾病。

二、温针灸用具

1. 毫针 详见毫针刺法中针刺工具。

2. 艾绒

(1) 艾团：由纯艾绒捏成的柱状。

(2) 艾条：艾条是用棉纸包裹、艾绒制成的圆柱状长卷，温针灸使用的是将艾条剪成的长 2 cm 左右的艾条段。

(3) 帽状艾炷：主要成分为艾叶炭，类似于无烟艾条，但其长度为 2 cm，直径 1 cm，一端有小孔，点燃后可插于针柄上，燃烧时间为 30 min。因其外形像小帽，可戴于毫针上，故又称帽炷灸。帽炷温针灸，既无烟，不会污染空气；同时，它的作用时间又长，是一种较为理想的温针灸法。

三、操作方法

1. 评估 患者体质，局部皮肤情况，如针刺部位皮肤有无瘢痕、感染、破溃出血、炎症，既往史，目前诊断、症状、发病部位及相关因素，患者的心理状态和配合程度。

2. 禁忌 凡不能留针的病证，如抽搐、痉挛、震颤等禁用；局部皮肤有瘢痕、感染、破溃出血、炎症，不宜操作。

患者在饥饿、疲劳、精神高度紧张时不宜针刺。体弱者不宜过强刺激，尽量采用卧位。胸胁腰背部的腧穴，不宜直刺、深刺，以免刺伤内脏。孕妇的下腹、腰骶部及合谷、三阴交、昆仑、至阴等通经活络的腧穴，禁止针刺。小儿囟门未闭合时，头顶部腧穴不宜针刺。皮肤有感染、溃疡、瘢痕或肿瘤的部位及有出血倾向、高度水肿者，不宜针刺。

3. 告知 衣裤宜宽松；治疗前进食，不宜空腹治疗；针刺过程中有酸、麻、胀、重的感觉属正常现象，若疼痛明显或有触电样感觉，请立即告知医护人员。艾绒点燃后会出现特有的中药燃烧气味；治疗过程中局部皮肤有热感，可出现红晕；治疗过程中局部感觉烧灼、热烫，应立即告知医务人员。治疗时，不要随意变换体位，如需更改，请告之医务人员。

4. 护理及注意事项

(1) 针刺用的毫针一针一用，有硬弯、锈蚀或有钩刺等不合要求的应剔出。

(2) 针刺前做好解释工作，使患者消除紧张恐惧心理，选择合适的体位，注意保暖。

(3) 严格执行操作方法，准确取穴，正确运用进针方法。针刺中严密观察患者的反应，出现意外，应紧急处理。起针时要核对穴位及针数，防止将毫针遗留在患者身上，发生意外。

(4) 灸时注意及时清除艾灰，防止艾灰脱落烧灼皮肤及衣被。熄灭后的艾绒应装入小瓶，防止复燃致火灾。

(5) 施灸部位皮肤微红灼热属正常现象，如灸后出现小水疱，无须处理，可自行吸收，如水疱较大，消毒后，可用无菌注射器抽出疱内液体，覆盖无菌纱布，保持干燥，防止感染。

四、温针灸操作流程及评分细则

温针灸操作流程及评分细则如表 9-7 所示。

表 9-7 温针灸操作流程及评分细则

项目	计分	考核内容	得分
评估	5	1. 核对医嘱、治疗卡、床头卡、腕带(床号、姓名、住院号等)。 2. 评估患者：体质及局部皮肤情况，既往史，目前诊断、症状、发病部位及相关因素，心理状态和配合程度。 3. 评估环境：环境整洁、舒适、安静、安全、光线充足，根据季节关好门窗，调节室温	
计划	10	1. 预期目标：各种病证，如胃脘痛、泄泻、风寒痹痛、疮疡久溃不敛、月经不调等临床症状解除或缓解；预防疾病，保健强身。 2. 准备： (1) 护士自身准备：衣、帽、鞋穿戴整洁，修剪指甲，洗手，戴口罩。 (2) 用物准备：治疗盘、艾绒或长约 2 cm 的艾条、火柴、皮肤消毒剂、无菌棉签、弯盘、镊子或止血钳、毫针盒及毫针、无菌持物钳、“E”字形硬纸片。必要时备浴巾、屏风。 (3) 患者准备：缓解紧张情绪，进食进饮，排空大小便	
实施	70	1. 核对医嘱，备齐用物携至床旁。再次核对床头卡、腕带(床号、姓名、住院号等)，治疗卡，与患者解释交流。 2. 取合理体位，暴露针刺部位，注意保暖。 3. 准确取穴，指压留痕。 4. 消毒进针部位，选取合适毫针，检查毫针。 5. 消毒持针手指皮肤，根据针刺部位选择进针方法，正确进针。 6. 针刺得气后留针，将艾绒搓团捻裹于针柄上或将一段长约 2 cm 的艾条插在针柄上，将“E”字形硬纸片套于针体上，点燃施灸。 7. 当艾条燃尽后换炷再灸，一般可连灸 2～5 壮。 8. 加强巡视，认真询问患者感觉，消除其紧张心理，及时清除脱落的艾灰，密切观察患者有无出现针刺意外。 9. 施灸完毕，除去艾灰，取下纸片，取出毫针，用无菌干棉签轻压针孔片刻以防出血。核对穴位及毫针数，以防遗漏。 10. 协助患者穿好衣裤，取舒适卧位，整理床单位，酌情开窗通风。 11. 清理用物，洗手，记录并签名	

续表

项目	计分	考核内容	得分
评价	15	1. 患者:情绪稳定,体位合适,安全舒适,针刺时得气快,皮肤无烫伤,衣物无烧损,症状改善。 2. 护士:取穴准确,进针方法正确,操作熟练,坚持查对制度,无菌观念强	

第八节　盘龙周天灸

一、概述

盘龙周天灸,是一种在传统督脉灸的基础上,加灸任脉,配合捏脊、揉腹等手法导引和呼吸吐纳的方法。它不仅发挥了传统艾灸补充身体的真气、阳气的作用,更注重调畅任、督二脉的气机。气化小周天后进而再以小周天之气机带动全身气机的一气周流,使周身达到水火既济、调和阴阳之功效。

"督灸"是由山东崇桂琴创立并命名的外治法,从传统铺灸创新发展而来,最初为治疗强直性脊柱炎而兴起,以"治在骨上""药熨"、隔物灸法、发疱灸法为理论基础,形成了独具特色的灸法。督灸亦是中医传统外治疗法之一,《黄帝内经·素问·骨空论》曰:督脉生病治督脉,治在骨上。病在骨,焠针,药熨。不过现在的盘龙周天灸治疗的技术体系是在传统中医外治法的理论结合传统灸法特点的基础上对多年的临床经验加以创新后的一种特色外治技术。

盘龙周天灸具有调和阴阳、通经活络、固肾壮阳、健脾和胃的功效,是在祖国传统针灸理论基础上,结合现代医学知识演变而来的一种通过经络加温给药的方式以打通任督二脉的新疗法。中医认为,奇经八脉具有统率、联络和调节十二经脉的作用,其中任督二脉分别为阴经之海和阳经之海,是十二经脉流注的必经之地。"阴平阳秘,精神乃治",任督二脉循环(俗称"小周天")畅通与否对人体的健康起着重要的调节作用,也只有任督二脉流注畅通,才能使人体的经络有序,进而阴阳平衡,气血得以生化,人体各方面的生理机能才在真正意义上得到调节。

二、物品要求

使用盘龙周天灸时所需物品为:姜泥(必要时加热)、姜汁、陈艾(青艾、药艾)、药粉、纱布、酒精、弯盘、棉签、艾灸盒、打火机、纸巾、屏风,必要时备浴巾。

(1) 盘龙周天灸所用的艾绒分为青艾和药艾,药艾分为扶阳补肾艾、健脾利湿艾及雷火神针艾三种。

(2) 姜泥、姜汁:选用产自云南的小黄姜。中医认为,姜性温、味辣,具有温中散寒、温肺止咳、发汗温胃、解毒等作用,而云南的小黄姜较一般的姜辛辣,更适宜入药。

(3) 常用的基础药粉:川芎粉、细辛粉、羌活粉、独活粉,除选用常规药粉外,可根据症状表现在特定部位选用对应药粉。

三、操作方法

1. 评估 患者当前主要诊断、症状、临床表现及既往史；患者体质及施灸部位的皮肤情况；心理状况和对于治疗疾病的信心。

2. 禁忌 高热、抽风、有出血倾向、恶性肿瘤及某些传染性患者等，不宜施灸；孕妇下腹部及腰骶部不宜施灸；阴虚火旺证不宜施灸；过饥、过饱、过劳、过虚时不宜施灸；小儿及不合作者不宜施灸。

3. 告知 治疗过程中局部可能会产生烧灼、热烫的感觉；如果治疗过程中有头晕、胸闷的情况要及时告知；治疗完成后局部皮肤可能出现水疱。行此治疗人体可能会出现一定的排病反应，如排便次数增多、放屁、打嗝、皮肤发疹、瘙痒等，这是正邪交战的正常现象，治疗完成，祛邪外出后自会好转。

4. 护理及注意事项

(1) 治疗过程中，不可随意改变体位。

(2) 治疗完当天饮食清淡，忌食肥甘厚腻之品，忌食海鲜，忌食辛散开泄之物，如酒、香菜、辣椒等。

(3) 注意保暖，6～8 h 内忌洗澡，忌食冷饮，勿吹空调、吹风扇。

(4) 灸疗后如果皮肤出现小水疱，无须处理，可自行吸收；如水疱较大，可用消毒针穿刺，放出水液，覆盖无菌纱布，保持干燥，防止感染。

(5) 纱布和姜泥不可重复利用，以防交叉感染。

四、盘龙周天灸操作流程及评分细则

盘龙周天灸操作流程及评分细则如表 9-8 所示。

表 9-8 盘龙周天灸操作流程及评分细则

项目	计分	考核内容	得分
评估	5	1. 核对医嘱、治疗卡、床头卡、腕带(床号、姓名、住院号等)。 2. 评估患者：体质及艾灸处皮肤情况，既往史，目前诊断、症状，发病部位及相关因素；心理状态和对治疗疾病的信心。 3. 评估环境：环境整洁、舒适、安静。有条件的病房应调节室温至 22～24 ℃，必要时用屏风遮挡	
计划	10	1. 预期目标：各种阳气衰弱、阴阳失调、气虚、气血瘀滞、风寒湿痰等临床症状解除或缓解；预防疾病，保健强身。 2. 准备： (1) 护士自身准备：衣、帽、鞋穿着整洁，修剪指甲，洗手。 (2) 用物准备：姜泥(必要时加热)、姜汁、陈艾(青艾、药艾)、弯盘、艾灸盒、药粉、纱布、棉签、酒精、打火机、纸巾，必要时备浴巾、屏风。 (3) 患者准备：缓解紧张情绪，适量进食，排空大小便	

续表

项目	计分	考核内容	得分
实施	70	1. 核对医嘱，备齐用物携至床旁，再次核对医嘱、床头卡、治疗卡、腕带（床号、姓名、住院号等），做好解释。 2. 取合适体位，暴露施灸部位，注意防寒和保护患者隐私。 3. 飞天督脉灸：①开穴、推背：从上到下推两侧膀胱经第 1、2 经线 3～5 次或至所推部位微微发红。②理脊：从上到下推华佗夹脊 3～5 次或至所推部位微微发红。③摩肾：双手摩肾俞、命门、八髎区域，搓至腰背部发热、发烫。④铺药粉：常规消毒治疗部位后，在治疗部位涂抹生姜汁，铺上纱布，撒上药粉。⑤铺姜泥：把姜泥从大椎、风池向下至长强铺成梯状，铺好的姜泥要求下宽上窄呈梯形，厚 3～4 cm，宽 12～18 cm。⑥放艾炷：姜泥上呈“S”形放置艾炷，点燃。⑦燃艾炷：视情况灸 3 壮或 5 壮，配四肢取穴。⑧拍打封穴。 4. 降风任脉灸：①开穴：通过特定频率、手法进行揉腹、振腹，使患者胃脘部和小腹部有悸动感和实热感。②铺药粉：常规消毒治疗部位后，在治疗部位涂抹生姜汁，铺上纱布，撒上药粉。③铺姜泥：把姜泥从膻中至曲骨铺成梯形，铺好的姜泥要求下宽上窄，厚 3～4 cm，宽 12～18 cm。④放艾炷：姜泥上呈“S”形放置艾炷，点燃。⑤燃艾炷：视情况灸 2 壮或 4 壮，配四肢取穴。⑥拍按揉封穴。 5. 随时询问患者有无灼痛感，认真观察，防止艾灰脱落。 6. 施灸结束，清洁局部皮肤，协助整理衣物，置舒适体位，整理床单位。酌情开窗通风。 7. 清理用物，洗手，做好记录。 8. 指导患者临睡前用姜汁兑温水（1∶（20～30））泡脚，以微微出汗为宜	
评价	15	1. 患者：体位合理，感觉舒适，皮肤无烫伤，衣物无烧损，症状改善。 2. 护士：方法正确，部位准确，操作熟练	

第九节　太极旋灸

一、概述

太极旋灸是将艾条的一端点燃，悬放在腧穴或患处的一定高度上进行熏烤，使热力作用于施灸部位，然后施灸者运用手法在施灸部位形成太极阴阳图，阴阳和合产生气流，将艾的热力和药力融合于施灸者的手法和力量之中，传导给被灸者，从而疗愈身心疾病的一种治疗方法。

太极旋灸是传统的旋灸结合太极术的一种继承创新的中医外治手法。

此法有行气活血、补气养血、通经活络、培补元阳、平衡阴阳之效。是不借助于任何灸器，以左手按穴、右手持艾悬空操作的一项中医外治技术。以经络能量指数为依据，运用中医基础理论对人体进行整体辨证，运用蕲艾和多种草本原料制成的艾条，对人体进行由表及里、由里透外的补气、理气、泄邪气，从而达到治病防病的目的。

二、手法

(1) 旋灸时应沉肩、垂肘、悬腕，腋下开合程度以可容纳自己的一个拳头为宜，该手法称为“观音托掌法”。身体带动手臂、手臂带动手腕形成一种外推的力量，手腕微微向上，小指翘起，使疾病能够从心经、小肠经排出。在治疗时，如果出现排病反应，是自身病邪外排的表现。

(2) 旋灸的距离、时间应根据每个人不同的感觉来调整。若距离近而不热，说明身体虚要补；若距离远而热，说明体内有寒、有瘀，热力渗透不进去。施灸时要适时调整距离。一般前期，旋灸距离皮肤以艾条长度 2～2.5 倍为宜，约 30 s，有热感后，以上下 0.5 cm 的幅度摆动，有烫感则上移 0.5 cm。

三、操作方法

1. 评估 患者体质及艾条施灸处的皮肤情况；目前主要诊断、症状，既往史，发病部位及相关因素；患者的心理状况和对治疗疾病的信心。

2. 禁忌 孕妇腹部及腰骶部、经期、空腹、饱腹时禁灸。

3. 告知 施灸前先饮用 300～500 mL 的温开水；艾绒点燃后会出现特有的中药燃烧气味；治疗过程中局部皮肤有热感，可出现红晕；治疗过程中局部感觉烧灼、热烫，应立即告知医务人员，暂停治疗；治疗完成后，局部皮肤可能出现水疱。

4. 护理及注意事项

(1) 施灸顺序：先督脉后任脉，先头部后四肢。

(2) 每个穴位至少 20 min。

(3) 艾灸最好的时间点是白天日出以后，晚上九点以前。

(4) 灸前需喝 300～500 mL 的温开水。如果条件允许，春喝绿豆水，夏喝红豆薏米(1∶1)水，冬喝红豆水、白萝卜水。

(5) 施灸后局部皮肤出现微红灼热，属于正常现象，如灸后出现小水疱，无须处理，可自行吸收。如水疱较大时，可用无菌注射器抽去疱内液体，覆盖消毒纱布，保持干燥，防止感染。

(6) 艾灸完一个穴位后要封穴。用拍、捶、点、按、揉、捏等手法封好一个穴位后再灸下一个穴位。

(7) 施灸时注意施灸部位的保暖，灸后注意避风寒，灸后 2 h 内不宜洗澡，不用冷水洗手，治疗阶段不吃生冷寒凉之物。

四、太极旋灸操作流程及评分细则

太极旋灸操作流程及评分细则如表 9-9 所示。

表 9-9 太极旋灸操作流程及评分细则

项目	计分	考核内容	得分
评估	5	1. 核对医嘱、治疗卡、床头卡、腕带(床号、姓名、住院号等)。 2. 评估患者：患者体质及艾灸处皮肤情况；既往史，目前诊断、症状，发病部位及相关因素；心理状态和对治疗疾病的信心。 3. 评估环境：环境整洁、舒适、安静。有条件的病房应调节室温至 22～24 ℃，必要时用屏风遮挡	

续表

项目	计分	考核内容	得分
计划	10	1. 预期目标：各种阳气虚弱、畏寒怕冷、气血亏虚、风寒痹痛等临床症状解除或缓解；预防疾病，保健强身。 2. 准备： (1) 护士自身准备：衣、帽、鞋穿着整洁，修剪指甲，洗手。 (2) 用物准备：艾条(45 mm×150 mm)、弯盘、治疗盘、镊子、刮灰刀、灭火盘或广口瓶(瓶口内径和艾条直径差不多)、酒精灯、打火机、纸巾、纱布，必要时备浴巾、屏风。 (3) 患者准备：缓解紧张情绪，适量进食，排空大小便	
实施	70	1. 核对医嘱，备齐用物携至床旁，再次核对治疗卡、床头卡、腕带(床号、姓名、住院号等)，做好解释。 2. 取合适体位，暴露施灸部位，注意防寒和保护患者隐私。 3. 取穴，做好标记。 4. 撕开艾条的外包装，将艾条点燃。①阳中求阴：手法为“啄”和“摆”。用刮灰刀去灰，用红火头施灸，“啄”像啄木鸟啄食，精准、快速，“摆”如钟摆摇动，快速有度。一般每穴或患处施灸 5 min 左右。②阴中求阳：手法为“吐”和“巡”，施灸者一只手执艾，顺时针旋转半圈施灸，然后另一只手遮住艾火斜上方，护住艾火温热之气，再将火头从一侧抬出(注意用抬不用拔)。一般每处 10 min 左右。③阴阳互生：手法为“旋”，以逆时针手法祛除病邪，然后再用顺时针手法将艾之药力和火力补入，一般可灸 20～30 min。④阴平阳秘：以“S”形循经旋灸的方法，每处 10 min。⑤阴阳合一：手法为“定”，定位不动进行施灸。施灸者要凝神静气、集中精神，以己之感认真传递艾火之力。每处灸 5 min。 5. 施灸过程中随时询问患者有无灼痛感，及时调整距离，防止烧伤。 6. 及时去除艾灰，防止烧伤皮肤及烧损衣物。 7. 施灸完毕，立即将艾条熄灭，清洁局部皮肤，采用拍、捶、点、按、揉、捏等手法封好穴位。 8. 协助患者整理衣物，取舒适体位，整理床单位，酌情开窗通风。 9. 清理用物，洗手，做好记录	
评价	15	1. 患者：体位合理，感觉舒适，皮肤无烫伤，衣物无烧损，症状改善。 2. 护士：方法正确，部位准确，操作熟练	

第十节　火　　疗

一、概述

火疗是传统中医火灸疗法的简称，是一种通过让火焰在身体表面特定部位燃烧，利用燃烧产生的热力和空气对流的物理原理，刺激体表穴位和病位，通过经络传导，激活人体脏腑功能，促进气血运行，调整人体阴阳来达到防病治病、强身健体、延年益寿目的的一种中医治疗技术。

《素问·调经论》云：喜温而寒，寒则泣而不流，温则消而去之。是说火疗具有良好的温通经脉、散寒除湿的作用。火疗通过逐渐加温，可使热力到达肌层，敷药后到达病灶，温气而行血。气见热则行，见寒则凝，气温则血滑。火疗为温热刺激，可使气血协调，营卫和畅，行气活血，消瘀散结。《灵枢·官能篇》云：上气不足，推而扬之。火疗对气血运行能起到"推而扬上"的引导作用，如温百会有补中益气、升阳举陷之功。火疗法治疗疾病尚有回阳复脉之功，临床上对阴寒内盛、阳气衰微的证候，用火疗治疗，能达回阳救逆的功效。火疗能温阳，如用足三里、关元、大椎等穴位，能激发人体正气，提高抗病能力，起到保健治病、延缓衰老、强身益寿之功。

人以阳气为本，得其所则体强而寿彰，失其所则体弱而寿夭。人体阴阳的偏盛偏衰是疾病发生发展的根本原因。火疗技术的补泻作用，泻其有余，补其不足，可以调和阴阳之交。这种作用是在一定的穴位或局部用药，依靠温热刺激，使人体产生一种温和灼热的感觉。利用这种热力作用，促进血液循环，直达病灶根源，也可通过神经系统的反射作用激活、修复细胞，调整脏腑组织功能，调整和提高机体免疫功能，从而达到治病、预防、保健的目的。

二、火龙液

火疗完成点火、扑火后，一般会在治疗部位覆以火龙液，目前常用的火龙液有以下两类。

1. 用于通经活络的中药液 属中药的外敷药液，由具有活血化瘀、通经活络、发表透里的红花、血竭、乳香、没药、麻黄、川乌、草乌、甘草、麝香等组方配伍，经酒精浸泡制得。外敷于人体表面用于治疗各种肩周炎、颈椎病、风湿性关节炎、类风湿性关节炎、腰椎间盘突出、骨质增生等多种疼痛性疾病，尤其适用于配合通经活络的火疗法，具有见效快、成本低、无毒副作用等良好医疗效果。

2. 中药火疗保健舒服液 由下列原料药浸泡而成：白术、人参、赤芍、茯苓、淫羊藿、狗脊、桑寄生、羌活、独活、防风、海桐皮、当归、黄芪、牛膝、木瓜、杜仲、威灵仙、秦艽、防己、千年健、桑枝、细辛、川芎、生地黄、桂枝等。可用于皮肤祛斑、美白、减肥、瘦身，特别对于风湿冷痛、腰肌劳损、伤风、胃痛有显著的效果。

三、操作方法

1. 评估 患者体质及局部皮肤情况，既往病史、过敏史，目前诊断、症状、发病部位及相关因素，患者的心理状态和配合程度。

2. 禁忌 孕妇，女性月经期，癌症、精神恍惚、严重心脏病、严重糖尿病、严重高血压、严重皮肤病、肾功能不全者禁用。热证、高血压、低血糖等患者忌用。手术后一年内禁用。

3. 告知 不可空腹做火疗，宜饭后 1 h 进行；火疗前后喝适量温开水，禁吃冷食；治疗期间不要变换体位，以免灼伤；治疗时感觉到有温热感，请立即告知医护人员，以便掌握扑火时间；火疗后宜休息 30 min 到 1 h，6 h 后可用温水洗脸，12 h 内不宜洗澡。

4. 护理及注意事项

(1) 治疗时，室内要保持空气流通，协助患者取合适体位，注意保暖及保护隐私。

(2) 治疗开始前，在治疗部位皮肤上按要求做好防火墙。

(3) 拧毛巾：①面积小的部位：用一块大的湿毛巾双面折好(四边形)，拧成四面干后(湿毛巾的四边三寸内微干，中间微湿)紧贴皮肤铺好，根据毛巾薄厚铺两到三层。②面积大的部位：用一块大的湿毛巾对角折好(三角形)，拧成三面干后(湿毛巾的三边三寸内微干，中间微湿)紧贴皮肤铺好，根据毛巾薄厚铺两到三层。

(4) 扑火毛巾宜拧至半干。

(5) 喷酒精时，实施者注意力要集中，喷洒酒精要均匀、连贯，不要太靠边，一般距离边缘三指宽以内的部位不喷。碰洒的酒精要适量，酒精过多，患者耐受不了；酒精过少，火力不足，达不到疗效。

(6) 点火后即做好扑火准备，点燃后停几秒或患者有温热感即扑火，忌追求热效，以免引起烫伤。

(7) 在操作过程中，随时询问患者感觉，以患者能耐受、感觉舒适为度。

(8) 治疗完毕嘱患者喝一杯温开水。

四、火疗操作流程及评分细则

火疗操作流程及评分细则如表 9-10 所示。

表 9-10　火疗操作流程及评分细则

项目	计分	考核内容	得分
评估	5	1. 核对医嘱、治疗卡、床号、腕带(床号、姓名、住院号等)。 2. 评估患者：体质及局部皮肤情况，既往病史、过敏史，目前诊断、症状、发病部位及相关因素，心理状态和配合程度。 3. 评估环境：环境整洁、舒适、安静，适合操作。应调节室温至 22～24 ℃，必要时用屏风遮挡	
计划	10	1. 预期目标：驱寒化瘀，散结止带，促进血液循环；平衡脏腑气机，保健养身。 2. 准备： (1) 护士自身准备：衣、帽、鞋穿着整洁，戴口罩，修剪指甲，洗手。 (2) 用物准备：火龙液、95%酒精、点火枪、纯棉毛巾、塑料薄膜、一次性手套、纸巾、盆、温水。 (3) 患者准备：缓解紧张情绪，适量进食，排空大小便	

续表

项目	计分	考核内容	得分
实施	70	1. 核对医嘱，备齐用物携至床旁，再次核对床头卡、腕带（床号、姓名、住院号等）、治疗卡，与患者解释交流。 2. 嘱患者治疗时保持体位不变，以免灼伤。 3. 协助患者取合适体位，暴露治疗部位皮肤，用准备好的干毛巾先上后下做成防火墙，注意保暖和保护患者的隐私。 4. 拧毛巾：面积小的部位用一块大的湿毛巾双面折好（四边形），拧成四面干后（湿毛巾的四边三寸内微干，中间微湿）紧贴皮肤铺好，根据毛巾薄厚铺两到三层。面积大的部位用一块大的湿毛巾对角折好（三角形），拧成三面干后（湿毛巾的三边三寸内微干，中间微湿）紧贴皮肤铺好，根据毛巾薄厚铺两到三层。 5. 准备扑火毛巾：拧湿毛巾至半干，折好搭在操作者左手臂上。 6. 喷酒精：根据部位按要求喷酒精（操作过程中，实施者注意力要集中，喷洒酒精要均匀、连贯，不要太靠边，一般距离边缘三指宽以内的部位不喷）。点火后即做好扑火准备，避免引起烫伤。 7. 点火：点火之前告知患者，有温热感请立即告知，点火。 8. 扑火：点燃后停几秒或患者有温热感即扑火，反复多次点火、扑火，到酒精烧灼殆尽为止。 9. 喷洒第二遍酒精，点火、扑火方法同上。最后一次扑火后，把毛巾盖在治疗处，备好的火龙液薄膜待用。 10. 操作过程中，注意火力情况，随时询问患者感觉，以患者能耐受、感觉舒适为度。忌追求热效，以免引起烫伤。 11. 取下毛巾，顺手擦干皮肤，把涂有火龙液的薄膜铺在火疗部位，按摩，注意保暖和保护患者隐私。 12. 操作完毕，协助患者穿好衣裤，取舒适卧位，整理床单位，清理用物，洗手，记录。 13. 嘱患者喝一杯温开水。交代相关注意事项，实施健康指导。 14. 按医院感染管理要求进行用物处置	
评价	15	1. 患者：体位合理，感觉舒适，皮肤无烫伤，症状改善。 2. 护士：方法正确，部位准确，操作熟练。 3. 注意事项	

第十一节　灯　火　灸

一、概述

灯火灸又称灯草灸、油捻灸、打灯火，也称神灯照，是一种古老而又独特的简便治病方法。它是中医热灸疗法之一，属于祖国医学灸治法的范畴。它是以中医经络学说和辨证论治理论为依据，采用灯心草作灸材，蘸植物油后对准穴位或部位点火直接点灼，以治疗疾病的一种灸类技术。此法可以激发经气、疏通经脉、促进气血运行、调节脏腑功能、扶正祛邪。

明代李时珍在《本草纲目》中对灯火灸疗法的操作方法、适应证、注意事项等方面做了详细论述,《本草纲目》曰:灯火,主治小儿惊风、昏迷、搐搦、窜视诸病,又治头风胀痛。陈复正在《幼幼集成》中说灯火灸有"疏风散寒、化痰行气、解郁开胸、醒神定搐"之功,称此法为"幼科第一捷法"。我国第一部外治专著《理瀹骈文》说它可用于治疗某些急性病,如"阴痧腹痛,手足冷,灯火爆身上红点",可起到缓急救危作用。

中医认为,人体以阳气为本,得其所则体强而寿彰,失其所则体弱而寿夭。灯火灸属纯阳之性,能回垂绝之阳,且能温阳补虚、补中益气、回阳苏厥,可用于治疗脾肾阳虚、气虚下陷、元气暴脱之证。灯火之热刺激,使热力深透肌腠,刺激穴位,还能调和营卫、行气活血、消瘀散结、宣肺解表、温中散寒、健脾暖胃、祛湿通痹、消肿止痛。

二、操作方法

1. 评估　患者体质及局部皮肤情况,既往史,目前诊断、症状、发病部位及相关因素,患者的心理状态和配合程度。

2. 禁忌　儿童、体质敏感者、体弱者、孕妇腹部、动脉浅表部、大静脉浅表部、颜面部,特别是眼眶周围等部位,忌用;头为诸阳之会,多淬头晕,慎用;大恐、大惊、大怒者不宜施灸。

3. 告知　告知本法特点,消除患者害怕火灼的心理;灯心草点燃后会出现特有的燃烧气味,有少量烟;灸后局部皮肤稍起红晕,灸火处多有小块灼伤,属于正常现象;灸后应注意保持局部皮肤清洁干燥,灼伤处遵医嘱用药,避免抓挠,防止感染。

4. 护理及注意事项

(1) 操作前,要向患者解释说明本法的特点,消除患者害怕火灼的心理,取得患者的配合。

(2) 治疗时要注意保暖和保护患者隐私。

(3) 如遇毛发处,毛发最好剪去,以防烧伤。

(4) 操作时应蘸适量油,动作迅速,以防燃油下滴,引起烫伤。

(5) 施术方法:

①明灯爆火灸法:点燃灯心草后,以灵敏而又快速的动作对准穴位直接点触于穴位上爆灸,一触即离去,并听到爆响"啪"的声音,即告成功,此称 1 壮,灼灸次数可根据情况灵活掌握。

②余火雀啄灸法:点燃灯心草后,待灯心草温度稍降,利用灯火余热在治疗穴位上灼灸之,一触即起为 1 壮,每穴一般灸 1~3 壮。

③拇指热压灸法:点燃灯心草后,用拇指指腹压在灯心草上,旋即把拇指指腹的温热迅速移压在治疗穴位上熨灼之,如此反复 3~5 次即可。

(6) 灸后应注意保持局部皮肤清洁干燥,灼伤处可涂以普通消炎膏或龙胆紫药水,并嘱患者避免抓挠,防止感染。

(7) 熄灭后的灯心草应立即装入盛水容器内,以防复燃发生火灾。

(8) 施灸完毕,清洁患者局部皮肤,如局部有灼伤,给予消炎膏外涂。

三、灯火灸操作流程及评分细则

灯火灸操作流程及评分细则如表 9-11 所示。

表 9-11　灯火灸操作流程及评分细则

项目	计分	考核内容	得分
评估	5	1. 核对医嘱、治疗卡、床头卡、腕带(床号、姓名、住院号等)。 2. 评估患者:体质及局部皮肤情况,既往史,目前诊断、症状、发病部位及相关因素,心理状态和配合程度。 3. 评估环境:环境整洁、舒适、安静。有条件的病房应调节室温至 22～24 ℃,必要时用屏风遮挡	
计划	10	1. 预期目标:解除或缓解各种临床症状;防病保健,治病强身。 2. 准备: (1) 护士自身准备:衣、帽、鞋穿着整洁,修剪指甲,洗手。 (2) 用物准备:治疗盘、艾条、打火机、酒精灯、灯心草数根、植物油、卫生纸、盛水容器、普通消炎膏、棉签,必要时备浴巾、屏风。 (3) 患者准备:缓解紧张情绪,适量进食,排空大小便	
实施	70	1. 核对医嘱,备齐用物携至床旁,再次核对床头卡、腕带(床号、姓名、住院号等)、治疗卡,与患者解释交流。 2. 取合适体位,暴露施灸部位,取穴并做好标记,注意防寒和保护患者隐私。 3. 点火:将灯心草一端浸入植物油中约 1 cm,右手持住灯心草上三分之一处,把蘸油的灯心草一端在酒精灯上点燃明火。 4. 施术方法:临床常用的有以下三种:①明灯爆火灸法:点燃灯心草后,以灵敏而又快速的动作对准穴位直接点触于穴位上爆灸,一触即离去,并听到爆响"啪"的声音,即告成功,此称 1 壮,灼灸次数可根据情况灵活掌握。②余火雀啄灸法:点燃灯心草后,待灯心草温度稍降,利用灯火余热在治疗穴位上灼灸之,一触即起为 1 壮,每穴一般灸1～3 壮。③拇指热压灸法:点燃灯心草后,用拇指指腹压在灯心草上,旋即把拇指指腹的温热迅速移压在治疗穴位上熨灼之,如此反复 3～5 次即可。 5. 熄灭后的灯心草应立即装入盛水容器内,以防复燃。 6. 施灸完毕,清洁局部皮肤,如局部有灼伤,可给予消炎膏外涂。 7. 协助患者整理衣物,取舒适体位,整理床单位。 8. 清理用物,洗手,做好记录	
评价	15	1. 患者:体位合理,感觉舒适,皮肤无其他烫伤,衣物无烧损,症状改善。 2. 护士:方法正确,部位准确,操作熟练。 3. 注意事项	

第十二节　雷　火　灸

一、概述

雷火灸是采用麝香、硫黄、木香、乳香、干姜、茵陈、羌活、穿山甲、全蝎、冬虫夏草、红花、没药等多种中药做成的粗约 3 cm 的药炷，用明火悬灸治疗疾病的一种灸类技术。此法有药力峻、火力猛、渗透力强、灸疗广泛的特点。雷火灸以芳香走窜的药物作引经药，利用药物燃烧时的热量，通过悬灸的方法刺激相关穴位，使其具有祛风、散寒、利湿、通络作用的药力，渗透入部位和穴位，激发经气，使局部皮肤腠理开放，药物透达相应穴位内；根据不同的配伍，具有通经活络、活血化瘀、消肿止痛、祛风除湿、温经散寒、散瘿散瘤、扶正祛邪等功效。

雷火灸起源于明代的雷火神针。在二十世纪九十年代初期，由重庆赵氏雷火灸传统医药研究所所长赵时碧主任医师在几十年的行医经验中创新发展出来的现代的雷火灸药力峻猛、火力强及具有远红外线与近红外线等作用，现在临床广泛运用。

现代研究发现，同等条件距离下测量最高温度，雷火灸最高 240 ℃，普通艾灸为90 ℃，雷火灸的近红外线在 0.3～2 μm。雷火灸以强大的热力和红外效应，作用于施灸部位，达到循经传感、通导经络和调节微循环的作用；在用灸区域的面、位、穴形成高浓度药区，在热力的作用下，渗透组织深部，达到祛风散寒、活血化瘀、舒筋通络止痛等效应，兼具温通和温补的双重功效。

二、灸具

长 10 cm，宽 3 cm，重 30 g，配外用灸具，形状粗壮，如大火炮形状，临床较常用的有单式网罩、长斗式灸具等。

三、施灸手法

1. 补法类　横向灸法、纵向灸法、垂直灸法。

2. 泻法类　雀啄灸法、旋转灸法。

四、操作方法

1. 评估　患者当前诊断、主要症状、临床表现及既往史；患者体质及施灸处的皮肤情况；对疼痛的耐受程度和对温度的感知情况；心理状况和合作程度。

2. 禁忌　凡属实热证或阴虚发热者，不宜施灸；眼外伤、青光眼（眼底处于出血期）、心脏病、呼吸衰竭、哮喘、高血压发作期、内脏出血患者禁用；颜面部、大血管处不宜施灸；体质极度虚弱、神经衰弱的患者，精神高度紧张、过饥过饱者慎用；孕妇禁用。

3. 告知　药炷点燃后会出现特有的中药燃烧气味，有烟；治疗过程中局部皮肤有热感，可出现红晕；治疗过程中局部感觉烧灼、热烫时，应立即告知医务人员，暂停治疗；治疗完成后，局部皮肤可能出现水疱。

4. 护理及注意事项

(1) 施灸前对精神紧张的患者应消除其思想顾虑，饥饿的患者应先进食或喝些糖水。

(2) 体质虚弱、神经衰弱的患者，治疗时火力宜小。

(3) 施灸时，灸火应与皮肤保持用灸距离，切忌灸火接触皮肤，随时注意观察患者表情，防止烫伤。

(4) 点穴时，若配合按摩手法（以拇指或食指指腹轻揉穴位），疗效更佳。

(5) 治疗后 2 h 勿沾冷水及吹风，灸疗后饮一杯淡盐水。

(6) 如灸后出现小水疱，无须处理，可自行吸收。如水疱较大时，可用无菌注射器抽去疱内液体，覆盖消毒纱布，保持干燥，防止感染。

(7) 若皮肤发红或瘙痒，一般会自行消失；偶见皮肤色素沉着，一般2～3个月后可明显减退；若出现其他不适，应就诊。

五、雷火灸操作流程及评分细则

雷火灸操作流程及评分细则如表9-12所示。

表9-12 雷火灸操作流程及评分细则

项目	计分	考核内容	得分
评估	5	1. 核对医嘱、治疗卡、床头卡、腕带(床号、姓名、住院号等)。 2. 评估患者：体质及艾灸处皮肤情况；既往史，目前诊断、症状，发病部位及相关因素；心理状态和对治疗疾病的信心。 3. 评估环境：环境整洁、舒适、安静。有条件的病房应调节室温至22～24 ℃，必要时用屏风遮挡	
计划	10	1. 预期目标：解除或缓解临床症状；防病保健，治病强身。 2. 准备： (1) 护士自身准备：衣、帽、鞋穿着整洁，修剪指甲，洗手。 (2) 用物准备：治疗盘内放药炷、火柴或打火机、弯盘、手柄、清洁纱布、玻璃广口瓶等，必要时备浴巾、屏风。 (3) 患者准备：缓解紧张情绪，适量进食，排空大小便	
实施	70	1. 核对医嘱，备齐用物，携至床旁。再次核对治疗卡、床头卡、腕带(床号、姓名、住院号等)，做好解释。 2. 取合适体位，暴露施灸部位，取穴并做好标记，注意防寒和保护患者隐私。 3. 扭开艾灸盒，取下顶部的大头针，插入盒口小孔中，固定药炷，点燃药炷，对准施灸部位，距离皮肤2～3 cm进行熏烤，根据病情选择灸疗手法。 4. 灸至皮肤发红、深部组织发热为度；操作过程中随时查看患者表情和询问患者感受，及时调节灸火与皮肤的距离，热度以患者能忍受为度，避免灼伤。 5. 药炷燃至盒口，取出大头针，拉开艾灸盒盖，用拇指推出药炷，再用大头针固定后，继续使用。 6. 注意及时刮去药灰，操作完毕后及时熄灭未燃尽的药炷。 7. 协助患者整理衣物，取舒适体位，整理床单位。 8. 清理用物，洗手，做好记录	
评价	15	1. 患者：体位合理，感觉舒适，皮肤无烫伤，衣物无烧损，症状改善。 2. 护士：方法正确，部位准确，操作熟练	

第十三节　热　敏　灸

一、概述

热敏灸又称热敏悬灸，全称“腧穴热敏化艾灸新疗法”，是采用艾条悬灸热敏态腧穴，激发喜热、透热、扩热、传热、局部不(微)热远部热、表面不(微)热深部热、非热感等热敏灸感或经气传导，并施以个体化的饱和消敏灸量，从而提高艾灸疗效的一种新技术。

现代针灸学家周楣声教授在其《灸绳》中首先提出"热敏点"的概念，其论"还有热敏点反应，……当照至敏感点时，每见火焰下沉，而局部之热感亦向深部窜透。或用艾条点燃慢慢熏烤，当熏至敏感点时，亦可使热感向内深透，或向远方传布。"江西省中医院陈日新教授在继承以往研究的基础上对腧穴热敏化现象进行大量观察及广泛临床应用，提出"腧穴热敏化悬灸疗法"。

热敏灸的适应证主要是痛证和瘫痿类疾病，如风湿性关节炎、骨性关节炎、软组织损伤、肌筋膜疼痛综合征、颈椎病、腰椎病、面瘫、面肌痉挛、三叉神经痛、胃肠动力障碍、性功能障碍、痛经、盆腔炎、慢性支气管炎、支气管哮喘等。

二、腧穴热敏化现象

1. 喜热　热敏灸时患者感觉非常舒适，往往能即时减轻症状，尽管这是患者的一种主观感觉，但的确是热敏灸有效的一个重要标志。

2. 透热　灸热从施灸点皮肤表面直接向深部组织穿透，甚至直达胸腹腔脏器。

3. 扩热　灸热以施灸点为中心向周围扩散。

4. 传热　灸热从施灸点开始循经脉路线向远处传导，甚至达病所。

5. 局部不(微)热远部热　施灸部位不(微)热，而远离施灸部位的其他感应部位感觉甚热。

6. 表面不(微)热深部热　施灸部位的皮肤不(微)热，而皮肤下深部组织甚至胸腹腔脏器感觉甚热。

7. 非热感　施灸部位或远离施灸部位产生酸、胀、压、重、痛、麻、冷等非热感。

三、热敏化腧穴

部分腧穴对艾热仅产生局部和表面的热感。对艾热异常敏感，对小刺激能产生大反应即能产生热敏化现象的腧穴，我们称之为热敏化腧穴。热敏化腧穴是热敏灸疗法的最佳作用部位。

四、操作方法

1. 评估　患者体质及局部皮肤情况，既往史，目前诊断、症状、发病部位及相关因素，患者的心理状态和配合程度。

2. 禁忌　感觉、言语、听觉障碍的患者，出血性脑血管病急性期、大量失血、结核病、肿瘤晚期患者，过饥、过饱、过劳、醉酒者，婴幼儿及孕妇腰骶部和腹部不宜施灸。

3. 告知　艾绒点燃后会出现特有的中药燃烧气味；治疗过程中局部有热感，施灸部位可出现红晕；治疗过程中局部感觉烧灼、热烫时，应立即告知医护人员，暂停治疗；施灸后皮肤出现微红灼热，属于正常现象，局部皮肤可能出现水疱。

4. 护理及注意事项

(1) 治疗时，要注意保暖和保护患者隐私。

(2) 操作者要平心静气，意守施灸点，固守热敏化穴。

(3) 操作手法：

①循经往返灸：点燃的艾条在距离患者皮肤 3 cm 左右的高度，沿经络循行往返匀速移动施灸，以患者感觉施灸路线温热为度。施灸时间一般为 2～3 min。

②回旋灸：点燃的艾条在距离患者皮肤 3 cm 左右的特定体表部位，均匀地左右移动或往复回旋施灸，以患者感觉施灸部位温暖舒适为度。施灸时间一般为 1～3 min。

③雀啄灸：用点燃的纯艾条对准患者施灸部位，一上一下地摆动，如鸟雀啄食一样，以患者感觉施灸部位波浪样温热感为度。施灸时间一般为 1～2 min。

④温和灸：点燃的艾条在距离患者皮肤 2～3 cm 高度，对准已经实施上述三种灸法的热敏化腧穴，实施温和灸，以患者感热但无灼热痛感为度。灸量以完成传感为度，直至热敏现象消失，热敏点完成一次治疗剂量的施灸时间因人而异。

综上所述：先回旋灸打基础，继雀啄灸激发经气，再温和灸温通经络。

(4) 探查和施灸热敏点：用点燃的艾条，距离患者皮肤 3～5 cm 的高度，以患者经穴、压痛点、皮下硬节等部位为中心，3 cm 为半径的范围内，回旋施灸 1～3 min，继而在重点位置予以雀啄灸以加强灸量，找到热敏化穴位后予以温和灸。当患者感受到艾热发生透热、扩热、传热等感觉时，此点即为热敏点。

(5) 施灸过程中及时弹掉艾灰，观察患者皮肤情况，询问患者感受，注意艾火与皮肤的距离，防止烫伤。

(6) 施灸完毕，将未燃尽的艾条放入小口瓶内及时熄灭，防止火患。

(7) 如灸后出现小水疱，无须处理，可自行吸收；如水疱较大时，可用无菌注射器抽去疱内液体，覆盖消毒纱布，保持干燥，防止感染。

(8) 热敏灸治疗一般每日一次。由于机体的病理状态不同和个体差异，每个患者所需的艾灸剂量均不同，施灸时间一般为 5～10 min。

五、热敏灸操作流程及评分细则

热敏灸操作流程及评分细则如表 9-13 所示。

表 9-13　热敏灸操作流程及评分细则

项目	计分	考核内容	得分
评估	5	1. 核对医嘱、治疗卡、床头卡、腕带(床号、姓名、住院号等)。 2. 评估患者：体质及局部皮肤情况，既往史，目前诊断、症状、发病部位及相关因素，心理状态和配合程度。 3. 评估环境：环境整洁、舒适、安静。有条件的病房应调节室温至 22～24 ℃，必要时用屏风遮挡	
计划	10	1. 预期目标：解除或缓解临床症状；防病保健，治病强身。 2. 准备： (1) 护士自身准备：衣、帽、鞋穿着整洁，修剪指甲，洗手。 (2) 用物准备：治疗盘、艾条、火柴、弯盘、卫生纸、小口瓶，必要时备浴巾、屏风。 (3) 患者准备：缓解紧张情绪，适量进食，排空大小便	

续表

项目	计分	考核内容	得分
实施	70	1. 核对医嘱，备齐用物，携至床旁。再次核对治疗卡、床头卡、腕带（床号、姓名、住院号等），做好解释。 2. 取合适体位，暴露施灸部位，取穴并做好标记，注意防寒和保护患者隐私。 3. 探查热敏点：用点燃的艾条，以患者经穴、压痛点、皮下硬节等反应部位为中心，3 cm为半径的范围内，距离皮肤3～5 cm施行回旋灸1～3 min，继而在重点位置予以雀啄灸以加强灸量，找到热敏化穴位后予以温和灸。当患者感受到艾热发生透热、扩热、传热等感觉时，此点即为热敏点。 4. 将点燃的纯艾条对准热敏化腧穴，距离皮肤2～3 cm处施行温和灸，以患者无灼热痛感为度，灸量以完成传感为度，直至热敏现象消失，热敏点完成一次治疗剂量的施灸时间因人而异。 5. 过程中注意及时弹掉艾灰，观察皮肤情况，询问患者感受，注意艾火与皮肤的距离，防止烫伤。 6. 施灸完毕，将未燃尽的艾条放入小口瓶内，以熄灭艾条。 7. 协助患者整理衣物，取舒适体位，整理床单位。 8. 清理用物，洗手，做好记录	
评价	15	1. 患者：体位合理，感觉舒适，皮肤无烫伤，衣物无烧损，症状改善。 2. 护士：方法正确，部位准确，操作熟练。 3. 注意事项	

第十四节　陶　罐　灸

一、概述

陶罐灸是将纯净的艾绒（或加入中药）卷成圆柱状的艾条，点燃后放入艾灸陶瓷罐，再将陶瓷罐吸附于人体表面熏烤的一种中医治疗技术。适用于各种虚寒性病证，如胃脘痛、腹痛、泄泻、风寒痹证、阳痿、早泄、疮疡久溃不愈等证。

陶罐手感细腻，耐老化，耐腐蚀，传热温和持久，有良好的透气性、透水性，还有一定的吸附功能。

此法可借助陶罐聚集和保有艾火的热力，有助于热力渗透肌肤，可以温通经络，行气活血，祛湿逐寒，温经止痛，平衡阴阳，促进血液循环，调整脏腑功能，促进机体新陈代谢，增强抵抗力。

二、陶罐

近年来，随着科学技术的进步，陶罐也不断升级换代。

1. 普通陶罐　主要有陶土罐和陶瓷罐。

2. 黑陶罐　黑色陶器，以颜色黑为主要特征。

3. 玉石陶罐　以玉石制成。

三、操作方法

1. 评估 患者体质及局部皮肤情况，既往史，目前诊断、症状、发病部位及相关因素，患者的心理状态和配合程度。

2. 禁忌 凡属实热证或阴虚发热者，不宜施灸；颜面部、大血管处、孕妇腹部及腰骶部不宜施灸。身体极度衰竭、形瘦骨立者等慎用；配合度差或无自制能力的人如精神病患者等忌用。

3. 告知 艾绒点燃后会出现特有的中药燃烧气味；治疗过程中局部皮肤有热感，可出现红晕；治疗过程中局部感觉烧灼、热烫，应立即告知医护人员，暂停治疗；施灸后局部皮肤出现微红灼热，属于正常现象，局部皮肤可能出现水疱。

4. 护理及注意事项

(1) 准备的艾条段长度一般以 3～5 cm 为宜。

(2) 施灸时取合适体位，暴露施灸部位，注意防寒和保护患者隐私。

(3) 要根据患者的耐受度来调节陶罐距离皮肤的高度，一般以距离皮肤 2～3 cm 为宜，以保持温热而无灼痛感。

(4) 操作过程中随时查看患者表情和询问患者感受，防止烫伤。

(5) 待艾条燃尽后将陶瓷罐取走，并将燃尽的艾条倒入盛有水的容器内，以助灭火。

(6) 如灸后出现小水疱，无须处理，可自行吸收。如水疱较大时，可用无菌注射器抽去疱内液体，覆盖消毒纱布，保持干燥，防止感染。

四、陶罐灸操作流程及评分细则

陶罐灸操作流程及评分细则如表 9-14 所示。

表 9-14 陶罐灸操作流程及评分细则

项目	计分	考核内容	得分
评估	5	1. 核对医嘱、治疗卡、床头卡、腕带(床号、姓名、住院号等)。 2. 评估患者:体质及局部皮肤情况，既往史，目前诊断、症状、发病部位及相关因素，心理状态和配合程度。 3. 评估环境:环境整洁、舒适、安静。有条件的病房应调节室温至 22～24 ℃，必要时用屏风遮挡	
计划	10	1. 预期目标:症状解除或缓解；预防疾病，保健强身。 2. 准备: (1) 护士自身准备:衣、帽、鞋穿着整洁，修剪指甲，洗手。 (2) 用物准备:治疗盘、艾条、打火机、酒精灯、艾灸陶瓷罐、止血钳、卫生纸、盛水容器，必要时备纱布块、浴巾、屏风。 (3) 患者准备:缓解紧张情绪，适量进食，排空大小便	

续表

项目	计分	考核内容	得分
实施	70	1. 核对医嘱，备齐用物携至床旁，再次核对床头卡、腕带（床号、姓名、住院号等）、治疗卡，与患者解释交流。 2. 取合适体位，暴露施灸部位，取穴并做好标记，注意防寒和保护患者隐私。 3. 依据穴位数点燃相应个数的艾条段，长 3～5 cm，点燃后放置于艾灸陶瓷罐内。 4. 将艾灸陶瓷罐吸附于所选取的穴位上，可根据患者的耐受度来调节艾灸距离皮肤的高度，一般以距离皮肤 2～3 cm 为宜，以保持温热而无灼痛感。 5. 过程中随时查看患者表情和询问患者感受，防止烫伤。 6. 待艾条燃尽后将陶瓷罐取走，并将燃尽的艾条倒入盛有水的容器内，以熄灭艾条。 7. 协助患者整理衣物，取舒适体位，整理床单位。 8. 清理用物，洗手，做好记录	
评价	15	1. 患者：体位合理，感觉舒适，皮肤无烫伤，衣物无烧损，症状改善。 2. 护士：方法正确，部位准确，操作熟练。 3. 注意事项	

第十五节　脐灸疗法

一、概述

脐，又称“神阙”。它与人体十二经脉相连、五脏六腑相通，是心肾交通的“门户”。脐灸疗法是用艾绒（或加入中药的艾绒）做成艾卷或艾炷，在肚脐上直接或隔药、隔物施灸，借助艾火的纯阳热力及药物作用，透入肌肤，刺激组织，激发经络之气，以调和气血，疏通经络，调理脏腑，用以预防和治疗疾病的一种外治疗法。目前最常用的有隔盐灸、隔姜灸、隔蒜灸、隔药饼灸、隔面饼灸。

二、操作方法

1. 评估　患者当前的主要诊断、症状（或体征）及其持续时间；既往病史、个人史和过敏史，包括药物、饮食过敏史，以及艾灸史等；目前的基本生命体征及各种相关检查；施灸处的皮肤情况、耐热程度，心理状况及合作程度。

2. 禁忌　凡属实热证或阴虚发热者，有严重心血管疾病、体质特别虚弱者，以及过敏性皮肤病者，不宜施灸；空腹或刚吃完饭不宜灸脐；孕妇、哺乳期的女性，脐部有损伤或炎症者禁用。相关药物过敏者忌用。

3. 告知　艾绒点燃后可出现较淡的中药燃烧气味；治疗过程中不得随意改变体位；局部皮肤可能出现微红等情况；治疗过程中感觉烧灼、热烫或疼痛应立即告知医务人员，停止治疗。由于脐灸药物吸收较快，个别患者治疗初始几天（尤其用走窜或寒凉药时）会出现腹部不适或隐痛感，一般几天后可自行消失，不必紧张。

4. 护理及注意事项

(1) 施灸后局部皮肤出现微红灼热,属于正常现象。

(2) 灸后若局部出现水疱,只要不擦破,可任其自然吸收。若水疱过大,可用消毒针从水疱底部将其刺破,放出水液后,再消毒盖以无菌敷料,注意观察,防止感染。

(3) 治疗过程中要特别注意保暖,不要在室外进行或者让脐部对准风口,保持室内温暖,适当覆盖衣被。

(4) 脐部皮肤娇嫩,如药物刺激性较强,或隔药灸脐次数较多时,宜治疗前先在脐部涂一层凡士林,小儿尤应注意。

三、脐灸疗法操作流程及评分细则

脐灸疗法操作流程及评分细则如表 9-15 所示。

表 9-15 脐灸疗法操作流程及评分细则

项目	计分	考核内容	得分
评估	5	1. 核对医嘱、治疗卡、床头卡、腕带(床号、姓名、住院号等)。 2. 评估患者:体质及艾灸处皮肤情况;既往病史、过敏史,目前诊断、症状,发病部位及相关因素;心理状态、配合程度和对治疗疾病的信心。 3. 评估环境:环境整洁、舒适、安静。调节室温至 22～24 ℃,必要时用屏风遮挡	
计划	10	1. 预期目标:临床症状缓解或解除;预防疾病,保健强身。 2. 护士准备: (1) 护士自身准备:衣、帽、鞋穿戴整洁,修剪指甲,洗手。 (2) 用物准备:治疗盘、艾条或艾绒、火柴、弯盘、卫生纸,根据实际情况可选择粗盐、姜片(鲜姜切成直径 2～3 cm、厚 0.2～0.3 cm 的薄片,中间以针刺数孔)、蒜片(鲜蒜切成直径 2～3 cm、厚 0.2～0.3 cm 的薄片,中间以针刺数孔)、药饼(以一味或多味中药制成的药饼)、面饼(揉制新鲜的面饼,做成碗状,中有小孔)等,凡士林、棉签、止血钳或镊子,必要时备浴巾、屏风。 3. 患者准备:缓解紧张情绪,适量进食,排空大小便	
实施	70	1. 核对医嘱,备齐用物携至床旁,再次核对治疗卡、床头卡、腕带(床号、姓名、住院号等),与患者解释交流。 2. 取合适体位,暴露施灸部位,注意防寒和保护患者隐私。 3. 清洁脐部,以脐为中心,在脐和脐周皮肤上涂抹适量的凡士林。 4. 施灸:分直接灸和间接灸,方法同艾炷灸。 5. 随时询问患者有无灼痛感,及时清除艾灰,防止烧伤皮肤及烧坏衣物。 6. 施灸完毕,清洁局部皮肤,协助患者整理衣物、取舒适体位,整理床单位,酌情开窗通风。 7. 清理用物,洗手,做好记录	
评价	15	1. 患者:体位合适,感觉舒适,皮肤无烫伤,衣被无烧损,症状改善。 2. 护士:方法正确,部位准确,操作熟练	

第三部分
临床应用篇

LINCHUANG YINGYONG PIAN

第十章 内科针灸护理案例

第一节 外感发热

患者，男，20岁。因发热2天而就诊。两日前长跑后即觉恶心欲吐，体温37.7℃。现症见：发热重，微恶风寒，鼻塞流黄浊涕，身热有汗，头痛，咽痛，口渴欲饮，偶发荨麻疹，疲倦乏力，舌质红，舌苔薄黄，脉浮数。

【护理评估】

病因：感受外邪。病位：在肺。病机：肺主皮毛，患者长跑后腠理开泄，风热之邪乘势而入，与人体正气相搏，正邪交争，故发热，微恶风寒，口渴欲饮；肺开窍于鼻，故鼻塞流黄涕。

【医疗诊断】

1. 中医诊断 外感发热（风热犯表证）。

2. 西医诊断 上呼吸道感染。

【护理措施】

(1) 卧床休息，采取舒适的体位，减少机体的消耗，必要时可吸氧。维持室温在20～24℃、湿度55%～60%，并经常通风换气，患者宜穿透气、棉质衣服，若有寒战，应给予保暖。

(2) 鼓励患者进食高热量、高维生素、营养丰富的半流质饮食或软食，以补充机体基本需要和因发热所造成的额外消耗。指导患者摄取足够的水分以防止脱水，每天至少2000 mL，必要时可遵医嘱静脉补液，维持水和电解质平衡。

(3) 给予物理降温，可冰敷前额及大血管经过的部位，如颈部、腋窝和腹股沟；有出血倾向者禁用酒精或温水拭浴，以防局部血管扩张而进一步加重出血。必要时，遵医嘱给予药物降温。降温过程中，要密切监测患者体温与脉搏的变化，及时更换衣物，保持皮肤清洁、干燥，防受凉，并观察患者降温后的反应，避免发生虚脱。

(4) 中药保留灌肠，用以清热解表汤给予患者保留灌肠，从而起到清热解表的目的。

【针灸护理技术】

1. 刮痧 取合谷、曲池、大椎、太阳、风池等穴。

选穴依据：风池属足少阳胆经，胆经气血在此吸热后化为阳热风气。大椎为手足三阳、督脉之会，督脉为诸阳之海，统摄全身阳气，而太阳主开，少阳主枢，阳明主里，故本穴可清阳明之里，启太阳之开，和解少阳以驱邪外出而主治全身热病及外感之邪。合谷为大肠经原穴，属阳主表，取清走衰，宣泄气中之热，升清降浊，疏风散表，宣通气血之功。曲池为手阳明大肠经穴，大肠经与肺经相表里，肺主皮毛。此穴位于肘部，乃经气运行之大关，能通上达下，通里达表，既可清在外之风热，又能泻在内之火邪，是表里双清之要穴，具有疏散风热、解表散邪之功，善解全身风热表邪。

2. 穴位按摩　取风池、大椎、合谷、曲池等穴。

选穴依据：同上。

【健康教育】

1. 生活起居　注意病愈初期的休养，避免过劳，适当活动，注意保暖，慎风寒，以免复感外邪，根据自身条件进行适当的体育锻炼，以增强机体抗病能力。

2. 饮食护理　宜食疏风清热、宣肺化痰的食品，如西瓜汁、荸荠汁、金银花茶等，饮食宜清淡、少油腻、易消化，忌食辛辣、油腻之品，忌烟酒。

3. 情志调理　加强与患者沟通，避免不良情绪，保持心情舒畅，怡养情操，利于康复。向患者讲解本病的发生、发展及转归。

4. 用药护理　辛温解表剂宜趁热服，药后加被安卧或啜服热稀粥，以助汗出。辛凉解表剂、化湿解表剂宜偏凉服。

【护理评价】

经治疗后，患者体温正常，无恶寒发热，无头痛、咽痛、鼻塞等情况，纳寐可，二便调。

【编者按】

肝火亢盛证刮痧以足厥阴肝经、督脉为主；阴虚阳亢证刮痧以足少阴肾经、足厥阴肝经、督脉为主；气虚血瘀证刮痧以足厥阴肝经、手少阴心经、任脉为主；阴阳两虚证刮痧以足厥阴肝经、足太阴脾经、任脉、督脉为主。

第二节　肺　　胀

患者，王某，男，65岁。因咳嗽咳痰30余年，再发加重伴胸闷气促7天入院。7天前因受凉后出现咳嗽咳痰加重，咳嗽较剧，痰量较多，不易咳出，伴胸闷气促，活动后明显，鼻塞流涕，无发热，畏寒，无打喷嚏，喉间痰鸣，乏力，纳差，夜寐欠安，舌质暗红，苔黄腻，脉滑。

【护理评估】

病因：外感风寒。病位：主要在肺。病机：肺虚久病，卫外不固，外感风寒，郁而化热，热灼肺津，炼液成痰，痰与热结，壅阻肺络所致，此患者为痰热郁肺证。

【医疗诊断】

1. 中医诊断　肺胀（痰热郁肺证）。

2. 西医诊断　慢性阻塞性肺疾病。

【护理措施】

（1）协助患者取半坐卧位，以改善呼吸，遵医嘱给予低流量氧气持续吸入。鼓励患者多饮水，每日行超声雾化吸入。

（2）指导有效咳痰，协助患者翻身、拍背。

（3）提供促进睡眠的措施：保持环境安静，取舒适的体位。

(4) 给予清淡易消化的高热量、高蛋白质、高维生素的饮食，少食多餐。避免食用产气食物，以免腹部胀气使膈肌上抬而影响肺部换气功能。

(5) 关心安慰患者，鼓励患者说出内心感受，与患者进行积极有效的沟通，向患者及家属介绍疾病的病因及诱因、防治知识等。告知患者天气变化时要及时增减衣服，避免受凉、淋雨、酗酒和过度劳累，防止呼吸道感染。

【针灸护理技术】

1. 耳穴贴压 选穴肺、气管、脾、肾，每日按压 3～5 次，隔 1～3 天换 1 次，两耳交替或同时贴用。

选穴依据：肺为储痰之器，脾为生痰之源；肺为气之主，肾为气之根；肺与脾、肾关系密切。脾为后天之本，气血生化之源；肾为先天之本，五脏六腑化生之源，故在耳穴上选用肺、气管、脾、肾等穴以调节脏腑功能，共同发挥补脾益肾、宣肺平喘之功效。

2. 穴位贴敷 将中药打粉，用生姜汁调和，选穴膻中、肺俞、脾俞、肾俞、大椎，三伏每伏第一天进行穴位贴敷，每次时间 4～6 h。

选穴依据：膻中为气会穴，泄肺降气；肺俞宣通肺气，泄肺化痰；脾俞健脾化湿、补益肺气，配肺俞补土生金，可取标本同治之效；肾俞补肾纳气，培先天之本；大椎为督脉要穴，又是诸阳经穴的交汇穴，通阳解表。

【健康教育】

1. 生活起居 注意起居环境，保持空气清新，避免有刺激性气体和尘埃，加强锻炼，劳逸适度，慎风寒，防感冒。

2. 饮食护理 饮食有节，戒烟酒。

3. 情志调理 加强与患者的沟通，嘱其保持情绪稳定，避免忧思恼怒等不良情致加重病情。

4. 其他 积极治疗原发病，定期医院复查。

【护理评价】

经过一次治疗后，患者咳嗽咳痰较前减少，胸闷气促较前缓解，鼻塞好转，鼻涕较少，经过三次治疗后患者无咳嗽咳痰，无鼻塞鼻涕，胸闷气促缓解，睡眠质量提升，食欲增加。

【编者按】

风寒内饮证：①耳穴贴压，选穴肺、气管、神门、皮质下。②艾灸，选穴大椎、肺俞、命门、足三里、三阴交。痰瘀阻肺证：①耳穴贴压，选穴肺、气管、神门、皮质下。②穴位贴敷，选穴肺俞、脾俞、肾俞、定喘、大椎。肺肾气虚证：耳穴贴压，选穴肺、气管、神门、交感、内分泌。阳虚水泛证：穴位贴敷选穴膻中、肺俞、脾俞、肾俞、中元、气海、关元。

第三节　眩　　晕

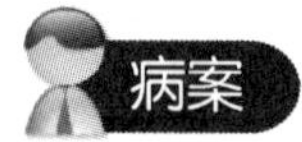

患者，章某，男，59 岁。因头晕、头痛 9 年，加重 1 月，伴乏力入院。现头晕、头痛，伴乏力，感左侧面部麻木。无耳鸣，自觉行走不稳，稍恶寒，无发热，偶感恶心呕吐，口干欲饮，纳寐可，二便调，双下肢无水肿。舌淡红，苔薄黄，脉弦滑。入院查：体温 36.8 ℃，脉搏 82 次/分，呼吸 19 次/分，血压 140/86 mmHg。既往史：高脂血症、双侧颈动脉硬化并多发斑块。

【护理评估】

病因：素体阳盛，忧郁恼怒，久病不愈，先天不足，老年肾亏，嗜酒肥甘。病位：在清窍，与肝、脾、肾。病机：以虚者居多，张景岳谓“虚者居其八九”，如：肝肾阴虚、肝风内动，气血亏虚、清窍失养，肾精亏虚、脑髓失充。眩晕实证多由痰浊阻遏，升降失常，或痰火气逆，上犯清窍，或突发气机逆乱，清窍暂闭或失养，而引起晕厥。

【医疗诊断】

1. 中医诊断 眩晕(痰瘀互结证)。

2. 西医诊断 原发性高血压。

【护理措施】

(1) 病室保持安静、舒适，空气新鲜，光线不宜过强。听舒缓的音乐，分散心烦焦虑感。

(2) 眩晕轻者可适当休息，不宜过度疲劳。眩晕急性发作时，应卧床休息，闭目养神，减少头部晃动，切勿摇动床架，症状缓解后方可下床活动，动作宜缓慢，防止跌倒。

(3) 合理用药，定时监测血压，积极配合治疗。降压药晨起时空腹服用最好，午间需服药者则在午饭后 1 h 左右服药为宜。中药宜温服，眩晕伴呕吐者中药宜冷服，或姜汁滴舌后少量频服。

(4) 戒烟限酒。少食肥甘厚腻、生冷荤腥。素体肥胖者适当控制饮食，高血压患者饮食不宜过饱，急性发作呕吐剧烈者暂时禁食，呕吐停止后可给予半流质饮食。

【针灸护理技术】

1. 刮痧疗法 将刮痧部位分为 3 组，交替执行，15 天为一个疗程。取经络：督脉、足太阳膀胱经、足少阳胆经、手阳明大肠经、手厥阴心包经、足厥阴肝经。反复点揉加强穴：百会至风府，以及印堂、双侧太阳。

选经络、穴位的依据：痰瘀互结型眩晕多表现为肝、脾、肾三脏的瘀证。督脉和膀胱经是运行气血、联络脏腑、沟通上下内外、调节各脏腑器官的通道。《黄帝内经》云：凡十一脏皆取决于胆也。强调胆在脏腑活动中的重要性，胆经是人体的气机升降出入枢纽。大肠经多气多血，可以增强阳气和把多余的火气去掉；心包经和肝经是同名经，可疏肝理气、养心、扶正气。

2. 艾灸疗法 取神阙、中脘、肾俞、命门、足三里、涌泉等穴。

选穴依据：神阙、中脘为任脉上的腧穴，灸此二穴可以疏肝养胃、和胃健脾；肾为先天之本，灸肾俞、命门二穴，可以滋补先天之本，激发先天潜能，促进人体排毒机能；足三里为多气多血之阳明经的合穴，又是强壮要穴，灸之能增强体力，减除疲劳；涌泉是肾经的井穴，可引火下行。

【健康教育】

1. 生活起居 养成良好的生活方式，戒烟、限酒，保证充分的睡眠时间，学会自我心理调节，注意劳逸结合，切忌过劳和纵欲过度。

2. 饮食护理 少食肥甘厚腻、生冷荤腥。素体肥胖者适当控制饮食，高血压患者饮食不宜过饱，急性发作呕吐剧烈者暂时禁食，呕吐停止后可给予半流质饮食。

3. 情志调理 加强与患者沟通，避免不良情绪，保持心情舒畅，怡养情操，利于康复。

4. 其他 学会自测血压，定期测量血压，定期门诊复查。

【护理评价】

经 1 次治疗后，次日，患者头晕、头痛明显好转，出现连续肛门排气。连续治疗 5 次后，血压波动正常，无恶心呕吐，无头晕、头痛，乏力及左侧面部麻木感消失。

【编者按】

肝火亢盛证刮痧以足厥阴肝经、督脉为主；阴虚阳亢证刮痧以足少阴肾经、足厥阴肝经、督脉为主；气虚血瘀证刮痧以足厥阴肝经、手少阴心经、任脉为主；阴阳两虚证刮痧以足厥阴肝经、足太阴脾经、任脉、督脉为主。

第四节　心　　衰

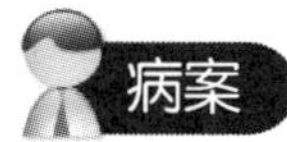

患者，钱某，女，61岁。因反复胸闷、心悸3年余，加重伴乏力1周而入院。现有胸闷气喘、心悸、气促，以活动后明显，休息后可缓解，乏力，头晕，嗳气，纳食可，夜寐多梦，下肢轻度水肿，大小便正常。舌质红，少苔，脉沉细。

【护理评估】

病因：反复胸闷心悸。病位：主要在心、肺。病机：感受风寒湿热后，邪气壅滞肺道，致肺失条达，无力祛邪，风寒湿热进而搏于血脉，内犯于心，以致心脉痹阻，营血运行不畅，瘀血阻络，水湿不化而发为心衰。

【医疗诊断】

1. 中医诊断　胸痹心痛、心衰（气阴两虚、心血瘀阻证）。

2. 西医诊断　心力衰竭。

【护理措施】

1. 病情观察　注意观察有无早期心衰临床表现，劳力性或夜间阵发性呼吸困难，如发现患者心率增快、乏力、尿量减少、心尖部闻及舒张期奔马律时，应及时与医生联系，一旦出现急性肺水肿征兆，应立即准备配合抢救。严密观察病情变化，定时监测生命体征并记录。一般为30～60 min一次，危重患者应给予连续监测。输液过程中应根据患者血压、心率、呼吸情况，随时调整药物的浓度和滴速，严格控制补液滴速，每分钟20～30滴，急性肺水肿者应控制在每分钟15滴或16滴，有条件情况下可采用微量输液泵来控制滴速。观察并记录24 h出入液量，并定期做尿比重测定。

2 对症护理　吸氧，2～4 L/min；取半坐卧位休息，以减轻静脉回流，扩大胸腔容积；呼吸道感染注意保暖，保持室内空气新鲜，定时翻身、拍背，鼓励患者咳痰；鼓励患者做床上肢体活动或被动运动，当患者肢体远端出现肿胀时，应及时检查及早诊断处理。

3. 急性肺水肿的抢救配合及护理　立即通知医生，安置患者于监护室，并安慰患者；给予患者半坐卧位或两下肢下垂坐位；30%～50%酒精湿化吸氧（与无菌水湿化交替），酒精能降低泡沫的表面张力使泡沫破裂从而改善通气；及早、准确使用镇静、强心、利尿及血管扩张剂；观察记录患者神志、面色、心率、心律、呼吸、血压、尿量、药物反应。

【针灸护理技术】

1. 穴位贴敷　取神阙、内关、膻中、足三里，每日贴一次，每次贴4～6 h。取材：肉桂、羌活、独活、细辛、川芎、党参、三七、附子、没药等。

选穴依据：神阙温阳利水、消胀除满，可用于各种急慢性心衰出现水肿、腹水、喘憋者；内关是手厥阴心包经之络穴、八脉交会穴（交阴维），穴位贴敷作用于此穴起到宁心安神、理气止痛的作用；膻中为任脉上心包之募穴、八会穴之气会，能止咳平喘、活血养心、宽胸理气；足三里是足阳明胃经的主要穴位之一，具有调理脾胃、补中益气之功效。

2. 艾灸 心俞、足三里、肺俞、内关、肾俞、三焦俞、关元、膻中、神阙、心经或心包络瘀滞点。

选穴依据：心衰属“水肿”“喘证”等范畴，多数临床研究认为本病属本虚标实证，以心气虚或心阳虚为本，血瘀水停、阳虚水泛多见，治疗以温阳、行水、活血为主。《素问·异法方宜论》云：脏寒生满病，其治异灸。阐述了内脏阳气亏虚而阴寒内生时可以选择艾灸疗法。心肾相交，水火既济，这几个穴位组合治疗有益气温阳、活血利水之效。

【健康教育】

1. 生活起居 对心衰患者提倡适当规律运动，最好以步行为主。心功能Ⅲ级的患者，一天大部分时间应卧床休息，并以半坐卧位为宜。在病情得到控制后，稍下床活动和自理生活，适当进行户外散步，防止跌倒和损伤。减少长期卧床引起的下肢栓塞、肺部感染、体力和精力日益衰退，有助于心身健康。心功能Ⅳ级的患者，必须绝对卧床休息，避免任何体力活动，以减轻心脏负担，要经常注意心率和心律的变化。

2. 饮食护理 讲解合理饮食对心衰的康复起到协助作用，饮食以清淡、高热量、高蛋白质、多维生素、易消化为宜。避免产气的食物，注意少量多餐，进食过饱会增加心脏负担，诱发心衰。预防便秘，多吃水果，保持大便的通畅。便秘时，不可过度用力，以免增加心脏负荷，诱发严重心律失常。

3. 情志调理 指导患者注意调摄情志，宜平淡静志，避免七情过激和外界不良刺激，不宜用脑过度，避免情绪波动。

4. 疾病知识 给患者讲解心衰的诱发因素，如感染、心律失常、体力过劳、情绪激动、饮食不当等。注意保暖，防止感冒，保持乐观，避免激动、紧张。

【护理评价】

经一次治疗后，患者胸闷、气促、头晕症状缓解。

【编者按】

阴阳亏虚、肾精不足证宜补肾阳，艾灸太溪、照海为主；痰浊蕴肺证化痰止咳为主，穴位贴敷和艾灸加丰隆。

第五节 血 浊

患者，桑某，女，55 岁。因反复头重 3 年，加重伴头晕 1 周入院。现头重，头晕，乏力，精神一般，无恶心呕吐、鼻塞流涕，无视物旋转，无恶寒发热，纳寐可，二便正常，近期体重无明显变化。舌暗红，苔腻，脉弦。入院查：体温 36.8 ℃，脉搏 82 次/分，呼吸 19 次/分，血压 140/86 mmHg。既往史：高血压、双侧颈动脉硬化并斑块形成、腰椎病等。

【护理评估】

病因：外邪犯体，损脏生浊；七情内伤，气血失调；饮食失宜，生浊阻气；误药等。病位：在血脉，与心、肝、脾有关。病机：依其影响的脏腑和部位及兼挟邪气性质不同而分为热毒血浊、寒客血浊、痰湿血浊、气滞血浊、正虚血浊，此患者为痰湿血浊，证属痰瘀互结。

【医疗诊断】

1. 中医诊断 血浊(痰瘀互结证)。

2. 西医诊断 高脂血症。

【护理措施】

(1) 保持环境安静,空气新鲜,温湿度适宜。

(2) 起居有常,劳逸结合,避免过劳。发作时注意卧床休息,病情缓解后,根据自身情况,采取适当的有氧运动,增强体质。

(3) 宜遵循"四低一高"的饮食原则:低热量、低脂肪、低胆固醇、低糖、高纤维素。禁烟酒、浓茶、咖啡;忌生冷、辛辣之品,宜食化痰降浊之品,如薏苡仁、茯苓、百合、雪梨、冬瓜等。

(4) 鼓励患者表达内心感受,针对性给予心理支持。

【针灸护理技术】

1. 刮痧疗法 将刮痧部位分为3组,交替执行,15天为一个疗程。取经络:主经络为督脉、任脉、足太阳膀胱经、足少阳胆经、手足阳明经、足太阴脾经。加强穴:点揉中脘、曲池、足三里、丰隆、百会至风府、四神聪。

选经络、穴位依据:痰瘀互结型高血脂多为心、肝、脾三脏的瘀证。督脉和足太阳膀胱经是运行气血、联络脏腑、沟通上下内外、调节各脏腑器官的通道;任脉调整阴阳平衡,增强脏腑功能;手足阳明经可以起到快速调整胃肠功能的作用;足少阳胆经与足厥阴肝经是表里关系,可促使周身气血流畅。诸经络合用,可改善皮肤呼吸,增强机体防御功能,从而使痰、瘀等邪气从皮毛透出体外,以祛除病邪,激活细胞,增加新陈代谢,使诸器官功能趋于正常。

2. 艾灸 取穴神阙、中脘、肾俞、命门、足三里、丰隆、阴陵泉、三阴交。每天一次,每次约40 min。

选穴依据:神阙、中脘为任脉上的腧穴,灸此二穴可以疏肝养胃、和胃健脾;肾为先天之本,灸肾俞、命门二穴,可以滋补先天之本,激发先天潜能,促进人体排毒机能;足三里为多气多血之足阳明胃经的合穴,又是强壮要穴,灸之能温中健脾;丰隆是多气多血之足阳明胃经的络穴,又是化痰的奇穴;阴陵泉是足太阳脾经的合穴,三阴交是肝脾肾三经的交会穴,灸此二穴能温中、运脾、祛湿。

【健康教育】

1. 生活起居 注意劳逸结合,保证充足的睡眠。

2. 饮食护理 改善生活方式,坚持饮食调摄,注意低盐低脂饮食,限制高脂肪、高胆固醇类食物摄入,戒烟限酒,适量饮茶。

3. 情志调理 保持情绪稳定,避免不良刺激,鼓励患者表达内心感受,针对性给予心理支持。

4. 用药护理 继续口服调脂药物,并根据血脂高低及类型在医生的指导下,调整药物剂量和种类,定期门诊复诊,定期监测血脂、肝功能、肌酶等。

【护理评价】

经1次治疗后,次日,患者头重减轻,头晕、乏力较前好转。连续治疗15次后,头重、头晕、乏力好转,查血脂常规中总胆固醇和低密度脂蛋白均有下降。

【编者按】

脾虚湿盛者,点揉脾俞、胃俞,加刮阴陵泉、三阴交等穴。

第六节　痹　　证

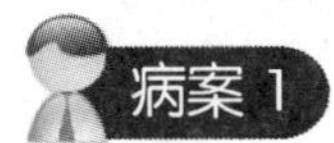

患者，钟某，女，67岁。因反复腰骶部疼痛2年，加重1天入院。症见：患者腰骶部酸胀疼痛，疼痛剧烈，无法行走，不能平卧，无外伤及跌倒史，双下肢偶有麻木，咳嗽，咳少量白黏痰，双下肢轻度水肿，纳寐一般，小便正常，大便尚可，受凉后易腹泻。舌淡红，有裂纹，苔白腻，脉细弦。

【护理评估】

病因：感受风寒湿邪。病位：在关节。病机：由于居处潮湿，涉水冒雨，以至风寒湿邪侵袭人体，注于经脉，留于关节，气血痹阻。痹症日久，耗伤气血，真阴耗伤，肾阴不足，精不化血，以至肝肾亏虚。

【医疗诊断】

1. 中医诊断　痹证（肝肾亏虚、寒湿痹阻证）。

2. 西医诊断　类风湿性关节炎。

【护理措施】

(1) 指导患者卧床休息，协助患者活动肢体，适时更换卧位，受压迫部位用软垫保护，防止发生压疮。

(2)观察疼痛的部位、性质、时间及与气候变化的关系，局部注意保暖。

(3) 给药护理，中药汤剂宜热服，可进食温热性食物，适当饮用药酒，忌食生冷。

(4) 情志调护，关心患者，给予心理安慰，使其积极配合治疗与护理。指导家属给予患者家庭温暖及生活照顾，使其心情舒畅。

【针灸护理技术】

1. 中药热熨　用自制中药鲜药外敷于关节疼痛部位，取穴：肝俞、肾俞、腰俞、腰阳关、命门、长强。再用红外线治疗仪照射。每天1次，每次30 min，7天为1个疗程。

选穴依据：选取腰部的督脉及足太阳膀胱经处的腧穴，是为疼痛部位取穴，腰俞、腰阳关、命门、长强，此四穴为腰中之要穴，均为督脉上的穴位，具有补肾调经、强筋健骨之功效，督脉为“阳脉之海”，与肝肾关系密切。肝俞、肾俞为足太阳膀胱经上的穴位，具有补益肝肾之功效。

2. 艾灸　取穴：肾俞、命门、腰俞、委中、昆仑、阳陵泉、三阴交。每天1次，每次1 h，7天为1个疗程。

选穴依据：取穴多以局部取穴及循经取穴为主，取足太阳膀胱经的肾俞和督脉的腰俞、命门，可疏通腰部气血、通络止痛；取足太阳膀胱经的合穴委中、经穴昆仑来疏通足太阳膀胱经的气血，舒筋止痛。配穴阳陵泉为筋会，舒筋通络；三阴交化湿除痹。

【健康教育】

(1) 指导患者保持良好的心理状态，积极乐观地面对生活，面对疾病，保持精神愉快。

(2) 教会患者如何做各个关节的功能锻炼，让患者了解关节运动的重要性。

(3) 指导患者正确遵医嘱服药，要让患者了解药物的副作用和按医嘱服药的重要性，定期复诊。

(4) 指导体重超重的患者,进行减肥,以减轻关节的负担。

(5) 注意防寒保暖,可常用两手掌根部揉按腰部,早晚各1次,可减轻和防止腰痛。

【护理评价】

经1次治疗后,次日,患者腰骶部疼痛较前减轻,可缓慢站立,可平卧。第3日,患者腰骶部酸胀疼痛减轻,可行走。第4日,患者腰骶部酸胀疼痛明显减轻,可行走。第7日,患者腰骶部已无明显疼痛。

【编者按】

此类患者还可采用药物竹罐疗法,是将竹罐经药物煎煮后,吸附在关节疼痛处,取穴:肝俞、肾俞、腰俞、腰阳关、命门、长强。每日1次,每次8~10 min。湿热内蕴证患者可采用中药封包疗法,用矾冰液将如意金黄散和消炎散按1∶1的比例调成糊状,敷于关节疼痛部位,在外面覆盖一层保鲜膜以保证药物的吸收时间,每天1次,每次6 h。

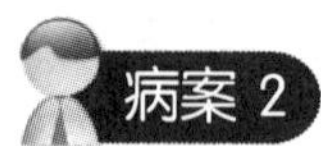

患者,女,45岁。因久居潮湿之地,四肢关节肿胀疼痛,活动受限,痛有定处,喜热怕冷,无腰痛,纳寐可,二便调,舌质淡,苔白腻,脉弦滑。

【护理评估】

病因:感受外邪。病位:在四肢关节。病机:久居潮湿之地,加上肾气日衰,疏泄失调,人体肌表经络遭到风、寒、湿邪侵袭后,经络关节闭阻,气血运行不畅,故筋骨、肌肉、关节酸痛、麻木、重着、伸屈不利。

【医疗诊断】

1. 中医诊断 痹证(风湿痹)。

2. 西医诊断 风湿性关节炎。

【护理措施】

1. 病情观察 密切观察患者生命体征、神志、关节肿痛情况,活动情况,自理情况,关节症状。

2. 休息 避免剧烈运动,急性期注意卧床休息。

3. 日常保健 注意关节保暖,病室温暖向阳,温度在24~26 ℃。平素饮食多选择补益肝肾的枸杞、芡实、黑芝麻等。

【针灸护理技术】

土家医雷火神针 用土家医雷火神针针刺捶打四肢关节、肌肉丰厚部位,刺1遍(皮内),捶打10遍,反复7次,需5~10 min,再针刺另一个部位,一次治疗一般为3个部位,最多不超过5个部位。每日一次,7天为一个疗程,一至三个疗程为一个周期,下一个周期治疗要间隔10~15日。

治疗依据:土家医雷火神针是有针的治疗器具,在进行治疗时,应用加热的药棰(主要药物:滚山珠、麝香、活节草、巴岩香、满山香、冰片),将有针尖面的棰面在患处轻轻叩击,通过用加热的棰棒叩击患处皮肤,使药物渗透体内,以达祛风除湿、散寒通络之效。

【健康教育】

1. 生活起居 注意防寒防湿,尤其在气候变化时,注意增减衣服。避免久居阴暗潮湿之地;居住的房间宜干燥、向阳,床铺被褥要干燥、温暖,出汗较多者须及时更换衣裤,行走不便者,可用拐杖辅助行走,防止跌倒。劳汗忌当风,汗后忌冷水洗浴。

2. 情志调理　向患者讲解本病的发生、发展及转归，加强与患者沟通，争取家庭支持，嘱患者保持心情舒畅，避免忧郁、悲观情绪。

3. 康复护理　注意关节保暖，缓解期可加强功能锻炼，以促进血液循环、改善局部营养，避免关节僵硬痉挛，防止肌肉萎缩，注意主动活动与被动活动相结合，因人因病锻炼，量力而行，适可而止。

【护理评价】

每日一次，每次 30 min，7 日为一个疗程。经一个疗程治疗后，患者关节疼痛症状有所缓解。连续治疗三至五个疗程后，关节肿胀、疼痛症状明显缓解。

【编者按】

此类患者还可以采用泡脚疗法。方 1，威灵仙 100 g、松针 100 g；方 2，四两麻 50 g、三匹风 30 g、老姜 30 g、艾叶 10 g。用法：水煎，外用，药液兑 40～45 ℃温水 3000 mL，泡脚 20～25 min，每日一次，每次 30 min，7 日为一个疗程。

第七节　大　　偻

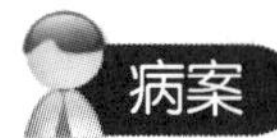

患者，何某，男，32 岁。因双膝双足疼痛 16 年而入院。16 年前天气变化及劳作后出现双膝、足跟、足背部疼痛，现症见：腰臀部疼痛固定，以行走后疼痛明显，静息状态下疼痛不明显，腰骶部僵硬感，活动受限，胸骨部隐痛，双肩关节疼痛，无发热、皮疹。精神状态可，食欲食量良好，睡眠情况欠佳，体重无明显变化，大便时干时稀，小便正常。舌淡红，苔白微腻，脉弦。

【护理评估】

病因：感受外邪。病位：主要在关节。病机：风寒湿邪乘虚侵袭人体，注于经络，流于关节，使气血痹阻，寒邪凝滞，气血不通，故疼痛，湿性黏滞重着故关节麻木。

【医疗诊断】

1. 中医诊断　大偻(寒湿痹阻证)。

2. 西医诊断　强直性脊柱炎。

【护理措施】

(1) 密切观察患者腰背部疼痛的部位、程度、性质及持续时间等，并注意观察其活动受限的程度及僵硬感等情况。

(2) 遵医嘱予以中医特色治疗督灸疗法，并告知患者治疗后不能吹风，不能立刻洗冷水等注意事项。

(3) 注意日常生活中要维持正常姿势和活动能力，如行走、坐位和站立时应挺胸收腹，睡硬板床。

(4) 加强与患者的沟通，消除其紧张焦虑心理，鼓励患者自我护理，争取早日重归家庭和社会。

(5) 宜摄入足量蛋白质和高维生素、营养丰富的清淡易消化的食物，勿暴饮暴食，忌油腻、生冷、辛辣和刺激性的食物。

(6) 指导患者按医嘱服药，介绍药物的用法、用量及不良反应，如有不良反应，应立即停药并及时处理。

【针灸护理技术】

盘龙周天灸 只做督灸部分。将督灸粉(制川草乌、桂枝、细辛、三七、红花、白芥子、杜仲等)沿督脉均匀铺盖在医用纱布上,铺新鲜姜泥,要求泥底宽 2 cm、高 2 cm,长度为督脉的长度,放置艾绒于姜泥上,配合艾灸双足涌泉。督灸疗法每周 1 次,4 次为 1 个疗程。

选穴依据:督脉循行于后正中线,“贯脊”,“夹脊抵腰中”,根据“经脉所过,主治所及”的理论,在督脉上施治是直对病所,取效迅速。督脉有督领全身阳气、统帅诸阳经的作用。配合选取双足涌泉,一方面,涌泉穴属于足少阴肾经的井穴,可以起到很好的补肾作用;另一方面,督脉施灸过程中容易上火,艾灸涌泉,可以引火下行,很好地避免了灸后容易上火这一副作用。

【健康教育】

1. 生活起居 休息时睡卧硬板床,取仰卧位,枕低枕头,避免促进屈曲畸形的体位,若病变上行侵犯到上段胸椎及颈椎时,应注意停用枕头。平时生活中,注意坐、卧、行、立姿势等,以保证即使脊柱发生强直,也能保存最佳功能位。同时避免体重超重,以免加重关节负担。

2. 饮食护理 饮食宜高蛋白质,富含钙质、维生素和铁质,易于消化,如肉鱼类、牛奶及新鲜蔬菜、水果等,禁食辛辣油腻食物,以免引起腹泻,加重病情。

3. 情志调理 通常强直性脊柱炎患者会有焦虑、孤独、失望、悲观的心理状况。帮助患者识别、应对生活中存在的心理问题,注意倾听、解释、安慰和鼓励其保持乐观态度,积极配合治疗。同时也要与患者家属取得沟通,共同配合治疗,以增强他们战胜疾病的信心。

4. 用药护理 了解药物的作用及副作用,及时发现药物的副作用。如长期使用激素及免疫抑制剂,易致免疫力低下,并发感染,因此应尽量做到少去公共场所,注意休息,避免劳累及受凉感冒等。严格遵医嘱按时按量服药,多饮水,不得随意自行加减药量或突然停药,尤其是激素。

5. 功能锻炼 适当锻炼,坚持脊柱、胸廓、髋关节活动。游泳是一项很有益的运动,在水中身体平卧时由于浮力抵消了重力的作用,所有的关节和肌肉都能得到锻炼,应尽可能用多样的方式划水。最好避免剧烈运动及高强度的运动,如打网球、篮球、乒乓球等。做任何运动都要穿戴有缓冲作用的训练鞋,有助于减轻对关节的创伤。

【护理评价】

经一次治疗后,患者腰骶部僵硬感有所缓解。连续治疗 4 次后,患者腰骶部僵硬感消失,腰臀部疼痛较前明显缓解。

【编者按】

此类患者还可采用中药热熨疗法。用自制中药鲜药外敷于患者腰臀部,再用红外线治疗仪照射。取穴:肾俞、腰俞、腰眼、命门、长强。每天 1 次,每次 30 min,7 天为一个疗程。

第八节 消渴痹病

患者,邹某,女,69 岁。因发现血糖升高 15 年,双下肢麻木 1 月余而就诊。现症见:双下肢麻木,感觉稍减退,神疲倦怠,神志清楚,头晕耳鸣;口干不欲饮。舌淡红、少苔,脉细。

【护理评估】

病因：气阴两虚，瘀血痹阻络脉。病位：病在络脉，与肝、肾密切相关。病机：消渴病程日久，耗伤气阴，气虚则血行艰涩，伤及肝、肾，少苔，脉细，此患者为气阴两虚血瘀之证。

【医疗诊断】

1. 中医诊断　消渴痹病(气阴两虚型)。

2. 西医诊断　2 型糖尿病(糖尿病周围神经病变)。

【护理措施】

(1) 密切观察患者肢体行走情况，做好预防措施，避免跌倒意外。

(2) 告知患者每日检查足部情况，穿宽松软底浅色鞋袜，注意足部清洁卫生。

(3) 根据患者血糖变化，合理安排饮食，养成定时定量进餐的良好生活习惯，忌辛辣、油腻、烟酒之品，限制碳水化合物的摄入，饮食增加蔬菜、蛋白质和脂肪类食物。

【针灸护理技术】

1. 穴位注射　甲钴胺注射液 1 mL(500 μg)，每天 1 次 1 穴，交叉注射，8～10 天为一个疗程，间断 5～7 天进行下一疗程。取穴：①主穴：足三里、阴陵泉、三阴交、太溪。②配穴：肝俞、脾俞、肾俞等。

选穴依据：足三里可燥化脾湿，主治膝痛、下肢痿痹；阴陵泉可健脾理气、益肾调经、通经活络；三阴交为足太阴脾经、足少阴肾经、足厥阴肝经交汇处，可健脾益血、调肝补肾；太溪为肾经原穴，主治手脚冰凉、无力，为足少阴肾经的主要穴位之一。肝在体为筋、脾主肌肉、肾藏精生髓，诸穴合用可补益脾肾、调和气血、温经通络、活血化瘀。穴位注射可达到补益脾肾，调和气血、温经通络、活血化瘀之效，取穴多取近端穴位，改善肢体乏力、麻木等症状。

2. 艾灸　取穴：脾俞、肾俞、肺俞、胃俞、胃脘下俞、气海、关元、足三里、三阴交、太溪等。

选穴依据：取肺俞以清热润肺、生津止渴；脾俞、胃俞、足三里、三阴交清胃泻火、和中养阴；肾俞、太溪益肾滋阴、增液润燥；气海、关元补益气血；胃脘下俞为治疗糖尿病的经验效穴。诸穴合用，生津滋阴，清热润燥。

【健康教育】

1. 生活起居　顺应四时，避免过劳，戒烟戒酒；制订切实的运动计划，根据病情选择合适的运动方式，做好运动时的安全保证，携带含糖食物，如饼干、面包等。

2. 饮食护理　控制每日摄入总热量；合理分配一日三餐；定时定量，少量多餐；宜食益气活血、滋阴化瘀的食物，如山药、百合、银耳、黑芝麻等。

3. 情志调理　加强与患者沟通，开展健康教育活动，增进患友之间的交流，开展同伴支持教育。

4. 足部护理　坚持观察四肢末端皮肤颜色、温度变化、双足背动脉搏动情况及皮肤完整性；注意足部保暖，忌用热水袋、取暖器等设备，严防烫伤，保持足部清洁及干燥，选择合适的鞋袜，沿水平位修剪趾甲，不宜自行修剪胼胝。

【护理评价】

患者经 3 天治疗后，精神状态较前有所好转，自诉肢体麻木症状较前改善。

【编者按】

此类患者还可采用穴位按摩：按摩双侧承山、承筋、委中、阳陵泉、八风；还可采用足浴：透骨草 30 g、桂枝 18 g、艾叶 30 g、木瓜 30 g、苏木 50 g、红花 12 g、白芷 12 g、川乌 10 g、乳香 20

g、没药 20 g，将上药加水 3000 mL，煎水去渣，倒入套有一次性袋子的熏洗木桶或足浴器内，放上薰药支架并检查其稳固性；将熏洗部位置于支架上，用治疗巾或治疗单覆盖，测量水温 38～40 ℃时，将双足浸入药液中 20～30 min，1 次/天。

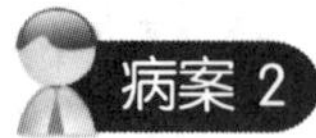

病案 2

患者，刘某，女，54 岁。发现血糖升高 2 年，四肢麻木 1 年余入院，症见：神志清楚，双下肢麻木，温痛觉减退，双上肢指端麻木，乏力，左手活动不利，多尿，舌淡紫，苔白，脉沉细。

【护理评估】

病因：阳虚寒凝，血脉瘀滞。病位：主在肝、脾。病机：消渴失治，耗伤气阴，阴损及阳，阳虚寒凝，血脉瘀滞，舌淡紫，苔白，脉沉细，此为阳虚寒凝证。

【医疗诊断】

1. 中医诊断 消渴痹病（阳虚寒凝证）。

2. 西医诊断 2 型糖尿病（糖尿病周围神经病变）。

【护理措施】

(1) 观察患者肢体活动情况，可为其制订相对应的肢体功能锻炼计划。

(2) 保护患者皮肤完整性，避免烫伤、电灼伤等，告知患者生活中需注意的事项，并解释其必要性。

(3) 可服用温阳散寒、养血通脉的汤药，如当归四逆汤。

(4) 食疗方：黄芪 30 g、南蛇肉 250 g、地龙干 15 g、生姜 2 片、酒 1 匙、猪瘦肉 100 g、食盐少许，将南蛇宰杀后去内脏、血液，洗净，地龙干、黄芪、生姜洗净，猪瘦肉洗净，切成小块，将全部料及酒放入炖盅内，加入适量清水，封盖，放锅内隔水炖 3 h，揭盖，加少许食盐调味，即可食汤食肉，可补气活血通络。

【针灸护理技术】

穴位注射 甲钴胺注射液 1 mL(500 μg)，每次一穴，每天一次，分别交叉注射，8～10天为一个疗程，间断 5～7 天可进行下一疗程。取穴：①主穴：曲池、合谷、外关、血海。②配穴：手三里、中渚、八邪等。

选穴依据：曲池、合谷均属手阳明大肠经腧穴，曲池有调和气血、疏经通络之功效，主治手臂痹痛、上肢不遂，合谷有推动气血之效，两穴相配，合谷升而能散，曲池走而不守。外关主治上肢痹痛、肘部酸痛、手臂疼痛，可联络气血，补阳益气。手三里、中渚、八邪等穴均可清热疏风、疏通经络等，主治手指、手臂麻木、疼痛不适症状。

【健康教育】

1. 生活起居 同消渴痹病（气阴两虚型）。

2. 饮食护理 控制每日摄入总热量；合理分配一日三餐；定时定量，少量多餐；宜食温经通络的食物，如肉桂、茴香等。

3. 情志调理 同消渴痹病（气阴两虚型）。

4. 足部护理 同消渴痹病（气阴两虚型）。

【护理评价】

经 2 天治疗后，患者表示症状较前有所改善。

【编者按】

此类患者还可采用足浴：透骨草 30 g，桂枝 18 g，艾叶 30 g，木瓜 30 g，苏木 50 g，红花 12

g，白芷 12 g，川乌 10 g，乳香 20 g，没药 20 g。加水 3000 mL，煎水去渣，倒入套有一次性袋子的熏洗木桶或足浴器内，将熏洗木桶或足浴器置于薰药支架上并检查其稳固性；将熏洗部位置于支架上，用治疗巾或治疗单覆盖，测量水温 38～40 ℃时，将双足浸入药液 20～30 min，1日1 次。

第九节　便　　秘

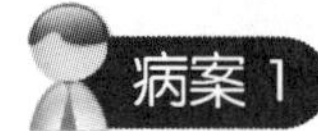

患者，李某，男，69 岁。因便秘 10 年，加重 7 天而入院，入院时诉下腹部持续胀痛，有便意，大便难解出，舌质红，苔黄燥少津，脉滑数。

【护理评估】

病因：过食辛辣肥甘厚味，导致肠胃积热。病位：在肠。病机：肠胃积热，热盛伤津耗液，则肠失濡润，大肠传导失常。

【医疗诊断】

1. 中医诊断　便秘（热结肠道证）。

2. 西医诊断　便秘。

【护理措施】

（1）观察患者排便次数、量、性状等。

（2）嘱咐患者多食茭白、韭菜、菠菜、芹菜、丝瓜等蔬菜。

（3）进行心理护理，鼓励患者树立信心。

【针灸护理技术】

1. 穴位按摩　选穴天枢、大横、中脘，各按揉 15 min。

选穴依据：天枢是手阳明大肠经之募穴，是阳明脉气所发，主疏调肠腑、理气行滞、消食；大横隶属足太阴脾经，在腹中部，转运脾经水湿，健脾利湿，按之能通调肠胃，有利水谷运行。中脘属任脉，为八会穴之腑会，胃之募穴，是任脉、小肠经、三焦经及胃经交会穴，按之能消食导滞、和胃健脾、降逆利水。

2. 穴位贴敷　大黄、麻子仁药粉各 15 g，与蜂蜜调和成糊状，选穴神阙、天枢、大肠俞进行穴位敷贴，每日一次，每次 4～6 h。

选穴依据：神阙属任脉，位于腹之中部，下焦之枢纽，又邻近胃与大小肠，该穴能健脾胃、理肠止泻，通调水道。天枢属于足阳明胃经，是手阳明大肠经之募穴，能疏通大肠腑气，此穴对泄泻、便秘有双向调节的作用。大肠俞归足太阳膀胱经，大肠腑的水湿之气由此外输膀胱经，可理气降逆，调和肠胃。

【健康教育】

1. 生活起居　调整生活方式，养成定时排便的习惯，戒烟酒。适量运动，以医疗体操为主，可配合步行、慢跑和腹部的自我按摩。

2. 饮食护理　提倡均衡饮食，适量增加膳食纤维，多饮水。

3. 情志调理　加强与患者沟通，避免不良情绪，保持心情舒畅，怡养情操，利于康复。向患者讲解本病的发生、发展及转归。

【护理评价】

经过2次治疗后患者自述便秘较前缓解，连续治疗5次后，患者排大便每日一次，色黄，质软。

【编者按】

气虚或者寒性便秘可艾条灸天枢、足三里、大肠俞，每穴10 min，每日一次。阳虚便秘可悬灸肾俞、命门、神阙，每穴20 min，每日一次。

此类患者还可以采用拔罐疗法，取穴脾俞、肾俞、大肠俞、小肠俞、天枢，隔日1次。

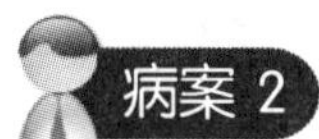

病案2

患者，胡某，男，73岁。因右侧肢体活动障碍、言语不利5天，加重1天，以“缺血性中风（中经络），多发性脑梗死”坐轮椅入院。入院后因不能下床活动，导致3天未解大便。舌质淡，少苔，脉弦。

【护理评估】

病因：卧床导致肠蠕动减少。病位：本病的病位在肠，但与脾、胃、肺、肾等功能失调均有关联。病机：老年患者久病卧床，气血两亏，气虚则大肠传送无力，血虚津少则不能滋润大肠而便秘。

【医疗诊断】

1. 中医诊断　缺血中风（中经络），便秘（气虚型）。

2. 西医诊断　多发性脑梗死。

【护理措施】

(1) 每天摄取20～35 g的食物纤维，便秘患者则至少摄取30 g，可进食蜂蜜、香蕉等润肠通便之品。

(2) 腹部顺时针按摩，养成定时排便的习惯。

(3) 增加饮水量，必要时给予番泻叶泡茶饮，或开塞露刺激排便。

【针灸护理技术】

1. 拔罐疗法　采用闪罐法，揉罐5 min，留罐5～10 min，同时结合穴位按摩疗法。主要选择的穴位为大横、水道、中脘、天枢、气海、大肠俞、神阙。配穴：手指点揉支沟、上巨虚等。

选穴依据：大横是足太阴脾经上的穴位，具有除湿散结、理气健脾、通调肠胃的作用，能增强脾胃运化能力。水道是足阳明胃经的穴位，水道的意思即水液通行的道路，本穴为胃经水液通行的道路，可以治疗小腹胀满、便秘等。中脘是胃的腹募穴，具有和胃健脾、降逆利水的作用。天枢是大肠的腹募穴，具有调中和胃、健脾理气的功效。气海为补气要穴，具有温阳益气、扶正固本、培元补虚的作用。大肠俞为大肠的背俞穴，是大肠经气血传输之处，具有调肠胃、通腑气、祛湿的作用，是治疗大肠疾病及调养大肠的要穴。神阙具有培元固本、和胃理肠的功能。支沟为手少阳三焦经的腧穴，具有行气导滞的功效，是治疗便秘的经验穴。上巨虚属足阳明胃经，为大肠经的下合穴，是大肠腑气通于足阳明胃经小腿部的特殊穴位，古人发现此穴对大肠的功能有比较明显的调节作用，因而此穴可以治疗便秘。

2. 灸法　取穴：天枢、大肠俞、小肠俞、上巨虚、支沟、照海、气海、足三里、三阴交等。

选穴依据：本病病位在肠，故取天枢与大肠俞合用，属俞募配穴，再加下合穴上巨虚，三穴共用，通调大肠腑气；小肠俞为足太阳膀胱经腧穴，能散小肠腑之热；支沟、照海合用，为治疗便秘的经验效穴，支沟调理三焦气机以通腑气，照海养阴以增液行舟；任脉的气海能温肾壮阳；足太阴脾经的三阴交与足阳明胃经的足三里配合能健脾和胃、补益气血。

3. 穴位按摩　按摩手太阴肺经及手阳明大肠经穴位，如孔最、尺泽、鱼际、合谷、手三里、手五里、曲池等穴。

【健康教育】

1. 生活起居　养成规律排便的习惯，每天顺时针按摩腹部 10 min 左右，不要憋大便，规律饮水。

2. 饮食护理　需获取足够的纤维素，富含纤维素的食物有豆类、全麦和全谷类、鲜水果、蔬菜(胡萝卜、卷心菜、芦笋、芹菜等)，同时减少低纤维素食物和高脂肪类食物的摄入量。

3. 情志调理　调节自身情绪，不要产生解大便的心理压力。

4. 用药护理　大黄胶囊、番泻叶等通便药物不可长期使用，以免大肠功能减退而形成依赖性。

【护理评价】

经一次治疗后，次日，患者排大便一次，舒适感增强。

【编者按】

耳穴压豆疗法，每日按压 3 次以上。主穴：大肠、直肠、胃、消皮、三焦、肺、肾、交感、便秘点、艇中。配穴：燥热加耳尖放血；气滞加肝；阴寒加脾肾；气血虚加心肺。

病案 3

患者，李某，男，56 岁。因确诊非霍奇金淋巴瘤而行化疗方案，化疗第三天患者诉大便 2 日未解，腹胀，精神不振，汗出气短，心悸，食欲不振，夜难入寐，小便可，舌淡，苔薄，脉虚缓。

【护理评估】

病因：化疗药物导致的气血不足，大肠传导失职。病位：在大肠，与肺、脾、胃有关。病机：中医学认为化疗导致的便秘多因气血亏虚导致大肠道传导失司而致。化疗药物的损害，脾、胃、肺三脏首当其冲。肺、脾功能受损，肺与大肠相表里，肺气虚则大肠传导无力，大便干结，虽有便意，如厕须竭力努责，肺卫不固，腠理疏松，故见气短汗出。脾虚不运，气血乏源，故精神不振，疲倦乏力。脾为后天之本，主要的生理功能是运化水谷精微，胃主受纳腐熟水谷，二者关系密切，在受到化疗药物猛烈的药性损伤之后，气血生化乏源，从而导致气血津液亏虚，发为本病。

【医疗诊断】

1. 中医诊断　石瘕，便秘(气血亏虚证)。

2. 西医诊断　非霍奇金淋巴瘤。

【护理措施】

(1) 如病情许可，指导患者适当下床活动，做力所能及的自理活动，并定时如厕，对预防便秘具有一定作用。

(2) 进食富含纤维素的膳食，多吃新鲜水果(果汁)、蔬菜、粗粮等，多饮水，每天饮水 2000～3000 mL。

(3) 观察患者排便情况，3 天无大便者，应及时给予对症处理，如服用缓泻剂，必要时予以油类保留灌肠，以软化粪便，或戴手套将嵌塞的大便抠出。

(4) 指导患者或家属协助进行规律的腹部按摩，每天起床前用双手按结肠行走的方向顺时针按摩腹部 100 圈，再逆时针按摩 100 圈，这样有利于促进肠道的蠕动。第一步：回环按腹，两手中间三指相接，由心窝开始，一边顺时针转动按摩一边往下移，移至脐下耻骨联合处，然后两手分开，一边按摩（左逆时针右顺时针）一边向上走，回到心窝处，两手交接而止。循环做 20 次。第二步：推按腹中，两手中间三指相接，由心窝腹中线部位推下，直推至耻骨联合处，共 20 次。第三步：左右绕脐腹按摩，以右手掌由右→上→左→下按顺时针方向围绕肚脐摩腹 20 次。以左手掌由左→上→右→下按逆时针方向围绕肚脐摩腹 20 次。第四步：推按胸腹，左手做叉腰状，置于左胁下腰肾处，大指向前，四指托后，轻轻捏住；右手中间三指按在左乳下方部位，然后以此为起点，直推至左侧腹股沟处，连续推按 20 次。同法推按右侧。

【针灸护理技术】

1. 艾灸 将穴位分组交替灸，每次灸 30 min，7 天为一疗程。主穴：神阙、天枢、上巨虚、支沟、照海、大肠俞。配穴：脾俞、胃俞、足三里、中脘。

选穴依据：神阙可以通调三焦，健脾和胃；天枢为大肠的募穴，与大肠俞同用为募俞配穴法，有调理胃肠气机、促进胃肠蠕动的作用；上巨虚为大肠之下合穴，三穴共用可通调大肠腑气，腑气通则大肠传导功能复常。支沟宣通三焦气机，照海滋阴，取之可增液行舟。

2. 穴位贴敷 用大黄 10 g、芒硝 10 g、枳实 10 g、厚朴 10 g 研末，以陈醋、蜂蜜调和，贴敷神阙，每日一次，每次 6 h。

选穴依据：神阙是任脉的重要腧穴，与督脉相表里，内连十二经脉、五脏六腑，可以通调三焦，健脾和胃。

【健康教育】

1. 生活起居 提供舒适隐蔽的排便环境。指导患者床上活动，增强大肠传导功能，养成定时排便的习惯。

2. 饮食护理 饮食宜清淡，多食粗纤维食物，如蔬菜、瓜果、粗粮。多饮水，常服蜂蜜、牛奶。勿过食辛辣、厚味、煎炸、醇酒，养成良好的饮食习惯。

3. 情志调理 加强病房巡视，多与患者沟通，保持心情舒畅，戒忧思郁怒，勿使七情内伤而加重病情。

【护理评价】

经过两次治疗后，患者解大便一次，大便干结，再连续治疗一周，患者大便正常。

【编者按】

此类患者还可以采用穴位按摩，按摩支沟、足三里，每天 2 次，每次 100 下，有通调腑气的作用。

第十节 泄　泻

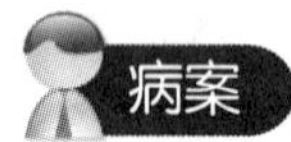

患者，刘某，男，70 岁。因反复腹泻半年再发加重 5 天入院，症见：大便色黄不成形，每天 3～4次，肢倦乏力，脐腹作痛，形寒肢冷，腹部喜暖，舌质淡，苔白，脉细弱。

【护理评估】

病因：年老体弱，命门火衰。病位：脾肾。病机：肾气不足，肾阳受损，命门火衰，致脾失温煦，运化失职，水谷不化，升降失调，清浊不分，而成泄泻。

【医疗诊断】

1. 中医诊断　泄泻(湿热内蕴证)。

2. 西医诊断　腹泻。

【护理措施】

(1) 严格记录患者排便次数、量、性状等,注意患者的营养状况,有无消瘦、贫血的体征。保持肛周皮肤清洁干燥,减少刺激。每次便后用软纸轻擦肛门,用温水清洗,并在肛门周围涂油膏,以保护局部皮肤。

(2) 卧床休息,减少肠蠕动,减少体力消耗,同时注意腹部保暖。保持生活规律,病室宜温暖向阳,安静舒适,空气新鲜。

(3) 注意饮食配合,忌寒凉食物,给予少渣、低脂、易消化、低纤维素的流食、半流食,避免生冷、味道浓烈的刺激性食物。常喝淡茶水,因为茶叶中含有茶碱、维生素等多种成分,可以起到止泻解毒的作用,并且可以纠正腹泻造成的水分不足。

【针灸护理技术】

1. 艾灸　取穴:天枢、足三里、命门、关元、曲池、合谷,每日一次,每穴 20 min,7 日为一个疗程。

选穴依据:天枢属足阳明胃经,大肠之募穴,能疏通大肠腑气;足三里是足阳明胃经之合穴,有调理脾胃、补中益气的作用;命门属督脉,位居腰背部,经气通于大肠俞,为督脉与大肠经交会之处,是藏真火之穴,有温煦、激发和推动作用;关元为任脉腧穴,任脉为阴脉之海,灸此穴能益气摄血、补中安神;曲池、合谷为手阳明大肠经腧穴,能清热解表、理气通腑。

2. 穴位贴敷　取穴:神阙、天枢、足三里、三阴交,用健脾祛湿药粉,每日一次。

选穴依据:神阙是人体任脉上的要穴,温补元阳,固本止泄,亦可和胃健脾、补中安神;天枢属于足阳明胃经,是手阳明大肠经之募穴,能疏通大肠腑气,此穴对泄泻、便秘有双向调节的作用;足三里是足阳明胃经的主要穴位之一,主治胃肠病证,能生发胃气、燥化脾湿;三阴交是脾、肝、肾三条经络相交汇的穴位,也是脾经的大补穴。

【健康教育】

1. 生活起居　注意胃腹部保暖,避免着凉,可以经常使用热水袋等在腹部温护,寒冷季节要及时添衣,夏季乘凉也不宜袒露腹部,不可受寒。

2. 饮食护理　忌食刺激性的食物,如辣椒、芥末、胡椒、大蒜等;忌食过油腻的食物,过于油腻的食物会增加胃的负担;忌食凉饮、凉菜等过冷食物,避免刺激肠道,使肠道蠕动加快,导致腹泻更加严重。总的原则是食用营养丰富、易消化、低油脂的食物。

3. 情志调理　保持情绪舒畅。精神紧张、情绪激动可影响胃肠道功能。所以,培养良好的心理状态、开阔心胸、调节情志是十分必要的,尤其是在就餐的时候,切忌恼怒生气。

【护理评价】

艾灸治疗一个疗程后,患者自述腹泻较前缓解,连续治疗两个疗程,患者大便每日一次,色黄,质软。

【编者按】

此类患者还可使用盘龙周天灸,选灸任督二脉。可达到调和阴阳、温补元阳、固本止泄、调整虚实、健脾和胃的功效。每次灸 120 min,3～7 次为一个疗程。

第十一节　胃　脘　痛

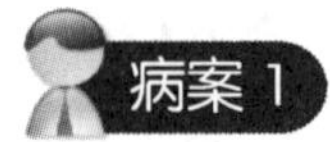

患者，李某，女，55岁，因两月前无明显诱因出现上腹部反复隐痛2月余，加重一周入院。患者纳寐差，小便可，大便溏薄，舌淡红，苔薄白，脉弦细。

【护理评估】

病因：饮食失调、劳倦过度。病位：在脾、胃。病机：气机运化失常，胃腑失于温煦或濡养，失养则痛。

【医疗诊断】

1. 中医诊断　胃脘痛（脾胃虚寒证）。

2. 西医诊断　慢性胃炎。

【护理措施】

（1）观察疼痛的部位、性质、程度、持续时间、诱发因素及伴随症状。出现疼痛加剧，伴呕吐、寒热症状时应立即报告医生，采取应急处理措施。

（2）急性发作时宜卧床休息，注意腹部保暖。生活规律，劳逸结合，适当运动，保证睡眠，保持病室安静、整洁、空气清新，温湿度适宜。

（3）饮食以质软、少渣、易消化、少量、多餐为原则；宜细嚼、慢咽，减少对胃黏膜的刺激；忌食辛辣、肥甘、过咸、过酸、生冷之品，戒烟酒、浓茶、咖啡，以免加重病情，养成良好的饮食卫生习惯，改变以往不合理的饮食结构。

【针灸护理技术】

艾灸　将穴位分组交替灸，每日1～2次，每次30 min，10天为一个疗程。主穴：足三里、中脘、内关。配穴：胃俞、风门、气海、关元、脾俞。

选穴依据：中脘温中健脾，行气止痛，配足三里，调和胃气，升提脾气，去湿化浊。内关为手厥阴心包经之络穴，和胃降逆、宽胸理气、镇定止痛。脾俞、胃俞和胃健脾，理中降逆。气海温阳益气、扶正固本、培元补虚。关元是补益全身元气的要穴。

【健康教育】

1. 生活起居　注意休息，不妄过劳，适当进行活动，注意保暖，避免腹部受凉。保持生活规律，病室宜温暖向阳，安静舒适，空气新鲜。

2. 饮食护理　多食性温味甘辛，健脾补气、温暖肠胃的食物，如籼米、羊肉、鸡肉、牛肚、猪肚、韭菜、茴香菜、芥菜、肉桂、小茴香、白豆蔻、红糖等。忌食性质寒凉食物，如绿豆、蟹、冷茶以及各种冷饮、冰镇食品。

3. 情志调理　加强与患者沟通，避免不良情绪，保持心情舒畅，胸怀宽广，主动参加社会及文娱活动，多听轻音乐，读报、散步、登山等，怡情放怀，以使气机通畅。

【护理评价】

艾灸治疗一个疗程后患者自述上腹部隐痛缓解。

【编者按】

此类患者还可以采用穴位贴敷，药物成分：炙附子10 g、丁香10 g、肉桂5 g、干姜10 g、细辛 5 g、黄芪 10 g、花椒 10 g 、艾叶 10 g、吴茱萸 10 g 研末，陈醋、蜂蜜调和，敷贴穴位。取穴：神阙、中脘、关元、足三里、三阴交等。

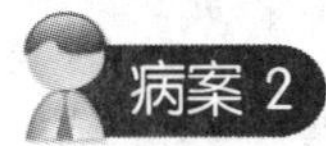

病案 2

患者，女，31 岁。因腹部胀痛半年而就诊。于门诊确诊慢性胃炎入院。现症见：患者时有恶心呕吐，上腹部胀痛，情绪抑郁，纳寐差，大便质稀色黄，多则每日 4～5 次，舌淡，苔白腻，脉弦。

【护理评估】

病因：饮食不洁，肝郁气滞。病位：肝胃两脏。病机：属虚实夹杂，患者素体脾胃虚弱，外加肝气郁结，气机郁滞，横逆犯胃，致胃气阻滞。

【医疗诊断】

1. 中医诊断　胃脘痛(肝胃气滞证)。

2. 西医诊断　慢性胃炎。

【护理措施】

(1) 观察疼痛的部位、性质、程度、持续时间、诱发因素及伴随症状。出现疼痛加剧，伴呕吐、寒热，或出现厥脱先兆症状时应立即报告医生，采取应急处理措施。

(2) 急性发作时宜卧床休息，生活规律，劳逸结合，适当运动，保证睡眠，保持病室安静、整洁、空气清新，温湿度适宜。

(3) 饮食以质软、少渣、易消化、定时进食、少量、多餐为原则；宜细嚼、慢咽，减少对胃黏膜的刺激；忌食辛辣、肥甘、过咸、过酸、生冷之品，戒烟酒、浓茶、咖啡。可进食疏肝理气的食物，如香橼、佛手、山楂、桃仁、山药、萝卜等。忌食壅阻气机的食物，如豆类、红薯等。食疗方：金橘山药粟米粥等。

(4) 针对患者忧思恼怒、恐惧紧张等不良情志，指导患者采用移情相制疗法，转移其注意力，淡化甚至消除不良情志，如深呼吸、全身肌肉放松、听音乐等；鼓励家属多陪伴，给予患者心理支持。

【针灸护理技术】

1. 太极旋灸　将穴位分组交替灸，每次 30 min，10 天为一个疗程。主穴：足三里、三阴交、神阙、关元、中脘。配穴：肝俞、脾俞、肾俞、胃俞、气海、阴包、太冲等。

选穴依据：中脘、神阙、关元为任脉腧穴，任脉为阴脉之海，灸此三穴能益气摄血，其中，中脘可健脾和胃、补中安神、疏肝养胃、消食导滞、和胃健脾、降逆利水。足三里是足阳明胃经的主要穴位之一，主治胃肠病证，灸之能温中健脾、生发胃气、燥化脾湿；三阴交可调治脾胃虚弱，也可调肝补肾，亦有安神之效。取背俞穴脾俞、胃俞，调补脾胃，增进食欲，以资生化气血之源。诸穴合用以达到和胃降逆、温阳散寒、疏肝理气、调理脾胃的作用。

2. 盘龙周天灸　选灸任督二脉。每次灸 120 min，3～7 次为一个疗程。

选灸依据：任脉为阴脉之海，对一身阴经脉气具有总揽、总任的作用，对阴经气血有调节作用，故有“总任诸阴”之说。督脉为阳脉之海。脉如其名，就如同汪洋大海，汇聚了全身经脉的阳气，并把阳气输送、布散到全身体表的肌肤腠理之处，发挥温煦机体、抵御外邪的功能。任脉主血，督脉主气，灸任督二脉可达到调和阴阳、通经活络、固肾壮阳、抵御病邪、强化真元、温通气血、调整虚实、健脾和胃的功效。

【健康教育】

1. 生活起居 注意休息，不妄过劳，适当进行活动，注意保暖，避免腹部受凉。保持生活规律，病室宜温暖向阳，安静舒适，空气新鲜。

2. 饮食护理 饮食宜清淡、易消化，多食理气和胃解郁之品，悲伤郁怒时暂时不进食。忌南瓜、山芋、土豆等壅阻气机的食物，以免加重病情，养成良好的饮食卫生习惯，改变以往不合理的饮食结构。

3. 情志调理 加强与患者沟通，避免不良情绪，保持心情舒畅，胸怀宽广，主动参加社会活动及文娱活动，多听轻音乐，读报、散步、登山等，怡情放怀，以使气机通畅。

【编者按】

此类患者还可以采用穴位贴敷。采用炙附子 10 g、丁香 10 g、肉桂 5 g、干姜 10 g、细辛 5 g、黄芪 10 g、花椒 10 g 、艾叶 10 g、吴茱萸 10 g 研末，以陈醋、蜂蜜调和，贴敷穴位。取穴：神阙、中脘、关元、足三里、三阴交等。

第十二节　不　寐

患者，女，45 岁。因入睡困难 5 年、加重 1 年而入院。5 年前无明显诱因出现入睡困难，睡后易醒，未予以重视，1 年前，患者上述症状加重，并伴有舌部灼热感，偶有头晕，现症见：每晚凌晨 2～3 时才睡，睡后易醒，醒后难以入睡，平均睡眠 4～5 h，口干口苦，大便干，小便正常，头晕时伴恶心呕吐，平时急躁易怒。舌暗淡，苔薄黄，脉细弦。

【护理评估】

病因：更年期的患者，肝经、心经、胆经瘀堵。病位：主要在肝、心、胆、三焦。病机：患者舌部灼热感，平时急躁易怒，怒伤肝，气郁，肝郁化火，上扰心神，心主神志，加上患者正处于更年期，导致了患者失眠，故患者为不寐(肝火扰心证)。

【医疗诊断】

1. 中医诊断 不寐(肝火扰心证)。

2. 西医诊断 更年期综合征。

【护理措施】

(1) 密切观察患者头晕情况，以防意外跌倒，晚上集中护理操作，避免不必要的打扰，做到"说话轻、操作轻、关门轻、走路轻"。

(2) 针对患者恶心、大便干的情况，指导患者多食养胃的面条、粥类、绿叶蔬菜，低盐低脂清淡饮食，养成定时排便的好习惯。

(3) 指导患者平时可以适当听轻音乐，进行放松，睡前不做剧烈运动，不做过深的思考，多与家人进行沟通交流。

(4) 养成良好的睡眠习惯，合理安排睡眠时间，白天尽量少睡，午休以半小时为宜，睡前进行自我暗示能睡着。

【针灸护理技术】

1. 刮痧疗法 头部刮痧结合听养生音乐。手法为四神延、颞三片、维风双带、项丛刮，点按风池、风府、太阳。

选穴依据：中医认为头为诸阳之会，脑为元神之府，疏通头部经络，改善头部气血可以改善头晕、头痛、失眠等症状。角、徵、宫、商、羽五音称为“天五行”。根据辨证选取的音乐为养肝、养心的曲调。肝顺需要木气练达，适合欣赏的曲目为《胡笳十八拍》。养心气最需要的是平和，所以推荐的最佳曲目为《紫竹调》。

2. 拔罐　太冲、阴包、期门、肩井、风市、悬钟、肝俞、胆俞、心俞、涌泉、神门、内关、神阙、百会、中冲、劳宫。拔罐手法包括闪罐、走罐、坐罐。

选穴依据：治疗肝火扰心的失眠要从舒肝清心入手。阴包、太冲是足厥阴肝经上的易堵穴，因为足少阳胆经与足厥阴肝经互为表里关系，疏通足少阳胆经的肩井、风市、悬钟可以缓解患者易醒的症状。手厥阴心包经的中冲、劳宫，手少阴心经的少冲刺血以泄心火，足太阳膀胱经的心俞配合肝俞刺血拔罐以清泄肝火和心火。百会能温补阳气、安神助眠。

3. 艾灸　太冲、阴包、期门、肩井、风市、悬钟、肝俞、胆俞、心俞、涌泉、神门、内关、神阙、百会、中冲、劳宫，配合少冲放血。

选穴依据：同上。

4. 耳穴压豆　神门、皮质下、心、肝、肾、枕、心，神经衰弱点，睡眠深沉穴，耳尖放血等。

选穴依据：神门、皮质下具有调节大脑皮层兴奋与抑制的作用，并能镇静安神，心穴能宁心安神，肾有补脑安神之功，心属火，肾属水，心肾相配，水火相济，使阴阳调和而不寐自除，取耳尖放血、肝穴能泻火潜阳，枕穴有镇静安神之功效，神经衰弱点和睡眠深沉穴能改善睡眠轻、浅、短、易醒和入睡困难等症状。

【健康教育】

1. 生活起居　密切观察睡眠、排便、头晕、恶心、呕吐等情况，不适时及时就诊，早发现、早诊断、早治疗。

2. 饮食护理　忌咖啡、浓茶，饮食忌油腻，宜清淡、营养、健康。

3. 情志调理　注意保持心态平和，避免脾气暴躁，大动肝火，调慢自己的生活节奏。

【护理评价】

经一次治疗后，次日，患者头晕症状减轻、睡眠加深、排大便一次。连续治疗一周后，排大便正常，无头晕、恶心，平均睡眠时间达 6 h 以上，睡眠质量加深加快，心情舒畅，精神好。

【编者按】

阴虚火旺证，灸心经、脾经、肾经，滋阴降火；心肾不交证，可灸心经、肾经、膀胱经，安神、调肾气、利湿浊，清心降火；心胆气虚证，可灸心经、脾经，养心、补气安神、疏肝利胆；痰湿内热证，可灸脾经、胃经、涌泉，清热化痰、安神去湿。

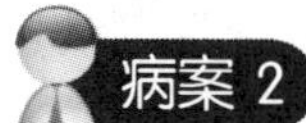

病案 2

患者，黄某，女，48 岁。因确诊再生障碍性贫血半年，头晕、乏力 2 天入院。入院见：精神差，神疲乏力，诉头晕目眩，入睡困难，多梦易醒，每日睡眠不足 5 h，心悸健忘，纳少，大便溏，小便可，舌淡，苔薄，脉细无力。

【护理评估】

病因：多为血不养心，心脾两虚所致。病位：主要在心，与肝、脾、肾密切相关。病机：心脾两虚，营血不足，不能奉养心神，致使心神不安，而生不寐、多梦、健忘、易醒。血不养心则心悸。气血虚弱，不能上奉于脑，清阳不升，则头晕目眩。脾气虚则气血生化之源不足，血少气虚，故肢倦神疲。

【医疗诊断】

1. 中医诊断 不寐(心脾两虚证)。

2. 西医诊断 再生障碍性贫血。

【护理措施】

(1) 病室应安静,空气新鲜,温度在 18～20 ℃,湿度以 60%～70%为宜,避免噪音,病室内光线应柔和,稍暗。

(2) 不寐与患者精神因素有密切的关系,时刻注意患者的心理活动,注意调动对患者有积极影响的心理因素,消除忧虑、焦急、紧张等不良情绪,做到合理安排时间、保持心情舒畅、配合治疗。

(3) 饮食应清淡、容易消化、无刺激性,少食油煎、厚味之品,食用一些具有安神定志作用的食物,如莲子、小麦等。晚餐不宜过饱,睡前不应饮用咖啡、浓茶等具有兴奋刺激性的饮料。

(4) 指导并且协助患者养成良好的生活规律,起居有常。难入眠者,可以睡前用温水浴足 20～30 min,或按摩天庭、内关等穴位。

【针灸护理技术】

1. 艾灸 将穴位分组交替灸,每次 20～30 min,7 天为一个疗程。主穴:百会、神门、心俞、脾俞、内关、三阴交、涌泉。配穴:太溪、太冲。

选穴依据:神门为心之原穴,以调理心经经气,宁心安神;三阴交为肝、脾、肾经的交会穴,可益气养血安神;选取本经原穴及背俞穴,如心俞、脾俞,可用补法补养心脾。督脉入络脑,百会为督脉穴,可调神安神、清利头目。取太冲以泻肝火。

2. 耳穴压豆 取穴:神门、心、神经系统皮质下、肾、肝、脾、枕、神经衰弱点、睡眠深沉点。每日按压 3～5 次,每次按揉 1～2 min。

选穴依据:心主神明,主血脉:肝主藏血;肾为先天之本,主骨生髓;脾为后天之本,气血生化之源,共奏益气生血之功。神经系统皮质下有治疗大脑皮质兴奋和抑制功能失调所致的疾病,为不寐的要穴。枕、神经衰弱点、睡眠深沉点为治疗不寐的辅助穴,该组穴位合用,能提高机体造血机能,同时也可以宁心安神。

【健康教育】

1. 生活起居 劳逸结合,合理安排工作、学习、休息的时间,生活有规律,改变不良的生活习惯,不熬夜,养成良好的睡眠习惯。

2. 饮食护理 重视饮食调理,宜摄入清淡、易消化、富营养的食物,多食具有养心安神之品,如牛奶、百合、猪心。

3. 情志调理 重视精神调摄,避免过度紧张、兴奋、焦虑、抑郁、惊恐、愤怒等不良情绪刺激。

【护理评价】

经过一次治疗后,患者睡眠时间延长,再连续治疗一个星期,患者可安静入睡,且无多梦等症状。

【编者按】

心虚胆怯可灸神门、神庭、心俞、胆俞、气海、三阴交等穴。痰热内扰可灸神门、内关、曲池、三阴交、丰隆、公孙等穴。肝郁化火可针灸神门、心俞、三阴交、太冲、灵道等穴位。

第十三节 头 痛

患者，章某，女，62岁。因反复头晕、头痛1年，再发加重伴胃脘痛1周入院。现症见：头痛，以额颞侧及眉心为主，阵发头晕，颈部胀痛，上腹胀痛，打嗝，夜间腹痛加重，左下肢后侧麻木疼痛，纳寐可，小便可，大便稍溏，舌红，苔薄黄，脉细数。

【护理评估】

病因：肝阳上亢。病位：在肝、胃。病机：肝主疏泄，患者由于气郁伤肝，肝木失于疏泄，横逆犯胃，致气机阻滞、和降失常而致头痛。

【医疗诊断】

1. 中医诊断 头痛病(肝阳上亢证)。

2. 西医诊断 头痛待查因。

【护理措施】

1. 病情观察 注意观察头痛的性质、强度、持续时间等。

2. 保持情绪稳定 注意保持心情舒畅，使气血流通，避免情绪激动。

3. 保持适宜的病房环境 房间应安静、整洁、空气新鲜，避免对流风，光线柔和。

4. 遵医嘱服药 中药汤剂宜温热服，服后休息1 h。

【针灸护理技术】

1. 耳穴压豆 取穴神门、神皮、额、颞、肝、胃，耳尖放血，每日按压3～5次，每次每个穴位按压1～2 min，头痛明显时，可增加按压次数。

选穴依据：神门、神皮为中西医要穴，镇静安神；耳尖解痉止痛；耳尖放血，清脑明目，可放5～10滴；头痛部位在额颞侧时，亦选额穴、颞穴，止疼痛；肝穴疏肝理气；胃穴和降平衡胃气。

2. 头部刮痧、刮项五带 头部刮痧每日1次，刮项五带5～7天1次，根据痧退时间而定。

选穴依据：头部贯注了五脏精华之血，六腑清阳之气，能疏通气血、调整阴阳、解痉止痛、和降胃气。项五带汇集了手足三阳经、任脉、督脉的部分腧穴，能调手足三阳之气血。

3. 艾灸加穴位贴敷 主穴：中脘、足三里、三阴交、地机、百会等。配穴：期门、上巨虚、髀关。中药成分：羚羊角、天麻、川芎、柴胡、钩藤、龙胆草、栀子等。每日1次，每次30 min。

选穴依据：中脘为胃之募、腑之会，又系手太阴心经、手少阳三焦经、足阳明胃经、任脉之会所，能疏利中焦气机、补中气、疏理中气，配期门、上巨虚，疏肝解郁。足三里是足阳明胃经的主穴之一，能调理脾胃、补中益气、通经活络、疏风化湿、扶正祛邪，也是全身强壮要穴之一，能提高机体免疫力，具有防病保健之效。三阴交是三条阴经气血交会处，具有健脾益血、调肝补肾、安神之效。

4. 穴位按摩治疗 取阴包、太冲、悬钟、临泣、太白、公孙、髀关、梁丘等穴。

选穴依据：阴包、太冲为肝经主穴，疏肝理气；悬钟、临泣为胆经主穴，肝胆相照，互为表里，调动肝经气血。髀关为胃经主穴，调理脾胃、和降胃气；梁丘为胃经郄穴，是气血深聚之处，阳经郄穴具有很好的舒经止痛之效。

【健康教育】

1. 生活起居 平时可以听舒缓的轻音乐，以便放松自身，减轻头痛，并且每天可适当进行有氧运动 20～30 min，如快走、打太极拳等。

2. 饮食护理 饮食以清淡、疏散、易消化为原则，食勿过饱，忌食肥腻。

3. 情志调理 加强与患者沟通，避免不良情绪，保持心情舒畅，怡养情操，利于康复。

4. 对症护理 注意头部保暖，保证充足的睡眠，以利正气的恢复。每晚热水泡脚20～30 min，并按摩双脚，放松身体，缓解疲劳，从而减轻头痛。

【护理评价】

经治疗后第 2 天患者头痛症状有所缓解，5 天后症状明显缓解。

【编者按】

偏头痛耳穴压豆治疗取颞、胰、胆等穴，艾灸四渎、消泺、肩井、风市、阴包等穴；巅顶头痛耳穴压豆治疗取交感、肝等穴，艾灸足临泣、太冲、肩井等穴；后头痛耳穴压豆治疗取枕、膀胱等穴，背部督脉、膀胱经、胆经刮痧，艾灸风池、昆仑等穴。

第十四节 眩 晕

患者，彭某，女，81 岁。因反复头晕 10 余年，加重伴四肢乏力 3 天入院。现症见：头晕，头部昏沉感，走路不稳，伴口干、口苦，饮食、睡眠差，二便正常，舌淡红，苔薄黄，脉弦。

【护理评估】

病因：肝肾亏虚。病位：在脑。病机：脑为髓海汇集之处，患者年老体弱，肾精亏虚，而肾主骨生髓，肾不能生髓，而脑为髓之海，髓海不足，上下俱虚，筋脉失养所致眩晕。

【医疗诊断】

1. 中医诊断 眩晕病(肾气亏虚证)。

2. 西医诊断 头晕待查因。

【护理措施】

1. 病情观察 观察眩晕发作的次数、持续时间、伴随症状及血压等变化。

2. 注意体位 眩晕发作时应卧床休息，改变体位时应动作缓慢，防止跌倒，避免深低头、旋转等动作。

3. 适宜的居室环境 保持充足的休息和睡眠，环境宜清静，避免声光刺激，维持最佳的心态。

4. 进行血压监测并做好记录 若出现血压持续上升或伴有眩晕加重、头痛剧烈、呕吐、视物模糊、语言謇涩、肢体麻木或行动不便者，要立即报告医生，并做好抢救准备。

【针灸护理技术】

1. 耳穴压豆 取穴晕区、脑干、枕、神门、神皮、肝、肾，每日按压 3～5 次，每次每个穴位按压 1～2 min。

选穴依据：枕、晕区、脑干为止晕要穴，调节气血，舒经通络；神门、神皮为中西医要穴，安神镇静；肝主疏泄，调节和疏通全身气机，使气通而不滞，散而不郁；肾为先天之本，主骨生髓，能固肾气。

2. 艾灸十穴位贴敷治疗　主穴：百会、神庭、足三里、三阴交、涌泉。配穴：复溜、后溪、曲池、丰隆。中药成分：川芎、丹参、天麻、川牛膝、威灵仙及钩藤等。每日一次，每次 30 min。

选穴依据：百会属督脉，与手足三阳经、足厥阴经相交，为三阳五会之所，配合复溜、后溪，滋阴潜阳、醒脑开窍、镇静熄风、宁心安神；神庭为足太阳膀胱经与督脉之会，主治头风目眩，镇静醒脑；足三里为足阳明胃经的合穴，配合三阴交、曲池、丰隆可健脾化痰，滋养六腑之阳气；涌泉为肾经的井穴，艾灸有助阳之效，艾灸涌泉易补肾阳。

3. 头部刮痧　每日一次，重者可每日早晚各一次。重点刮拭百会、四神聪、项丛部。

选穴依据：头乃精明之府、清阳之府、诸阳之会，且经络集中、腧穴密布，为脏腑、气血、经络汇集之重要场所；脑为髓之海、元神之府、神明之府，乃五脏六腑之精汇聚之所，有统帅阳经和调节全身脏腑之功能；督脉为阳脉之海，也循行于头，且与手、足之阳经相交会，入络于脑。故头部刮痧能补五脏精华之血，调六腑清阳之气。

4. 穴位按摩　重点按摩阴包、太冲、大钟、水泉等，采用补法，每个穴位按摩 3～5 min，直到穴位疼痛感减轻。

选穴依据：阴包、太冲为肝经易堵点，肝主疏泄、主藏血，疏通此穴，亦可使肝经通畅，濡养肝血，方能安神；大钟为肾经之络穴，联络表里，调节肾之气血；水泉为肾经的郄穴，为肾之气血所深集之处，亦为肾经易堵点之一，固补益肾之气血。

【健康教育】

1. 生活起居　眩晕轻者可适当休息，不宜过度疲劳。眩晕急性发作时，应卧床休息，闭目养神，减少头部晃动，切勿摇动床架，症状缓解后方可下床活动，动作宜缓慢，防止跌倒。

2. 饮食护理　指导患者选择清淡、高维生素、高钙、低脂肪、低盐饮食。少食肥甘厚腻、生冷荤腥。饮食不宜过饱，可配合食疗，如荷叶粥等。

3. 对症护理　为避免强光刺激，外出时佩戴变色眼镜，不宜从事高空作业。

4. 功能锻炼　根据患者病情，在医生指导下可适当选择舌操、降压操等进行功能锻炼，在眩晕缓解期，可在医生指导下做眩晕康复操进行功能锻炼。

【护理评价】

经治疗 3 天后，患者头晕症状稍缓解。连续治疗 7 天后，患者头晕症状明显改善。

【编者按】

痰瘀互结证，艾灸地机、三阴交、丰隆等穴，耳穴压豆治疗取脾、胃等穴。肝阳上亢证，艾灸阴包、风市、悬钟等穴，耳穴压豆治疗取肝、胆等穴。

第十五节　水　　肿

患者，张某，男，62 岁。因双下肢反复水肿 2 年，加重 7 天而入院。2 年前开始出现下肢少许水肿，不久出现腹部胀满感，乏力，曾多次在当地医院治疗，现腹胀及水肿情况进行性加重 7 天，小便泡沫多，量少，大便正常，纳欠佳，夜寐可，患者神志清楚，精神欠佳，舌淡，苔厚腻，脉沉细。

【护理评估】

病因：外感风邪、水湿浸渍、饮食劳倦、劳欲体虚。病位：在肺、脾、肾，与心、肝、膀胱有关。病机：患者先天肾气不足，加之后天脾胃失养，肾失固摄，精微外泄，故见泡沫尿（蛋白尿）；脾气亏虚，不能运化水液，故见乏力、腹胀。

【医疗诊断】

1. 中医诊断 水肿（脾肾两虚证）。

2. 西医诊断 肾病综合征。

【护理措施】

(1) 密切观察血压、尿量、水肿的变化，定时测量腹围和体重，记录小便情况。

(2) 加强皮肤护理，保持皮肤清洁，勤洗澡、勤换衣、勤理发，同时做好口腔护理，注意保暖，预防感染。

(3)宜摄入低盐、低脂、优质蛋白质饮食。钠盐每日摄入少于 3 g、脂肪每日摄入小于 30 g，摄入优质蛋白质(1～1.1 g/(kg・d))，如低脂牛奶、鸡蛋、鱼肉、鸡肉、鸭肉、瘦肉等。水肿者限制水的摄入（前一天尿量＋500 mL）。

(4) 应用利尿剂者，注意尿量、水肿、血钾的情况，以防出现高血钾或低血钾。注意激素副作用，如兴奋、失眠、脱发、骨质疏松、血糖升高等。不能随便停药或减量，预防感染。注意免疫抑制剂的副作用，如恶心呕吐、骨髓抑制、脱发、出血性膀胱炎、肝脏损害等。适量多饮水，以预防出血性膀胱炎。禁用肾毒性药物。

(5) 保持乐观态度，正确认识疾病，树立战胜疾病的信心。

【针灸护理技术】

1. 中药敷脐疗法 将中药龙血竭、白芥子、冰片或麝香碾碎成粉末状，用鸡蛋清调和后，平铺于无菌纱布上，敷于患者肚脐之中并固定，敷药时间以 6～8 h 为宜，5 天为一个疗程。

选穴依据：中药敷脐疗法最早出现在春秋战国时间，我国现存最早的医学著作《五十二病方》中就有中药敷脐等疗法的记载。中医学认为，药物入脐，首先作用于脾、胃、小肠等，再通过脾胃等运化作用而将药物输布全身。本案例通过将龙血竭、白芥子、冰片或麝香局部外用，达到行气利水、消鼓的作用，故使患者腹胀、水肿症状得以缓解。

2. 中医定向透药疗法 通过中医定向透药仪将正清风痛宁定向透药于穴位处，每次 30 min，5 天为一个疗程。取穴：肾俞。

选穴依据：肾俞为肾之背俞穴，根据就近原则取穴。《针灸大成》认为：主虚劳羸瘦，耳聋肾虚，水脏久冷，心腹胀满。正清风痛宁为青风藤提取物，具有活血通络、抗炎消肿、免疫调节等作用，通过透皮治疗，作用于肾俞，以减轻水肿，缓解病证。

【健康教育】

1. 生活起居 注意保暖，保证充足睡眠，适当进行功能锻炼，避免剧烈运动，戒烟酒。避免肾损害因素，感染、劳累、血压增高等均能导致肾功能急剧变化。积极防治上呼吸道、皮肤及泌尿道的感染，避免劳累。

2. 用药护理 严格掌握药物的服用时间和方法，避免使用对肾脏有损害的药物。

3. 饮食护理 加强饮食调摄，限制水钠摄入，饮食宜偏淡。

4. 情志调理 保持愉快心情，避免不良情绪，怡养情操，利于康复。定期就医复查，如出现水肿、尿异常、体重迅速增加等，应及时就医。

【护理评价】

经一次治疗后，次日患者腹胀感减轻，小便较前增多。连续治疗5次后，腹胀明显缓解，下肢水肿明显减轻，小便也较前明显增多。

【编者按】

此类患者还可应用艾灸疗法，取脾俞、肾俞、阴陵泉、神阙、涌泉等穴。

第十六节　虚　劳

患者，王某，男，36岁。因确诊急性非淋巴细胞白血病1月余入院，遵医嘱行DA化疗方案，化疗后进入骨髓抑制期，患者白细胞减少，乏力，偶感头晕，饮食欠佳，口唇内有一绿豆大小口腔溃疡，二便调，舌淡红，苔白腻，脉细数。

【护理评估】

病因：化疗所导致。病位：主要为脾肾两脏的虚证及寒证。病机：白血病在中医学属“虚损”范畴，患者大多体质虚弱，再加上化疗药物对骨髓中特定干细胞的损伤，以致周围血液中成熟的、有功能的血细胞数量减少。骨髓抑制的发生与药物毒性及体质虚弱密切相关，中医学将其归为“血虚”“虚劳”等范畴，大多数学者认为化疗造成的骨髓抑制以脾肾虚损为本，肾精亏损则骨髓不充，髓虚则精血不能复生；脾气虚弱则水谷不化，气血和肾精的化源不足，虚损衰竭皆至。

【医疗诊断】

1. 中医诊断　虚劳(脾肾两虚证)。

2. 西医诊断　白细胞减少(化疗后骨髓抑制期)。

【护理措施】

(1) 卧床休息，适当活动，保持病室环境清洁，每日进行空气消毒，患者应戴口罩，进行自我保护，避免呼吸道感染，限制探陪人员。

(2) 预防感染：保持口腔清洁，选用合适的漱口液，餐前、餐后、晨起、睡前漱口，多饮水，以利于毒素排出；保持全身皮肤清洁，特别要注意会阴、肛门的护理。

(3) 给予饮食指导，进食高蛋白质、高热量、高维生素的食物，增加机体抵抗力。

(4) 密切观察体温变化，注意保暖，预防感冒。

【针灸护理技术】

1. 艾灸　将穴位分组交替灸，每次30 min，10天为一个疗程。取穴：①主穴：足三里、神阙、关元、膈俞、大椎。②配穴：肝俞、脾俞、肾俞、胃俞、三阴交、血海、中脘等。

选穴依据：化疗所致的白细胞减少症，多取阳明经、太阴经、膀胱经、督脉及任脉经穴。神阙、关元为任脉腧穴，任脉为阴脉之海，灸此二穴能益气摄血；足三里为多气多血之阳明经的合穴，又是强壮要穴，灸之能温中健脾，利气血化生；取背俞穴脾俞、胃俞，调补脾胃，增进食欲，以资生化气血之源；肾俞可温阳、补血生髓，促进骨髓造血机能恢复；膈俞为八会穴中的血会，有理血补血之功用；大椎为督脉与六阳经的交会穴，能调理诸经功能，振奋一身阳气。

2. 耳穴压豆　取穴脾、胃、心、肾、肝、肾上腺、血液点、内分泌，每日按压3次以上。

选穴依据：肾为先天之本，主骨生髓；脾胃为后天之本，气血生化之源；心主血脉，肝主藏血，共奏益气生血之功。肾上腺穴能增加机体的应激能力，血液点为诊断和治疗血液病的参考穴，内分泌穴具有抗感染的作用。

【健康教育】

1. 生活起居 保持生活规律，勿进出公共场所，防止交叉感染。

2. 饮食护理 加强营养，宜进食山药、红枣、花生仁、黑木耳、龙眼肉、猪肝、猪骨等健脾补肾、益气养血的食物，多食新鲜水果、蔬菜，避免进食辛辣、煎炒、过冷、过热的食物，禁烟酒。

3. 情志调理 多与患者沟通，为患者提供一个良好的休养环境，避免给患者造成不良刺激，使之保持情绪稳定，积极配合治疗和护理。

4. 用药护理 遵医嘱服用升白细胞的药物，观察用药反应，并定期检查血常规。

【护理评价】

艾灸治疗一个疗程后，患者白细胞计数较前明显升高。

【编者按】

此类患者还可以采用穴位贴敷。取附片 10 g、当归 10 g、肉桂 10 g、干姜 10 g、血竭 4.5 g、黄芪 10 g、冰片 3 g 研末，以陈醋、蜂蜜调和，贴敷穴位。取穴：神阙、气海、关元、血海、涌泉等。

第十七节 呕 吐

患者，朱某，女，27 岁。因“确诊急性髓系白血病 10 月余，伴乏力 1 周”入院，遵医嘱行 HA 化疗方案，化疗当日下午患者出现恶心呕吐，呕吐两次，为胃内容物，精神状态较差，全身乏力，二便调，舌淡，苔白腻，脉细。

【护理评估】

病因：药物性呕吐。病位：主要在胃，还与肝、脾有密切关系。病机：化疗后呕吐的病机有虚实两类，实者化疗伤胃，化疗药物致胃失和降，胃气上逆而发呕吐；而虚者，则由气虚、阳虚、阴虚等正气不足致胃失温养、濡润，胃失和降，胃气上逆所致。

【医疗诊断】

1. 中医诊断 血癌呕吐（气血亏虚证）。

2. 西医诊断 急性髓系白血病。

【护理措施】

（1）观察药物的副反应，并正确使用止吐药物，掌握用药时间，静脉化疗宜在餐后 3～4 h 用药，呕吐频繁者可采取午睡时给药。

（2）防止水、电解质失衡：严重呕吐时需注意有无尿少、口渴、皮肤黏膜干燥等脱水现象。剧烈呕吐而进食少者应及时补充丢失的水分和电解质。

（3）创造良好的病房环境，给予适当的心理护理，转移注意力，让患者暂时忘却呕吐的不适，如听音乐等。

（4）呕吐停止后，及时给患者漱口，保持口腔清洁，给予患者少量、清淡、易消化的饮食，严重呕吐者，可暂时禁食，根据医嘱给予静脉补液。

【针灸护理技术】

1. 隔物灸 用隔姜灸。取穴中脘、神阙、脾俞、胃俞、日月、内关、足三里。

选穴依据：在取穴上，以特定穴为主，胃经募穴中脘以疏经通络，和胃降气；胃经下合穴足三里和胃降逆、理气止痛，与中脘合用，为合募配穴；胃俞与中脘配伍，胃俞募配穴，可养胃、通络、止痛；脾俞健脾益气、和胃降逆；日月为胆经募穴，疏肝利胆，和胃降逆。内关为手厥阴心包经络穴，配中脘、足三里可治疗腹痛、呕吐、食不下。生姜性温，归属于肺、脾、胃三经，偏于发散，走而不守，具有很强的辛散、健胃、止痛之功效。

2. 耳穴压豆 取穴神门、贲门、胃、肝、枕、消化系统皮质下，每日按压 3 次以上。

选穴依据：神门具有镇静、安神、止吐的作用；胃、贲门为消化系统的器官，都以通降为顺，可行气消食、降逆和胃，且胃具有调中焦、和脾胃、理气降逆的作用；肝具有疏肝和胃、调畅气机的作用；消化系统皮质下能调节内脏机能，促进胃肠蠕动，消除腹胀，可治疗消化不良、恶心呕吐。

【健康教育】

1. 生活起居 保持室内阳光充足，空气新鲜，呕吐严重时宜卧床休息，注意保暖，避免腹部受凉，呕吐停止后可适当下床活动，以不感劳累为宜。

2. 饮食护理 饮食以营养丰富、细软的半流食或软食为主，宜食健脾养胃的食品，如山药、桂圆、生姜、扁豆、大枣、荔枝等，忌食易损伤脾胃的食物，如咖啡、辣椒、酒类、油炸食物等。

3. 情志调理 多与患者交流，消除紧张焦虑情绪，使其静卧，尽量减少活动，保持心情舒畅。

【护理评价】

经一次治疗后，次日，患者诉呕吐次数减少，连续治疗直至化疗结束，患者未诉呕吐，食欲明显好转。

【编者按】

干呕，可灸期门、尺泽、章门、间使、关冲、隐白等穴；反胃，可灸气海、下脘、脾俞、膈俞、中脘、胃俞、足三里、上脘、膻中、大陵等穴。

此类患者还可采用穴位贴敷，将苏梗、枳实等分，研末，以陈醋、蜂蜜调和，贴敷穴位。取穴：中脘、神阙、足三里。必要时可遵医嘱给予中药药熨胃脘部，或予以胃复安穴位注射，选穴足三里或内关穴。还可以采用穴位按摩，取中脘、足三里、内关、膈俞、脾俞、胃俞等穴。

第十一章　外科针灸护理案例

第一节　肠　　痈

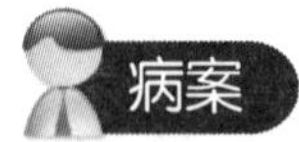

患者，女，53岁。因转移性右下腹痛3天而就诊。7日前进食生冷食物后觉胃脘部不适，纳食不香，体温、脉搏、呼吸、血压正常。查体：右下腹阑尾点压痛和局限性包块，无腹肌紧张，大便秘结，小便清长。舌质有瘀斑，苔白腻，脉弦滑。

【护理评估】

病因：进食厚味。病位：在肠。病机：患者进食厚味，恣食生冷，致脾胃受损，胃肠传导失调，糟粕积滞，湿热内生，加上肠腑血络受损，瘀血凝滞，痰热互结，积结肠道而成痈。

【医疗诊断】

1. 中医诊断　肠痈（瘀滞证）。

2. 西医诊断　急性阑尾炎。

【护理措施】

（1）关心体贴患者，使其心情舒畅；协助取半坐卧位。

（2）介绍疾病的相关知识，使其情绪稳定，密切配合治疗。

（3）遵医嘱进食流质饮食，如薏苡桃仁粥，将桃仁和冬瓜仁水煎、去渣、留汁，加入薏苡仁、粳米，文火煮至烂熟，调入适量白糖食用。中药汤剂少量多次温服。

【针灸护理技术】

1. 穴位注射　取穴：阑尾。遵医嘱用2 mL注射器抽取药液，按无菌原则每侧穴位注入药液1 mL。

选穴依据：阑尾穴为治疗肠痈的经验穴，可直接反映并治疗阑尾区疾病，且疗效显著。

2. 穴位贴敷　药物粉末以凡士林调膏。取穴阑尾、足三里、上巨虚、三阴交，配神阙、中脘、阿是穴等。1日1次，7次为一个疗程。

选穴依据：阑尾为经外奇穴，清热通腑；足三里为胃经合穴，行气宽肠；上巨虚为大肠之下合穴，调肠和胃；三阴交为脾经腧穴，行气抗痛；神阙属任脉，健运脾阳，和胃理肠；中脘为胃之募穴，健脾和胃，扶正培元，理气消胀。诸穴合用，共奏补益正气、调理气机、行气活血、通腑泄热之功效。

【健康教育】

1. 饮食护理　避免饮食不节、不洁和食后剧烈运动，养成规律的排便习惯。

2. 用药指导　指导患者服用出院带的药，3 个月后来院复查；出现腹痛等症状时，及时就医。

【护理评价】

经一次治疗后，患者疼痛明显减轻。连续治疗 5 天，病情好转出院。

【编者按】

六腑以通为用，通腑泄热是治疗肠痈的关键可清热解毒、活血化瘀，及早应用可以缩短疗程。

此类患者还可用耳穴压豆疗法，取阑尾、交感、神门、大肠等穴，对反应明显的穴位给予强刺激，每穴按压 2～3 min，每日按压 2 次，7 日为一个疗程。同时配合金黄散、玉露散或双柏散，用麻油或蜂蜜调成糊状，外敷右下腹最痛处，每日外敷超过 8 h，连用 5～7 日。

第二节　肠　　结

患者，男，63 岁。患者半年前曾有两次胃肠穿孔手术史，目前腹胀，恶心欲呕，肛门停止排气、排便伴腹痛 3 天。自诉腹胀、腹痛对称，查腹肌柔韧，无肠型及蠕动波，肠鸣音减弱，无气过水声。腹部立位 X 线片可见大小不一的液气平面，CT 见肠管壁增厚、水肿。舌质暗，苔厚腻，脉弦涩。

【护理评估】

病因：反复手术史。病位：在肠。病机：术后肠腑瘀血阻滞，滞塞不通，痰饮、水停，致肠道功能失常。

【医疗诊断】

1. 中医诊断　肠结(肠腑瘀结型)。

2. 西医诊断　炎性肠梗阻。

【护理措施】

1. 病情观察　观察腹痛的部位、程度、性质及其伴随症状；观察有无肛门排气、排便以及大便的性状。

2. 饮食护理　早期遵医嘱禁食，给予肠外营养支持等。腹痛减轻、肛门有排便排气后，可进少许流质饮食；腹痛消失、排便排气正常时，恢复正常饮食。

【针灸护理技术】

1. 穴位贴敷加艾灸　将大黄、吴茱萸打粉，加生姜汁调和。选穴神阙、中脘、天枢、气海、足三里，先以大黄膏贴敷穴位，再扣点燃的艾灸盒于外，灸 15～20 min，以患者能耐受为度，灸后仍保留大黄膏固定于穴位。每日 1 次，7 日为一个疗程。

选穴依据：中药加热后外敷神阙，集中药作用与温热作用于一体，破结滞，行水气，通燥湿。中脘为胃之募穴，天枢为大肠经募穴，气海有补气行气之功，足三里为足阳明胃经合穴，以上五穴配伍共奏调理胃肠气海之功，达到通腑、散结、止痛之效。

2. 艾灸法　取穴神阙、天枢。平面回旋灸条，每次 30 min，每日 2 次，7 日为一个疗程。

选穴依据：神阙为任脉之穴，同时与多条经络联通，通脉调脏腑；天枢是大肠之募穴，疏调肠腑、理气行滞；艾灸可温阳散寒、疏通经络、扶助正气。

【健康教育】

1. 生活起居 饮食有节，起居有时，适当运动，以顺时针方向抚摸腹部。

2. 饮食指导 饮食宜清淡，忌辛辣油腻食物。

3. 情志调理 调情志，保持心情舒畅。

【护理评价】

经一次治疗后，患者疼痛减轻，感腹内气体窜动。治疗 2 次后，疼痛明显缓解，自解干结羊屎样大便 100 g。

【编者按】

此类患者还可采用穴位按摩，取穴大肠、小肠、胃、三焦等穴。每个穴位按压 2～3 min，每日按压3～4次，10 日为 1 个疗程。同时用复方大承气汤保留灌肠、经胃管注入。在保守治疗期间，注意观察有无绞窄性肠梗阻，一旦发生，则立即停止现有治疗，进行手术。

第三节 乳 痈

患者，刘某，女，28 岁。因产后 2 周乳房局部红、肿、热、痛而入院。症见：左乳以乳晕为中心，有半径大约为 5 cm 区域出现红、肿、热、痛，腋窝有肿大、压痛的淋巴结，并伴有全身发热症状，体温为 39 ℃，白细胞计数为 14.1×10^{9}/L。患者自诉产后新生儿不能有效吸吮，未及时排奶。舌质红，苔黄，脉弦数。

【护理评估】

病因：乳汁瘀积，乳络阻滞结块。病位：主要在肝、脾、胃。病机：乳汁郁结，乳络闭阻不畅，郁久化热，加上产后情志不畅，肝气郁结，失于疏泄，致使热与邪积而成痈肿而致发热。

【医疗诊断】

1. 中医诊断 乳痈(气滞热壅证)。

2. 西医诊断 急性乳腺炎。

【护理措施】

(1) 高热者应卧床休息，保持皮肤清洁卫生，汗出则及时更换衣物，穿戴合适的内衣，注意保暖，避免感受风寒而加重病情。

(2) 定时测量生命体征，了解白细胞计数及其分类变化，及时做血液或脓液细菌培养及药物敏感试验。

(3) 进食营养、清淡、易消化的饮食，多喝水，补充新鲜蔬菜、水果。

(4) 若出现高热或者白细胞计数高于正常值，并伴有脓液出现时切忌用力挤压，以免炎症扩散而引起败血症。

(5) 给予情志疏导，减轻心理、精神上的压力，保持轻松、愉快的心情。

【针灸护理技术】

刺络法 针刺耳尖、耳轮放血退热。取穴：耳尖、耳轮(轮 1、轮 2、轮 3、轮 4、耳垂)均可放血。

选穴依据：耳部是全身经络汇聚之处，耳尖在耳部微经络中为肝经所主，故耳尖、耳轮点刺放血使邪热外泄，可达到清热解毒、调和气血、通经活络的目的。

【健康教育】

1. 生活起居　保持乳房局部清洁，哺乳前后用温开水清洗两侧乳头，内衣要经常换洗，哺乳后用乳罩将乳房托起。养成良好的哺乳习惯，每次哺乳时让婴儿将乳汁吸空，如有积滞，可通过按摩或吸乳器排空乳汁。若乳头破溃或有皲裂则暂停哺乳，待伤口愈合后再进行哺乳，注意避免当风露胸哺乳。

2. 饮食护理　饮食宜富有营养、清淡，以易消化食物为主，不宜食肥甘、滋腻、辛辣之品，多食粗纤维食物，可选用蒲公英薄荷饮少量频饮。

3. 情志调护　及时劝慰、开导，多给予产妇关心体贴和帮助，使产妇心情舒畅，情绪稳定。

【护理评价】

经一次放血治疗 30 min 后，耳部的灼热感比之前较甚，体温反而会升高，但过几个小时之后体温慢慢下降。次日体温基本恢复正常，也不易出现反复发热的情况。耳尖、耳轮放血结合中药外敷，急性乳腺炎高热伴乳腺红肿、疼痛的情况 3～4 天可见明显疗效，也可治愈。

【编者按】

乳痈乳汁瘀积还可予以乳头、乳晕拔罐，促进乳汁排出。注意留罐时间不宜过长。忌用力挤压以免炎症扩散。硬结未成脓、血常规正常时可以进行循经和穴位按摩以舒达经气、缓解疼痛，使瘀积乳汁排出。取穴：乳中、乳根、膻中、肝俞、膈俞。取经络：肝经、胃经。每日 2～3 次。动作轻柔，力度适中。

第四节　精　　癃

患者，谭某，男，70 岁。因尿频尿急 7 年余，加重半月而入院。症见：尿频、尿急，夜尿 5～6 次，影响休息，精神一般，食欲尚可，大便干燥，小便频，舌体淡胖嫩，苔薄白，脉沉细。

【护理评估】

病因：肾阳亏虚。病位：膀胱。病机：患者年老，肾阳亏虚，膀胱气化无力，尿频尿急，排尿不尽，辨病属精癃范畴，辨证为肾阳不足证。

【医疗诊断】

1. 中医诊断　精癃（肾阳不足证）。

2. 西医诊断　前列腺肥大。

【护理措施】

(1) 饮食管理：嘱患者摄入粗纤维食物，忌酒及辛辣刺激食物，保持大便通畅。

(2) 保持尿液排出通畅，观察排尿情况，注意排尿次数，尤其是夜尿次数，有尿潴留时，让患者听流水声或用温水冲洗会阴部，诱导排尿，仍不能解出小便时遵医嘱留置导尿管，做好会阴部护理。

【针灸护理技术】

1. 耳穴压豆　主穴：尿道、膀胱、前列腺、脑垂体、枕。配穴：肾、内分泌、脾、直肠。每日按压 3～5 次，隔日 1 次，双耳交替。

取穴依据：尿道、膀胱、前列腺为相应部位取穴；脑垂体穴有抗利尿功能；枕穴为经验用穴，有储尿作用；肾阳不足，按压肾穴以补肾培元，使膀胱束精，气化得力；脾穴主运化，主升清，补脾阳以资助肾阳；按压内分泌穴对泌尿系统有消炎作用；患者大便干结，故取直肠穴以排便。

2. 隔姜灸　取穴：肾俞、膀胱俞、次髎、中极、关元、三阴交、秩边、阴陵泉、太溪等。

选穴依据：膀胱俞、中极为募俞配，中极、关元是任脉和足三阴经的交会穴，三阴交为足三阴经的交会穴，二穴相配，调理肝、脾、肾，主治各种泌尿、生殖系统疾病；次髎利湿通淋；秩边通利膀胱气机，泌清别浊；阴陵泉为脾经合穴，主治小便不利；加灸肾俞、太溪补肾阳。

3. 中药涂擦法　每天用中药抹洗会阴部，保持会阴部和尿道外口清洁，去除分泌物，并尽早拔除导尿管。

【健康教育】

1. 生活起居　保持生活规律，气候转冷特别是在秋冬换季之时，注意保暖，预防感冒；做好个人卫生，保持外阴清洁，避免憋尿等不良习惯，晚饭后、夜间要少喝水，注意保持大便通畅；加强体育锻炼，增强体质，如打太极拳、散步等，但避免劳累过度。

2. 饮食护理　饮食有规律，少饮酒或不饮酒，忌辛辣食物及浓茶。

3. 情志调护　加强与患者沟通，避免不良情绪，保持心情舒畅，怡养情操，利于康复。向患者讲解本病的发生、发展及转归。

4. 服药护理　中药汤剂宜凉服。

【护理评价】

经一次治疗后，患者症状缓解。

【编者按】

此类患者还可温灸神阙，温热的物理效应可使药物分子通过任脉直达前列腺，使充血、水肿消退。

第五节　石　　淋

患者，谢某，女，59 岁。因左侧腰部疼痛 1 月余，加重 1 天，行腹部 B 超诊断为“输尿管结石”而入院，症见：左侧腰腹部绞痛，呈阵发性，无放射，疼痛难忍。食欲可，精神睡眠可，二便调，大便正常。舌淡红，苔黄腻，脉弦数。

【护理评估】

病因：湿热蕴结，水液煎熬成石。病位：肾和膀胱。病机：患者年老，脏腑功能减退，肾虚为热所乘，热则成淋。肾主水，水结则化为石，表现腰腹疼痛，为实热之邪，舌淡红，苔黄腻，脉弦数，辨证为湿热蕴结证。

【医疗诊断】

1. 中医诊断　石淋病(湿热蕴结证)。

2. 西医诊断　左侧输尿管结石。

【护理措施】

1. 疼痛　观察疼痛的持续时间、部位、程度、性质及伴随症状。向患者解释疼痛与活动的关系，减少剧烈活动，鼓励患者多饮水，以利于结石排出。教会患者非药物缓解疼痛的方法，如分散注意力和放松方法。遵医嘱给予解痉和止痛药物，病情较重者遵医嘱输液治疗。肾绞痛发作时，可局部热敷肾区，缓解疼痛。

2. 恐惧、焦虑　多与患者沟通交流，了解引起焦虑恐惧的原因，尽量满足其合理要求，鼓励患者说出心里的感受。加强心理护理：向患者及家属讲解有关疾病的知识，做好解释工作，安慰患者，并对患者要求妥善处理，以取得患者的合作和信任。

3. 血尿　发生血尿时，应卧床休息，避免剧烈运动，观察患者血压、脉搏、神志变化，防止发生虚脱。患者虚脱时，立即给予平卧位或头低位，迅速遵医嘱补液。向患者解释发生血尿的原因，安慰患者，消除紧张、忧郁情绪，鼓励患者多饮水，防止尿中盐类结晶的形成。中药汤剂宜温服，服药后患者可做跳跃运动，以利于结石的排出。

4. 恶心、呕吐　观察患者呕吐的次数、量及呕吐物的性状，观察患者皮肤弹性、尿量、尿比重、血液浓缩程度、血清电解质及血气分析结果等。饮食宜清淡，低盐，忌食辛辣、油腻、刺激之品，戒除咖啡、浓茶、烟酒等。鼓励患者多饮水，适当运动，以利于结石排出。呕吐严重者，立即通知医生，遵医嘱给予解痉、止吐药物，必要时遵医嘱补液治疗。

5. 膀胱刺激征　观察患者排尿反应，有无尿频、尿急、尿痛，有无砂石排出，有无排尿突然中断。遵医嘱给予中药汤剂口服，也可以给予金钱草、车前草煮水代茶饮，以清热利湿，通利小便。按摩小腹部，解除肌肉紧张，以利于尿液排出，也可点按肾俞、膀胱俞、阳陵泉等穴位，以酸胀为宜。

【针灸护理技术】

1. 穴位注射　药物：黄体酮。取穴：承山。

选穴依据：承山位于委中与昆仑之间，是足太阳膀胱经的腧穴，有治疗腰腿疼痛的作用，刺激承山还可以起到调节膀胱经气血运行的作用。泌尿系统引起的肾绞痛，多由气血运行受阻引起，调节膀胱经气血运行能起到理气顺逆、止痛排石的效果。黄体酮有解痉、舒张输尿管、促排石的作用，二者同时作用对泌尿系统结石引起的肾绞痛有明显的缓解效果。

2. 耳穴压豆　主穴：肾、输尿管、膀胱、腹、神门、三焦、交感。配穴：肝、神经系统皮质下。每日按压 3～5 次，隔日 1 次，双耳交替。

选穴依据：交感缓解内脏平滑肌痉挛，是治疗结石之要穴，使内脏解痉止痛；神门有镇静止痛的作用；取三焦通调水道，清热利湿通淋；神经系统皮质下可调节大脑皮层功能，可解除因绞痛所致神经紧张状态、泌尿系统结石引起的痉挛，当痉挛缓解后，结石即可排出；肝经行于少腹、绕阴器，取肝穴可疏通经脉，调和气血、清热利湿。

【健康教育】

1. 生活起居　注意防寒保暖，患者卧床休息时，宜采用自觉舒适的体位或屈曲位，可缓解疼痛。指导患者做主动或被动运动：多肾结石患者，可做肾区局部拍打；输尿管结石患者应多运动，如跳跃等；对膀胱结石患者，鼓励其憋尿后用力排尿。若有结石排出，则将小便用铁砂网过滤，收集结石标本留做化学分析鉴定。肾绞痛发作时，若患者出现坐立不安、面色苍白、出冷汗、恶心、呕吐，应立即到医院诊治。

2. 饮食护理　饮食宜清淡，选用清热利湿的食物，如苦瓜、冬瓜、空心菜等，鼓励患者多饮水，可选用金钱草、玉米须煮水代茶饮，以清热利湿。鼓励患者大量饮水，每天饮水量为1500～

3000 mL，以增加尿量，减少沉淀，起到冲洗肾盂、输尿管和膀胱的作用，同时也促使输尿管蠕动，以利结石及细菌随尿液排出。

3. 情志调护 避免情志刺激，可适当增加体质锻炼，提高机体的防御能力，调达情志。

【护理评价】

经一次治疗后，患者症状缓解。

【编者按】

此类患者还可艾灸中极、膀胱俞、水道、气海、三阴交、照海等穴位以促进肾脏的泌尿功能，疏利膀胱气机，以达到利湿通淋的作用。

第六节 阳 痿

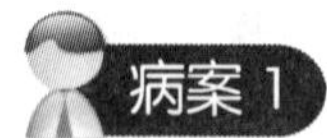

病案1

患者，陆某，男，30岁。因阴茎勃起功能障碍半年而入院，精神状态一般，夜寐差，纳可，大小便正常。舌淡红，苔薄黄，脉弦涩。

【护理评估】

病因：精神心理因素。病位：主要在肝、肾、心。病机：情志不畅，郁怒伤肝，或思虑无穷，所愿不遂，致使肝气郁结。

【医疗诊断】

1. 中医诊断 阳痿（肝气郁结证）。

2. 西医诊断 勃起功能障碍。

【护理措施】

（1）应消除心理上的压力，积极配合医生进行治疗。

（2）调畅情志，保持心情舒畅，加强身体锻炼，如散步、练太极拳等。

（3）保持规律的生活作息时间。

【针灸护理技术】

刮痧疗法 起板于长强，向左、右、右斜上方刮拭，沿下髎、中髎、次髎、上髎进行刮拭，刮成倒"八"字形，其后将其余部分填满，以痧痕呈倒三角形为佳；在正中线起板于督脉脊中，向下刮至腰阳关；膀胱经第一侧线从胃俞刮至大肠俞；再以脊柱为界向两侧刮，从内向外刮至膀胱经第二侧线处；起板于滑肉门，经天枢至大巨斜向关元，再从关元向下刮至曲骨。点刮：太冲、内关、太溪、三阴交、曲泉。

选穴依据：八髎所在的区域，是在阳关和会阳之间，邻近胞宫。冲脉、任脉和督脉也都起于胞宫，督脉主一身阳气，任脉主一身之血，冲脉则为经脉之海，是调节人一身之气血的总开关，且男科的疾病都与胞宫紧密相连；督脉为阳脉之海，总管一身之阳气，腰阳关为人体督脉阳气必经之关隘，能通调督脉经气，强腰补肾；足太阳膀胱经与足少阴肾经相表里，肾为先天之本，肾阴肾阳又为元阴元阳；关元为任脉与足三阴经的交会穴，可调补肝脾肾，温下元之气；太溪为肾经之原穴，可滋阴补肾；三阴交是足三阴经的交会穴，可健脾疏肝补肾；曲泉为肝经合穴，可疏调宗筋；太冲为肝经之原穴；内关为络穴，属八脉交会穴，具有宁心安神、理气止痛的作用。诸穴合用，可补益肾气、强筋起痿。

【健康教育】

1. 生活起居　积极进行体育锻炼；保持有规律的性生活，避免房事过度；刮痧后最好饮用一杯温开水或淡盐水，刮完后 4～6 h 内不宜洗澡，避免寒湿入侵。

2. 饮食护理　饮食宜清淡，平时可适当进食蛋类、韭菜、牡蛎等食物，忌肥甘油腻，戒烟酒。

3. 情志调护　加强与患者沟通，避免不良情绪，保持心情舒畅，怡养情操，利于康复。向患者讲解本病的发生、发展及转归。

【护理评价】

每 5～7 天给予一次刮痧疗法，经过半个月治疗后，患者面带笑容，自诉睡眠质量有所改善，夫妻生活和谐。

【编者按】

此类患者还可采用敷脐疗法。取小茴香 5 g、炮姜 5 g，共研细末，加食盐少许，以少许人乳调和（亦可用蜂蜜代替），敷于肚脐，外用胶布贴紧固定，5～7 天后弃去。

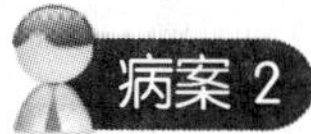

病案 2

患者，陆某，男，29 岁。因阴茎勃起不坚而入院。自诉阴茎勃起不坚，勉强能够完成性生活，性欲尚可，晨勃存在，伴有早泄 2 年，射精潜伏期为 1～2 min，患者精神状态一般；纳可，寐安，大便正常、小便清长。舌淡红，苔白微腻，脉弦。

【护理评估】

病因：肾气亏虚。病位：肾。病机：肾藏精，主生长、发育与生殖，开窍于二阴，当肾阳不足时导致命门之火不足，从而出现阳痿、早泄等症状。

【医疗诊断】

1. 中医诊断　阳痿（肾阳亏虚证）。

2. 西医诊断　勃起功能障碍。

【护理措施】

(1) 劳逸适度，保证充足睡眠；灸后不可马上饮茶，恐解火气；亦不可马上进食，恐滞经气，须少停一二时；宜入室静卧，远人事，远色欲，平心定气。

(2) 保持会阴部的清洁卫生，嘱患者穿棉质内裤。

(3) 性生活健康适度，避免房事过度。

【针灸护理技术】

1. 艾灸　每个穴位 10～15 min，每日一次，两周为一个疗程。主穴：百会、身柱、命门、中极。配穴：三阴交、关元、气海、肾俞、神门、八髎。

选穴依据：因男子阳痿不起多为命门火衰，精气虚冷。艾灸能温补肾阳、培元固本。多取膀胱经、督脉及任脉经穴。百会是全身阳气会聚的地方，犹天之极星居北，对全身的穴位有着绝对重要的统领作用。命门属督脉之穴，位于腰部，腰为肾之府，且督脉起于胞中，贯脊属肾，因此本穴可培元固本、强肾壮阳。身柱属督脉之穴，能补气壮阳。中极属任脉之穴，系足三阴、任脉之会，膀胱之募穴，其气血物质为天部的水湿之气，任脉气血在此达到了天部中的最高点，此穴具有益肾兴阳，通经、助气化之作用。灸命门可壮元阳，灸关元可壮真元之气；神门为心经原穴，配三阴交以调节心脾，八髎是足太阳膀胱经的腧穴，均与肾脉的功能有相互联系，可起辅治作用。

2. 盘龙周天灸 只做督灸。沿背都督脉，先用中药热奄包对患者背部督脉进行开穴，再撒上督灸粉(以肉桂、肉苁蓉等温中补肾之中药打粉)铺上姜泥，最后进行艾灸。此方法既能温补肾阳、培元固本，又能促进扶阳固肾药物的吸收，增强疗效。每周两次，两周为一个疗程。

【健康教育】

1. 生活起居 起居有常，避风寒，勿熬夜；加强锻炼，坚持不懈，每天进行1～2次锻炼。具体项目根据体力强弱而定，量力而行，如散步、慢跑、打太极拳、练八段锦、进行球类活动等等。

2. 饮食护理 饮食有节，可多食羊肉、狗肉、禽蛋类、山药、韭菜、淡菜、枸杞、黑芝麻、黑米、黑木耳、黑豆、核桃、韭菜等补肾壮阳之品，忌烟酒。

3. 情志调护 密切观察患者情志变化，避免不良情绪的影响；鼓励患者参加工作，做各种有益的社交活动，避免独处，忌看黄色视频、黄色广告，以免被误导。

【护理评价】

经连续治疗两周后，患者精神状态良好，早泄较前改善，能够完成性生活。

【编者按】

此类患者还可以采用耳穴压豆疗法，取穴：外生殖器、内生殖器、内分泌、肾、神门等。每天按压3～5次，3天更换一次，两个月为一个疗程。

第七节 精 浊

患者，刘某，男，28岁。因尿频、尿不尽、尿灼热、尿分叉3年，加重1个月而入院。患者精神状态一般，诉3年前因生活作息不规律，工作压力较大，出现尿频、尿不尽、尿灼热、尿分叉，偶有尿道口不适，曾以"慢性前列腺炎"治疗后症状反复，1个月前开长途车后尿频、尿痛再次出现，现精神一般，尿频，尿不尽，尿痛，阴囊潮湿，纳寐可，大便调，舌红，苔黄腻，脉滑数。

【护理评估】

病因：湿热下注或气滞血瘀或正气亏损导致。病位：本病在脏，多责之于心、脾、肾、肝。病机：湿热为本病之标，肾虚为本病之本，气滞血瘀为本病进一步发展的病理反应，病程日久，缠绵难愈。

【医疗诊断】

1. 中医诊断 精浊(湿热蕴结证)。

2. 西医诊断 慢性前列腺炎。

【护理措施】

(1) 调畅情志，轻松工作、学习和生活，尽可能远离应激状态，使自己处在和谐环境中。

(2) 注意保暖，不宜久坐，不宜长途骑车、骑马、开车等。

(3) 饮食宜清淡，不宜饮酒及过食辛辣，少饮浓茶、浓咖啡。可食用赤豆车前粥等清热利湿之品，多饮水。

(4) 已婚患者应保持正常的性生活，频次以事后不感到疲劳为度；性生活不宜中断，不宜忍精不泄。

【针灸护理技术】

耳穴压豆 取穴艇角、尿道、三焦、内分泌、肾上腺、膀胱、肝。随症加减:会阴部坠痛者加皮质下、神门;伴神经衰弱者配神门、神经衰弱点;伴性功能减退者配内生殖器。每日按压3次以上,每3～5日更换一次。

选穴依据:根据相应部位选穴原则,艇角为前列腺在耳朵上的对应点;三焦主水运,有运行水液的作用,同时前列腺位于下焦。根据西医理论选穴:肾上腺、内分泌,其功能基本与西医理论一致;膀胱穴可调理膀胱湿热、补肾益气、清热利水,有利下焦、补下元的作用;尿道穴性质属平,具有通利小便、清热利湿、利尿通窍之功效;神门加皮质下具有止痛的作用;神门加神经衰弱点具有镇静安神的作用;内生殖器穴具有补肾兴阳的作用;男子前阴由肝经所主,故选肝穴。

【健康教育】

1. 生活起居 注意会阴部清洁卫生,防止尿路感染诱发本病。

2. 情志调理 积极配合治疗,消除顾虑,避免急躁、悲观、易怒的情绪。

【护理评价】

经耳穴压豆治疗后,患者尿频、尿不尽、尿痛症状较前缓解。

【编者按】

此类患者还可采用灸法,取穴:中极、关元、秩边、阴陵泉、曲骨、次髎等。

第八节 臁 疮

患者,马某,男,85岁。因左下肢皮肤破溃、流脓5月余而就诊。症见:左下肢胫前皮肤及皮下组织溃疡糜烂,有较多淡黄色分泌物,疮底苍白,周围有少许坏死痂皮。皮下软组织红肿明显,疮面触压痛欠敏感,周边皮肤软组织红肿明显。患者因工作关系长时间站立,既往有下肢静脉曲张病史。神志清楚,精神状态一般,无畏寒发热,饮食正常,夜寐欠安,大便正常,小便频数。舌色暗、苔薄白、脉弦。

【护理评估】

病因:久站劳累致下肢脉络不畅。病位:肌肤。病机:久站,过度劳累,耗伤气血,气虚无力推动血液运行,以致血瘀阻于脉道,脉络滞塞不通导致肌肤失养,发为疮疡,肌肤溃烂,经久不愈。

【医疗诊断】

1. 中医诊断 臁疮(气虚血瘀证)。

2. 西医诊断 下肢溃疡。

【护理措施】

(1) 密切观察疮面渗液及基底情况,保持伤口敷料干燥。

(2) 卧床休息,卧床时抬高患肢15°～30°,以利静脉回流,并保持患肢处于功能位,观察肢端颜色、肿胀等情况。

(3) 勤翻身拍背,保持皮肤清洁,预防压疮。

(4) 宜摄入清淡、易消化的低脂肪、低热量饮食。多食蔬菜、水果等高纤维食物，尤其是富含维生素 E 的食物，以及补益气血之品，如红枣、人参、粳米等。忌食辛辣、油炸、烧烤、高脂肪食物及海鲜发物。

(5) 病室环境应安静、舒适，空气新鲜流通，忌对流风。

【针灸护理技术】

1. 艾灸 艾灸足三里、血海、气海、三阴交、关元、中脘，每次 20 min 左右，以皮肤微微发红、患者有温热感而无疼痛感为宜，7 天为一个疗程(注：入院后创面经过 5 天换药，腐肉祛除出现肉芽组织时开始采取此法)。

选穴依据：多取足阳明胃经、足三阴经、任脉经穴。足三里为多气多血之足阳明胃经的合穴；三阴交健脾和胃，调补肝肾，行气活血，疏通经络；血海是生血活血化瘀的要穴；关元是小肠的募穴，是先天之气海；气海有补气理气的作用；中脘是胃经募穴。诸穴合用有调理肝脾、补益气血、活血化瘀的作用。

2. 穴位按摩 可选择按摩神门、百会、印堂、安眠，每日按摩 2 次。

选穴依据：神门是手少阴心经穴位之一，百会有安神定志的作用，印堂有宁心安神的作用，安眠配以上诸穴能改善睡眠。

3. 中药湿敷 马齿苋 60 g、黄柏 20 g、大青叶 30 g，水煎煮，待药液凉后以 6～8 层纱布浸透药液，轻拧至不滴水，湿敷于患处，每次 30 min，每日 3～4 次。

【健康教育】

1. 生活起居 注意休息，适度运动，避免劳累及久站久坐及跷二郎腿，卧床时抬高患肢 15°～30°，观察趾端血液循环是否正常。预防外伤的发生。

2. 饮食护理 饮食有节，合理膳食，重视脾胃，注意饮食卫生，忌食辛辣、肥甘厚味及海鲜发物，戒烟酒。

3. 情志调护 保持心情舒畅，避免七情过激，可预防疾病的发生。

4. 创面护理 勤剪指甲，避免搔抓，指导患者正确使用弹力袜。

【护理评价】

患者经过治疗后疮面愈合、睡眠改善。

【编者按】

湿热蕴结证、湿热瘀阻证，艾灸多取足三里、三阴交、阴陵泉、阳陵泉、涌泉等穴。

第九节 水火烫伤

患者，李某，男，43 岁。因右下肢烫伤感疼痛而就诊。1 h 前在工作时不慎被电器烫伤右下肢内侧，面积约为 3%体表总面积(TBSA)，伤后创面红肿、疼痛，起大小不等水疱，基底红白相间。患者精神状态一般，无畏寒发热，饮食正常，夜寐安，大便正常，小便量可，体温 37.4 ℃，脉搏 93 次/分，血压 138/92mmHg，舌质偏红，苔淡白，脉稍数。

【护理评估】

病因：火热内蕴，伤津耗液。病位：肌肤。病机：热邪入侵损伤肌肤，经络瘀阻，导致表皮松解、水疱形成。

【医疗诊断】

1. 中医诊断 水火烫伤(热毒袭表证)。

2. 西医诊断 烧伤。

【护理措施】

(1) 卧床休息,尽量避免下床,抬高患者右下肢 10°～20°并制动,促进静脉回流。

(2)注意生命体征的监测:体温、脉搏、呼吸、血压变化。

(3)创面采取橡皮生肌膏外敷,目的是去腐生肌、减少创面感染、止痛等,促进愈合。每日1次。

(4) 宜进高热量、高蛋白质、高维生素饮食,忌食油腻、辛辣刺激之品。

(5) 心理护理:了解患者思想状况,多与家属及其家属交流,做好心理疏导。

【针灸护理技术】

1. 灸法 每次 15～30 min(以患者感觉舒适为宜),取穴大椎、三阴交、足三里、曲池、合谷、涌泉、水三角(水三角是太溪、照海、水泉围成的三角)。7 日为一个疗程。下肢以患侧取穴,避开皮肤破损处。

选穴依据:热邪入侵,损失肌肤,经络瘀阻,导致表皮松解、水疱形成。大椎配合曲池、合谷、涌泉,有通阳解表、清热解毒之作用。足三里为多气多血之足阳明胃经的合穴,三阴交可健脾和胃、调补肝肾、行气活血、疏通经络、益气养阴,加速创面愈合。

2. 中药熏洗 采用黄芩、黄连、黄柏各 10 g 加水 1000 mL 煎煮,待水温降至 30～40 ℃时,将患处浸泡于药液中泡洗,尽量去除创面上的污垢、痂皮及脓性分泌物,动作要轻,以创面不出血为度,浸洗完毕立即用纱布拭干创面 ,再用银离子敷料包扎。每日一次,7 日为一个疗程。

【健康教育】

1. 生活起居 在生活中加强自我保护意识,远离火源,避免烫伤。

2. 饮食护理 清淡饮食,忌辛辣刺激之品。

3. 情志调护 树立良好的健康心理。

4. 创面护理 伤口愈合后保护新生皮肤,应避免摩擦搔抓。坚持预防色素及抗瘢痕治疗,并加强康复训练。

【护理评价】

经治疗水肿明显改善,创面基底红润,疼痛减轻,连续治疗 7 日后,大部分创面已愈合。

【编者按】

气血两虚证的患者,可艾灸血海、气海、关元等穴位。

第十二章　妇产科针灸护理案例

第一节　月 经 不 调

患者，张某，女，39岁。因月经周期提前持续半年而就诊。患者自诉工作压力大，家庭关系紧张致近半年来月经周期提前7日以上，量多，色深，口干口苦，喜冷饮，烦躁易怒，小便黄，大便结，舌红苔黄，脉数。

【护理评估】

病因：肝郁。病位：肝、肾。病机：患者平素工作压力大，家庭关系紧张，肝郁化热，热扰血海，导致热伏冲任，迫血妄行，出现月经先期热下，此患者属肝郁致病。

【医疗诊断】

1. 中医诊断　月经先期(肝经郁热证)。

2. 西医诊断　月经频发。

【护理措施】

(1) 密切观察患者生命体征和月经的色、质、量、周期及伴随症状。

(2) 保持病室环境整洁舒适，定时通风，温湿度适宜。

(3) 注意经期卫生，预防感染，勤换卫生巾，每日早晚用温水清洗会阴部。

(4) 中药汤剂宜凉服。

【针灸护理技术】

1. 艾灸　将穴位分组交替灸，每次30 min，7日为一个疗程。取穴：关元、血海、行间等穴位，用泄法。

选穴依据：关元为任脉要穴，又与足三阴经交会，任、冲同源，故关元是调理冲任的要穴，也是阴阳元气交关之处；血海属足太阴脾经，有化血为气、引血归经之功能，犹如聚溢血重归于海，善治各种血症；行间属足厥阴肝经，为肝经之荥穴，有疏肝解郁、调气和血之效。

2. 耳穴贴压　选取子宫、内分泌、神门、肝、肾、皮质下等穴位，每次选取5～7个穴位，两耳交替贴压或同时贴压，每日按压3次以上。

选穴依据：子宫为治疗妇科疾病要穴；内分泌、皮质下起到调节内分泌的作用；神门起到安神的作用；肝、肾起到调理肝肾的作用。

【健康教育】

1. 生活起居　根据四时天气变化养成良好的生活习惯，保证充足睡眠，根据自身条件进行适当的体育锻炼，以增强机体抗病能力。

2. 饮食护理　饮食宜清淡、易消化，忌食辛辣、油腻之品，忌烟酒。宜食疏肝清热的食物，如玫瑰花、佛手、乌梅等。食疗方：佛手玫瑰花汤。

3. 情志调理　加强与患者沟通，耐心倾听患者诉求，缓解不良情绪，可培养兴趣爱好以怡养情操，利于康复。

【护理评价】

经三个疗程治疗后，患者月经周期基本正常。

【编者按】

(1) 虚热证：艾灸关元、三阴交、血海、太溪。

(2) 实热证：大椎点刺放血；刮痧督脉、足太阳膀胱经、足厥阴肝经。

(3) 气虚症：艾灸关元、足三里、血海、脾俞、气海。

第二节　痛　　经

患者，李某，女，21岁。因过食寒凉之物致经前、经期少腹疼痛，难以忍受，经量偏少，色黯，有血块，得温痛减，精神差，二便调，舌淡红苔白，脉沉紧。

【护理评估】

病因：感受外邪。病位：肝、肾。病机：患者素喜寒凉之物，不加节制，致寒邪入内，气机郁滞，经脉凝滞，血行不畅，寒客冲任，与血相搏，以致子宫、冲任气血失畅。经前、经期气血下注冲任，子宫气血更加壅滞，此患者为寒湿凝滞所致不通则痛。

【医疗诊断】

1. 中医诊断　痛经(寒湿凝滞证)。

2. 西医诊断　原发性痛经。

【护理措施】

(1) 密切观察患者的疼痛性质、部位、持续时间。

(2) 卧床休息，保持病室环境的整洁、舒适，温度和湿度适宜。

(3) 注意腹部的保暖，可予热水袋热敷腹部，防止烫伤。

(4) 注意经期卫生，勤换卫生巾，每日早晚用温水清洗会阴部。

(5) 中药汤剂宜热服。

【针灸护理技术】

1. 艾灸　将穴位分组交替灸，每次30 min，7天为一个疗程。取穴：中极、次髎、地机、三阴交等穴位。

选穴依据：中极为任脉经穴，通于胞宫，有调理冲任、理气活血的作用；次髎可促进局部血液循环，为止痛要穴；三阴交为足三阴经的交会穴，调理脾、肝、肾三脏；地机为足太阴脾经郄穴，足太阴脾经循于少腹部，阴经郄穴治血证，可调血通经止痛。

2. 穴位贴敷　将艾叶、肉桂、丹参、延胡索、乳香、没药等制成膏剂，穴位分组交替贴压，每次4～6 h，7天为一个疗程。贴于神阙、关元、气海、三阴交等穴位。

选穴依据：任脉维系一身之阴，神阙、关元二穴系于元气，阴中有阳，穴位贴敷有回阳止痛的作用；气海为局部取穴；三阴交为足三阴经的交会穴，调理脾、肝、肾三脏，驱寒逐湿，化瘀止痛。

【健康教育】

1. 生活起居 注意保暖，尤其注意避免寒邪入侵腰腹部，经期及月经干净 3 天内禁房事、盆浴、游泳，根据情况进行适当的体育锻炼，以增强机体抗病能力。

2. 饮食护理 饮食宜清淡、易消化，忌食生冷、油腻之品。宜食祛寒除湿、化瘀止痛的食物，如桃仁、荔枝等。食疗方：桃仁粥。

3. 情志调理 加强与患者沟通，向患者讲解本病的发生、发展及转归，避免不良情绪，保持心情舒畅，怡养情操，利于康复。

【护理评价】

经一个疗程治疗后，患者疼痛症状得到明显好转，连续治疗三个疗程后，疼痛基本消失。

【编者按】

肝郁气滞证的患者，可艾灸行间、阳陵泉等穴位。脾肾两虚证的患者，可艾灸关元、命门、足三里、肾俞、三阴交等穴位。

第三节 崩　漏

患者，刘某，女，43 岁。因经量增多，经期延长 10 余天，淋漓不尽而就诊，经色淡质稀，面色萎黄，神疲乏力，小便可、大便溏，舌淡胖边有齿印，苔薄白，脉细弱。

【护理评估】

病因：饮食劳倦、忧思过度导致冲任损伤，不能制约经血。病位：脾、肾。病机：患者饮食劳倦、忧虑过度，损伤脾气，致脾气虚陷，冲任不固，血失统摄，故经血非时而下，淋漓不尽；脾虚气血化源不足，故经色淡而质稀；脾虚中气不足，故神疲体倦；故为脾虚之崩漏。

【医疗诊断】

1. 中医诊断 崩漏（脾虚）。

2. 西医诊断 经期延长伴经量增多待查因。

【护理措施】

（1）密切观察患者生命体征，月经的色、质、量、周期及伴随症状。

（2）出血多者卧床休息，减少活动，保持环境整洁舒适、温湿度适宜。

（3）注意经期卫生，预防感染，勤换卫生巾，每日早晚用温水清洗会阴部。

（4）中药汤剂宜温热服用。

【针灸护理技术】

艾灸 将穴位分组交替灸，每次 30 min，10 天为一个疗程。取穴：百会、气海、三阴交、关元、大都、隐白、太白、天枢、脾俞、足三里等。

选穴依据：百会为诸阳之汇，合气海起到补气摄血的作用；天枢为局部取穴；三阴交为足三阴经交会穴，可疏调足三阴之经气，以健脾胃、益肝肾、补气血、调经水；隐白、脾俞、足三里补气摄血、养血调经。关元为任脉要穴，又与足三阴经交会，任、冲同源，故关元是调理冲任的要穴，也是阴阳元气交关之处。取脾经母穴大都用补法灸疗，可以扶正补虚，使气血通畅；隐白作为脾经井穴，可扶脾益气、调和气血；而脾经原穴太白健脾益气、滋生万物。

【健康教育】

1. 生活起居　避免过劳，适当活动，注意腰腹部保暖，慎风寒，治疗期间避免性生活。经期及月经干净3天内禁房事、盆浴、游泳，根据自身条件进行适当的体育锻炼，以增强机体抗病能力。

2. 饮食护理　加强营养，宜进食益气健脾、含铁较多的食物，如猪肝、蛋黄、胡萝卜等。食疗方：山药排骨粥。

3. 情志调理　加强与患者沟通，向患者讲解本病的发生、发展及转归，避免不良情绪，保持心情舒畅，怡养情操，利于康复。

【护理评价】

经一个疗程治疗后，患者月经量减少，连续治疗三个疗程后，月经量基本正常。

【编者按】

(1) 肾虚证：艾灸肾俞、关元、子宫、三阴交、命门、气海、交信、太溪、阴谷等穴。

(2) 血热证：艾灸气海、血海、三阴交、隐白、水泉、大椎、曲池、然谷、太冲等穴。

(3) 血瘀证：艾灸中极、血海、三阴交、膈俞、关元、隐白、期门、太冲等穴。

第四节　癥　瘕

患者，唐某，女，33岁。少腹包块，拒按，腰骶部酸痛，带下量多，色黄，经期时有提前或延长，量多，经前腹痛加重，烦躁易怒，口渴易干，小便黄，大便结，舌红，苔黄腻，脉弦滑数。

【护理评估】

病因：湿热积聚，阻滞冲任。病位：脾、肾。病机：患者经期产后，胞脉空虚，余血未尽之际，外阴不洁，感染湿热邪毒，入里化热，与血搏结，瘀阻冲任，结于胞脉，为湿热瘀结之癥瘕。

【医疗诊断】

1. 中医诊断　癥瘕(湿热瘀结)。

2. 西医诊断　盆腔包块性质待查。

【护理措施】

(1) 密切观察患者疼痛的发作时间、持续时长、相关诱因，月经的色、质、量、周期及伴随症状，配合医生积极处理相关症状，缓解患者不适。

(2) 居室环境宜凉爽干燥，温湿度适宜，平素避免涉水冒雨。

(3) 注意经期卫生，勤换卫生巾，预防逆行感染，每日早晚用温水清洗会阴部。

(4) 中药汤剂宜温凉服用。

【针灸护理技术】

1. 艾灸　将穴位分组交替灸，每次30 min，10天为一个疗程。取穴：然谷、肾俞、太溪、关元、三阴交、阴陵泉、气海等穴位。

选穴依据：然谷、太溪为肾经穴位，起到调理肾经的作用；关元属任脉，又与足三阴经交会，有调冲任的作用；三阴交为足三阴经交会穴，可疏调足三阴之经气，以健脾胃、益肝肾、补气血、调经水；阴陵泉为脾经合穴，健脾利湿；气海为局部取穴；肾俞为背俞穴，诸穴共奏清热利湿、活血祛瘀之效。

2. 刮痧 以督脉、任脉、足厥阴肝经、足太阴脾经、足少阴肾经为主。

选穴依据：督脉、任脉总管人一身之阴阳，调和气血；肝脾二经统血摄血，化瘀解郁、清热利湿；肾经调理先天，固养精气。

3. 中药外敷 将千年健、当归、红花、艾叶、透骨草、续断、白芷、皂角刺、槲寄生、独活、乳香、没药等打磨成粉，用热水调和成糊状，热敷于下腹部。

【健康教育】

1. 生活起居 避免过劳，适当活动，注意腰腹部保暖，治疗期间避免性生活。经期及月经干净 3 天内禁房事、盆浴、游泳，根据自身条件进行适当的体育锻炼，以增强机体抗病能力。

2. 饮食护理 宜食清热利湿的食物，如冬瓜、薏苡仁、山药、莲藕等，食疗方：山药薏苡仁粥；避免食用油腻煎炸、辛辣助火之品。

3. 情志调理 本病病程较长，应加强与患者沟通，向患者讲解本病的发生、发展及转归，避免不良情绪，保持心情舒畅，怡养情操，利于康复。

【护理评价】

经五个疗程治疗后，患者疼痛缓解，月经周期及带下基本正常。

【编者按】

(1) 气滞血瘀证：艾灸选取气海、气冲、三阴交、合谷、太冲、行间等穴位。

(2) 痰湿瘀滞证：艾灸选取曲骨、大赫、气海、子宫、中脘、阴陵泉等穴位。

第十三章　儿科针灸护理案例

第一节　肺炎喘嗽

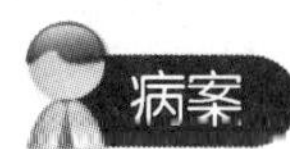

患儿，刘某，男，8个月。因与患感冒的姐姐接触后，发热9天，伴咳嗽3天而入院。精神状态一般，发热、阵发性咳嗽，有痰，不易咯出，鼻塞，流浊涕，喘息气促，食欲不振，夜寐不安，体重无明显变化，大便溏泄，便质呈糊状咖啡色，小便短黄，舌淡红，苔黄，指纹淡紫于风关。

【护理评估】

病因：感受外邪。病位：在肺。病机：风热之邪从皮毛或口鼻侵入，侵犯肺卫，宣降失司，肺气闭阻，邪闭肺络，水道通调失职，水液输化无权，留滞肺络，凝聚为痰，痰阻气道，壅盛于肺，患儿发热咳嗽，此患儿为风热闭肺致喘嗽。

【医疗诊断】

1. 中医诊断　肺炎喘嗽(风热闭肺证)。

2. 西医诊断　支气管肺炎。

【护理措施】

1. 休息　卧床休息，抬高床头，有利于呼吸，可取半卧位或坐位，也可在肩下垫小枕。保持室内空气清新，温湿度适中。室内通风，但避免对流风，以免复感外邪。

2. 保持呼吸通畅　及时清除口鼻内分泌物，并防止奶汁、药物等呛入呼吸道引起窒息。痰多时，可用拍背法或体位引流法助其排痰，痰液黏稠者可用雾化吸入法，必要时给予吸痰护理。呼吸困难，发绀明显者，应遵医嘱予氧气吸入。

3. 观察　观察患儿咳嗽的次数、频率、声音，痰液的色、质、量，并做好记录。

4. 中药敷背　大黄打粉与适量玄明粉、大蒜汁调成糊状，敷于肺部啰音处，每次15～30 min。

5. 推拿疗法　逆运八卦，清肺平肝，推六腑，揉小横纹，大便溏泄加清补脾土，夜寐不安加捣小天心，每穴5～15 min。

选穴依据：逆运八卦，宽胸豁痰，降气平喘，清肺平肝，清肺化痰止咳；推六腑清热解毒，退高热，除热痰；揉小横纹清郁热化痰涎；清补脾土可健脾调中；捣小天心可以通窍散郁，安神镇惊。

6. 中药足浴　高热不退时可用荆芥、细辛、紫苏叶、羌活、醋柴胡、桂枝煎取药液泡脚，并按摩足底涌泉。

选穴依据：涌泉为肾经第一穴，配合疏风清热解表药物能够引火下行，散热生气。

【针灸护理技术】

中医定向透药 每次30 min，3～5日为一个疗程，取穴：肺俞。

选穴依据：肺俞位于足太阳膀胱经上，为肺气所注之处，位邻肺脏，可调理肺脏气机，宣肺解表、化痰止咳。

【健康教育】

1. 生活起居 冬春季节少带儿童去公共场所，寒冷季节或气候骤变时注意保暖防寒，患儿穿衣盖被不宜过暖。

2. 饮食护理 以乳类为主，可适当喝水。牛奶可适当兑稀一点，少量多餐。若发生呛奶要及时清除鼻孔内的乳汁。饮食宜根据患儿的年龄特点给予营养丰富、易于消化的食物，忌生冷、油腻、辛辣之品，发热患儿可适度多饮温开水。

3. 情志调理 缓解患儿家长的焦虑、紧张情绪，患儿易产生恐惧心理，尤其害怕打针、服药，护士应做些解释工作，采用移情的方式转移患儿注意力，鼓励家长配合治疗和护理。

【护理评价】

经一个治疗疗程后，患儿咳嗽缓解。两个治疗疗程后，患儿咳嗽基本消失，听诊肺部啰音基本消失。

【编者按】

风寒闭肺证的患者可清肺经、大肠经，清天河水，揉二扇门，按天突、风池、肺俞，擦胸背。痰热壅肺可清肺经、大肠经，推六腑，揉天突，分推膻中，直推膻中，揉乳旁、乳根，揉肺俞，分推肩胛骨，推脊，推涌泉。正虚邪恋证的患者可补脾经、肺经，推三关，摩中脘，按揉足三里，推涌泉，揉心俞、肺俞。

此类患儿还可采用耳穴贴压法，该法是用特定的籽(菜籽或王不留行籽等)贴在耳郭上的穴位或反应点，通过经络传导，达到防治疾病目的的一种操作方法。取穴肺、气管、支气管、喘点、交感。每日按压3～5次，每次1～2 min，5～7日为一个疗程。

第二节　外感高热

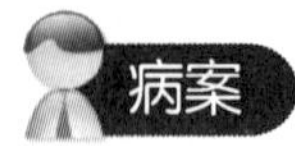

患儿，熊某，男，4岁。因无明显诱因发热2天而入院。精神状态一般，高热，咽痛，咳嗽呈阵发性，少痰，有鼻塞、头痛，无流涕、呕吐，胃脘部疼痛，纳食不香，寐欠安，大便3日未解，小便黄，舌淡红，苔黄，脉浮数。

【护理评估】

病因：感受外邪。病位：主要在表。病机：风热外袭，邪犯卫表，腠理失宣，则致发热较重、汗出；风热之邪上扰，则头痛；热邪客于肺卫，肺气失宣，则致鼻塞、咳嗽；咽喉为肺胃之门户，风热上乘咽喉，则致咽喉肿痛等，此患儿为风热犯肺证。

【医疗诊断】

1. 中医诊断 外感高热(风热犯肺证)。

2. 西医诊断 上呼吸道感染。

【护理措施】

1. 恶寒、发热　①观察体温变化及汗出情况；②汗出较甚切忌当风，并及时更衣；③保持口腔清洁，鼓励多饮温开水；④遵医嘱物理降温。

2. 头痛、咽痛　①观察疼痛的性质、程度、伴随症状及持续时间；②改变体位时动作要缓慢；③遵医嘱使用喷剂或洗漱液缓解咽痛。

3. 咳嗽、咳痰　①观察咳嗽的性质、程度、持续时间、规律以及痰液的量、颜色、性状等；②咳嗽剧烈时取半卧位；③教会有效咳嗽及咳痰方法，翻身拍背。

4. 鼻塞、流涕　①观察鼻塞情况及涕液颜色、性质等；②掌握正确的擤涕方法；③遵医嘱穴位按摩，鼻塞时按摩迎香、鼻通等穴位。

5. 中药洗浴　用艾叶、川芎、荆芥、路路通、青蒿、醋柴胡、薄荷煎取药液泡澡，充分按摩大动脉搏动处。

6. 中药足浴　用荆芥、细辛、紫苏叶、羌活、醋柴胡、桂枝煎取药液泡脚，按摩足底涌泉，每次 30 min，恶寒发热时采用。

选穴依据：涌泉为肾经第一穴，配合疏风清热解表药物能够引火下行，散热生气。

【针灸护理技术】

穴位按摩　取大椎、曲池、合谷等穴位，咽喉痛加少商，鼻塞加迎香、鼻通，每次 30 min。

选穴依据：大椎为诸阳之会，总督一身之阳，可宣散全身阳热之气；合谷、曲池清泻肺热。少商是肺经的井穴，用来泄热，具有清咽喉热毒之邪的作用；迎香、鼻通局部取穴，疏通穴位周围的经络瘀滞，宣通鼻窍，缓解鼻塞的症状。

【健康教育】

1. 生活起居　指导患儿慎起居、适寒温，尤其盛夏不可贪凉露宿，冬季注意防寒保暖，在感冒流行期间，尽量减少患儿在公共场所的活动，注意天气变化，及时增减衣服。

2. 饮食护理　宜食疏风清热的食品，如绿豆粥、梨子汁、西瓜汁等，饮食应清淡、易消化、富有营养，多食新鲜蔬菜、水果、瘦肉及禽蛋类食物。

3. 情志调理　多关心体贴患儿，多和其交流，了解其需要。可适当看电视、听音乐、听故事等，分散其注意力，放松心情，减轻不适感。

【护理评价】

经一个治疗疗程后，患儿发热、咽痛、头痛，鼻塞、咳嗽症状基本消失。

【编者按】

此类患儿高热不退时还可采用放血疗法：用头皮针或 1 mL 注射器针头刺相应穴位而放出少量血液。取穴：十宣、少商。

第三节　哮　　喘

患儿，谭某，男，5 岁 3 个月。因 1 年前无明显诱因出现喘息 1 年，加重 5 天而入院，症见：喘息，夜间为甚，伴咳嗽咳绿色黏痰，喉中有痰鸣音。精神状态良好，无恶寒发热，饮食正常，夜寐一般，大小便正常，舌淡红，苔白腻，脉浮滑。

【护理评估】

病因：感受外邪，肺脾肾虚。病位：主要在肺、脾、肾。病机：小儿脏腑娇嫩，肺脾肾三脏不足，外邪犯肺，肺气虚衰，则治节无权，水金失于输布，凝液为痰；脾虚运化失司，水湿不化，凝聚为痰，上贮于肺；肾气虚衰，不能蒸化水液，水湿上泛，凝聚成饮。外邪引动体内伏痰，痰气交阻，舌淡红，苔白腻，脉滑数。该患儿为寒性哮喘。

【医疗诊断】

1. 中医诊断 哮喘(寒哮)。

2. 西医诊断 支气管哮喘。

【护理措施】

(1) 休息：保持病室空气新鲜，避免尘埃飞扬。病室内不宜摆放花草，禁止吸烟，以减少各种诱发因素。根据病情适当锻炼身体，注意防寒保暖，随天气变化及时增减衣被。

(2) 饮食：哮喘患儿饮食以清淡、易消化、富有营养为原则，宜选择富含维生素 A(动物肝脏、蛋黄、牛奶、莲藕、西兰花、菠菜)、维生素 C(橙子、大枣、樱桃、山楂、西红柿)、维生素 E、微量元素硒(海带、玉米)及菌类(香菇、蘑菇)等食品，忌食辛辣、刺激、过冷、过热之物，如葱、蒜、辣椒、芥末等，以及狗肉、肥肉、虾、蟹、黄鱼、带鱼等易助湿生痰动火的食物。若患儿不过敏，可适当增加高蛋白质食物的摄入，如大豆、豆制品等。

(3) 发作前注意观察患儿有无鼻痒、干咳、胸闷、流清涕等发病先兆，寻找诱因并及时消除。

(4) 哮喘发作时，患儿宜取半卧位或坐位，必要时可给予吸氧，氧气浓度以 40%为宜。

(5) 保持呼吸道通畅，及时清除鼻腔分泌物；痰多不易咯出者，轻拍背部或用雾化吸入法协助排痰，必要时可吸痰。

(6) 观察患儿神色、唇甲颜色、气喘咳嗽(次数、频率)、喉鸣情况、痰(色、质、量)。

(7) 观察哮喘发作时其他伴随症状，如是否出现形寒肢冷、恶寒无汗或身热面赤、尿黄便干或面色无华、气短乏力及舌脉情况等。

(8) 密切观察患儿面色、呼吸、脉搏等，若出现神志恍惚、喘促不安、面色青紫、肢厥身冷等症状，警惕发生心阳衰败、元气欲脱等变证。若出现，立即报告医生，并配合抢救。

(9) 逆运八卦、揉外劳宫、推四横纹，加揉天突、膻中、肺俞，按弦走搓摩，每穴10～15 min。

选穴依据：逆运八卦，宽胸豁痰，降气平喘，清肺化痰止咳；揉外劳宫温肺化寒痰；推四横纹理气平喘。天突、膻中、肺俞，按弦走搓摩可加强宽胸理气、止咳化痰平喘的作用。

【针灸护理技术】

1. 中医定向透药 取穴：肺俞，每次 30 min。

选穴依据：肺俞位于足太阳膀胱经上，为肺气所注之处，位邻肺脏，可调理肺脏气机，宣肺解表、化痰止咳。

2. 艾灸 取定喘、肺俞、气海、天突、膻中等穴位。

选穴依据：定喘为止哮平喘的经验效穴，肺俞乃肺之俞，调理肺脏、宣肺祛痰，止哮平喘；气海与人的元气相通，是元阳之本，真气生发之处，又是任、督、冲三脉所起之处，全身气血汇集之所，艾灸肺俞配合此穴，可补益肺气，调节呼吸功能；天突、膻中具有理气化痰、宣通肺气、消痰止咳的作用。

【健康教育】

1. 生活起居　①起居有常，注意四时气候变化，预防外感诱发哮喘；避免接触过敏原，如居室内切勿放置花草，禁止养宠物及铺设地毯等；坚持锻炼身体以增强体质。②指导功能锻炼的方法：a. 腹式呼吸：进行腹式呼吸锻炼要因人而异，量力而行，切不可操之过急。应由浅入深，每次及每日锻炼时间可自行酌定。建议每日早晚各练习 1 次，每次 10 min 即可。b. 游泳：应妥善掌握运动量，根据各人的自我感觉，游程一般不宜过长，游 50 m 即应休息一下，总量不超过 500 m。若能坚持每天或隔天游 1 次，则效果更好。c. 自然力锻炼：即运用日光、空气和水等自然因素的作用来改善机体调节功能，提高人体对外界环境变化的适应能力，从而增强人体对疾病的抵抗力。常用的有日光浴、空气浴和水浴。条件不允许者，即使在室外太阳光下坐一坐也是大有好处的。d. 气功锻炼：支气管哮喘患者以气功中仰卧位的放松功和侧卧位的内养功较适合。e. 保健按摩：按摩迎香、人中、风府、合谷各 60 次。每天坚持用冷水洗脸、洗鼻。

2. 饮食护理　哮喘患儿要注重饮食调护，饮食要营养充足、清淡易消化，宜多食健脾益气、补肾润肺之品，如百合、紫菜、海参、银耳、核桃、薏仁、白扁豆、山药等，忌食辛辣油腻之品，以防食积蕴热，损伤脾胃。食物过敏也是哮喘的诱发原因之一，奶、蛋、鱼、虾、花生、大豆等食物是常见的过敏原，可通过患儿家长的细心观察来发现，应避免食用，必要时可检测食物过敏原，以饮食戒断或脱敏。酒、茶、咖啡、可乐饮料、巧克力及辣味佐食等常可引发哮喘或使瘙痒加剧，故应限制食用。

3. 情志调理　中医学认为精神刺激、情志变化常可导致气机郁滞，影响脏腑功能，致肝郁气滞，化火伤阴，损伤肺、脾、肝、肾，诱发或加重哮喘。故应注重哮喘患儿的情志调理，避免过度悲伤惊恐，防止外界刺激的损伤，做好心理疏导，让患儿保持良好的精神状态，增强战胜疾病的信心，积极配合治疗，让患儿早日康复。

【护理评价】

经两个治疗疗程后，患儿咳喘缓解。经三个治疗疗程后，患儿咳喘基本消失。

【编者按】

肾气虚者可按揉肾俞，隔盐灸丹田，隔姜灸气海、关元、肾俞；肺肾阴虚者可按揉合谷、三阴交、太溪、复溜等穴位。

此类患儿还可采用耳穴贴压法，冬病夏治，夏病冬治。哮喘发作期可取肺、喘点、交感、内分泌、肾，每日按压 3 次以上。“冬病夏治，夏病冬治”以“春夏养阳，秋冬养阴”为原则。可取白芥子、延胡索各 12 g，甘遂、细辛各 6 g，共研成细末，分成三份，每 10 天 1 份，用时取药末 1 份，加生姜汁调至一分硬币大小分别贴在针对哮喘与肺、脾、肾相关的诸穴，选穴主要为背部的肺俞、风门、大杼、心俞等，以及经外奇穴定喘，再根据肾虚、脾虚等不同证型进行辨证选穴，并以胶布固定，贴 2～4 h 后揭去。贴药时间为每年初伏、中伏、末伏及冬天的一九、二九、三九，连用 3 年。

第四节　小儿泄泻

患儿，彭某，男，1 岁。因反复发热 5 天，呕吐、腹泻 1 天而就诊。在 5 天前受凉后出现发

热，精神欠佳，呕吐，进食即吐，呈非喷射性，为胃内容物，4～5 次/日，腹泻，大便稀，呈黄色蛋花汤样，5～6 次/日，无黏液及果冻样物质，咳嗽咳痰，鼻塞流涕，寐差，小便少，舌红，苔黄，指纹淡紫于风关。

【护理评估】

病因：感受外邪。病位：主要在肠。病机：小儿脏腑柔嫩，易为外邪侵，外感风、寒、暑、热诸邪，常与湿邪相和而致泄，该患儿为湿热泻。

【医疗诊断】

1. 中医诊断 小儿泄泻(湿热泻)。

2. 西医诊断 小儿腹泻。

【护理措施】

(1) 注意腹部保暖。

(2) 密切观察患儿大便的次数、形状、颜色、气味及数量，注意体温、脉搏、呼吸、血压、神志变化，防止变证的发生。

(3) 臀部护理：保持臀部清洁干燥，防止臀红。每次便后应用温水清洗臀部，用软毛巾擦干，并涂抹护臀膏。勤换尿片，尿片以棉织品为宜，用后清洗干净，干燥保存，必要时消毒处理。

(4) 口腔护理：保持口腔清洁、湿润，避免干裂、破溃，可用生理盐水漱口。

(5) 宜进高热量、低脂肪、易消化、少纤维素、半流质饮食，忌食油腻、生冷瓜果之品。

(6) 清补脾土，清大肠，推小肠，推六腑，呕吐加清板门，每个穴位 5～15 min。选穴依据：清补脾土，健脾止泻；清大肠、推小肠、推六腑，清泻肠道湿热之邪；清板门可清胃热，止呕逆。

【针灸护理技术】

中药敷脐法 可用丁香、吴茱萸、胡椒、肉桂、五倍子等研末后敷于神阙，每次敷 8 h，3～5 天为一个疗程。

选穴依据：脐，中医学称为神阙，为先天之命蒂，后天之气会，介于中、下焦之间，处于腹部正中部位，能通调周身经气，通过各经脉与五脏六腑、四肢百骸、皮肉筋骨等组织器官密切相连。中医认为，药物入脐，先作用于胃与小肠，再通过脏腑的气化和输布作用，散布于五脏六腑乃至全身，以达到健脾和胃、行气通滞、保健防治百病的作用。

【健康教育】

1. 生活起居 生活起居有规律，根据气候变化增减衣被。夏季或梅雨季节勿贪凉，以防止湿邪侵入、脾阳受损；讲究环境卫生和个人卫生，锻炼身体以加强体质。

2. 饮食护理 注意饮食卫生，食具要清洁干燥，用后要消毒，食物要清洁、新鲜，饭前要洗手。纠正幼儿吸手指等不良习惯。

3. 情志调理 护理操作时注意动作轻柔，减轻患儿不安情绪，避免不良刺激。指导家长掌握排解不良情绪的方法，如音乐疗法、谈心释放法、转移法等。

【护理评价】

经一个治疗疗程后，患儿大便次数减少，经两个治疗疗程后，患儿大便正常，查大便常规无异常。

【编者按】

此类患儿还可采用艾灸法。取穴：神阙、天枢、大肠俞、上巨虚。每次 30 min，3～5 天为一个疗程。

第五节　疳　积　证

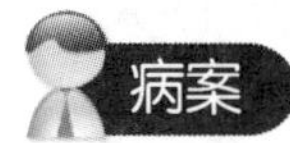

患儿，男，3岁。因近期食欲减退，吃饭时爱哭闹而就诊。非常挑食，不爱活动，喜欢坐地上，大便不调，面色萎黄、四肢肌肉消瘦、头发干枯无光泽，舌淡，苔白，指纹色淡。

【护理评估】

病因：喂养不当、疾病影响、禀赋不足。病位：在脾、胃、三元。病机：小儿喂养不当、疾病影响、禀赋不足致使小孩中元之气损伤，中元之胃肠功能减弱，水谷之物不化，精气亏损，故见患儿面色萎黄、四肢肌肉消瘦、头发干枯无光泽、大便不调之象。

【医疗诊断】

1. 中医诊断　疳积证（脾失健运证）。

2. 西医诊断　营养不良。

【护理措施】

1. 病情观察　密切观察患儿生命体征、神志、二便、饮食及活动等情况。

2. 饮食调护　加强饮食调护，提倡科学喂养，按需添加辅食，可适量选择健脾胃的山药糊、小米粥等进食。

3. 便后护理　加强肛周护理，排便后及时用温水、软布擦拭，预防红臀。

4. 土家医佩带法　用追魂草 20 g，切细焙干，研细末，用三角黑布小口袋装好，缝紧，以棉线串好挂于胸前，连带 7 日，可连用 2～3 次。

【针灸护理技术】

土家医针挑疗法　用特制针尖挑刺四缝。一般挑一次可愈，必要时根据病情每隔一周挑一次，最多可行三次治疗，分男左女右进行挑刺治疗。

选穴依据：小儿疳积多为喂养不当，乳食不节，营养失调使食物停滞，损伤中元之气，水谷精微不能吸收，气血生化乏源，或多种疾病影响而发。四缝为经外奇穴，《针灸大成》记载四缝与脏腑关系：食指与大肠、中指与三焦、环指与肝、小指与命门。刺激四缝，以达调节神经体液系统，调理中元之气，调整五脏六腑功能之效。

【健康教育】

1. 生活起居　观察患儿二便、饮食及活动等情况，加强肛周护理，便后及时用温水、软布擦拭。

2. 饮食护理　加强科学喂养，少食多餐，婴儿尽可能母乳喂养，适时添加辅食；营养均衡，纠正不良饮食习惯，多选择健脾开胃的鲫鱼汤、山药粥等进食，忌生冷油腻之品。适当运动，多晒太阳，增强机体抵抗力。

3. 情志调理　向患儿家属讲解本病的发生、发展及预后，缓解其焦虑、紧张情绪，鼓励家属积极配合治疗。

【护理评价】

经一次治疗后，患儿精神、食欲好转，爱活动，吃饭不哭闹，大便不调好转。

【编者按】

此类患儿还可以采用土家医烧灯火疗法，取一段 2 寸长的灯心草，蘸桐油，点燃后点烧耳背后黑坨处，点灸 3～5 次。

第十四章　肛肠科针灸护理案例

第一节　肛　　裂

患者，罗某，女，33岁。排大便时肛门刺痛伴滴鲜血，间断发作，精神状态一般，无恶寒发热，夜寐安，纳可，体重无明显变化，大便秘结，小便正常。舌红，苔黄燥，脉弦数。

【护理评估】

病因：血热肠燥。病位：主要在肛门前后正中位，与脾、肺相关。病机：燥热内结，耗伤津液，无以下润大肠，则大便干结，临厕努责，常使肛门裂伤而致便血；时处秋季，此患者为燥邪致肛裂。

【医疗诊断】

1. 中医诊断　肛裂（血热肠燥证）。

2. 西医诊断　肛裂。

【护理措施】

(1) 密切观察患者肛周疼痛程度、部位，大便性质、次数及便血的颜色、质量，注意体温、脉搏、呼吸、血压、神志变化，防止变证的发生。

(2) 保持会阴部及肛周部皮肤清洁干燥，穿宽松柔软的衣物，每次排便后应用参黄洗液行中药坐浴，坐浴时间为5～10 min，后行中药换药，保持伤口敷料清洁干燥，防止感染。

(3)给予疼痛评估，了解疼痛程度、性质及持续时间，选择缓慢呼吸、放松全身肌肉、听舒缓的音乐，合理运动，同时遵医嘱实施中药熏洗30～40 min，耳穴贴压缓解肛周疼痛。

(4) 根据患者病情，予以辨证施膳指导，饮食宜清淡、易消化、高热量、高维生素，忌食辛辣、油腻、海鲜、生冷瓜果。

(5) 保持大便通畅，养成定时排便的习惯，大便难解者予中药经直肠滴入。

【针灸护理技术】

1. 艾灸　温和灸：将穴位分组交替灸，每次10～20 min，每日1次，10次为一个疗程。直接灸：艾炷如麦粒大，每穴7壮，每日1次，30次为一个疗程。虚证选穴：天枢、大肠俞、气海、足三里。实证选穴：天枢、支沟、大肠俞。

选穴依据：天枢为大肠之募穴，能疏通大肠腑气，使津生而便通，大肠俞内应大肠，为大肠之背俞穴，主津司传导；气海培元固本、补气梳理腹中气机；足三里调理肠胃、宽肠运便；支沟可清大肠实热而通便。天枢、大肠俞为俞募配合，疗效增强，不论虚实皆可使用。

2. 耳穴贴压　每日按摩 3～10 次，每次每穴 1～2 min。取穴：脾、胃、大肠、直肠下段、乙状结肠、皮质下、便秘点。

选穴依据：脾、胃穴可健脾和胃，益气养血；肾穴温阳散寒以除阴结；大肠、直肠下段、乙状结肠、皮质下、便秘点可疏通大肠腑气，协调大肠传导功能，增加肠蠕动。采用耳穴贴压，刺激相应穴位，通过经络作用于脏腑，可清热润肠，行气导滞，益气养血，温阳散寒，而使脏气通畅。

3. 穴位贴敷　取穴：神阙、天枢、中脘、曲池、合谷。

选穴依据：神阙属任脉，任督二脉贯通，又与冲脉会于脐下。冲、任、督三脉“一源而三歧”，皆交汇于脐。神阙通百脉，内联五脏六腑，外达四肢百骸，能调理脏腑；天枢是大肠之募穴，也是人体气机的枢纽，能疏通大肠腑气，使津生而便通；中脘是胃的募穴，亦是八会穴之腑会，善治腹泻、腹痛、便秘等消化道疾病；曲池为手阳明大肠经之合穴，合谷为手阳明大肠经之原穴，可活血行气、解热散结、散瘀止痛。

【健康教育】

1. 生活起居　康复期避免久站、久坐、久蹲，指导其做提肛运动；注意病愈初期的休养，避免过劳，适当进行室内活动，注意保暖防寒，根据自身条件适当进行体育锻炼，增强体质。

2. 饮食护理　宜食清热解毒的食品，如野菊花代茶饮、绿豆粥、西瓜、苦瓜等，饮食宜清淡、富含维生素，忌辛辣、刺激、海腥、肥甘之品，戒烟酒。

3. 情志调理　加强沟通，保持心情舒畅，向患者讲解疾病的发生、发展及转归，坚持按摩耳穴贴压穴位，睡前或疼痛时随时按压，以转移其注意力，缓解疼痛，并耐心坚持治疗至治愈为止。

【护理评价】

艾灸治疗后患者诉肛门部疼痛明显缓解。

【编者按】

阴虚津亏证的患者，可行刮痧，以天枢、气海、关元、脾俞、胃俞、足三里、上巨虚、支沟为主；气滞血瘀证的患者，可行刮痧，以太冲、三阴交、天枢、肝俞、脾俞、足三里、上巨虚为主。两者均可刮督脉，从腰阳关刮至长强。

此类患者还可采用中药熏洗、中药外敷，熏洗药液温度以 38～40 ℃为宜，每次 20～30 min，防止烫伤。

第二节　肛　　漏

患者，李某，男，24 岁。因肛周肿痛 7 天，以高位肛瘘入院，在腰硬联合麻醉下行高位肛瘘切扩挂线术，术后 6 h，患者神志清楚，精神状态良好，诉肛周疼痛不适，无恶寒发热，夜寐安，纳可，体重无明显变化，大便未解，小便解出困难。舌红，苔黄腻，脉弦数。

【护理评估】

病因：外感湿邪。病位：主要在肛门，与脾、胃相关。病机：外感湿邪致机体脾胃功能受损，内生湿热，湿热下注，郁久不化，热腐成脓，穿肠穿臀，日久成漏；时处长夏季，此患者为湿邪致漏。

【医疗诊断】

1. 中医诊断 肛漏(湿热下注证)。

2. 西医诊断 肛瘘。

【护理措施】

(1) 密切观察患者肛周肿痛程度、时间、部位、性质及有无破溃,注意体温、脉搏、呼吸、血压、神志变化,防止变证的发生。

(2) 保持会阴部及肛周部皮肤清洁干燥,每次排便后应用参黄洗液行中药坐浴,坐浴时间为 5~10 min,后行中药换药,保持伤口敷料清洁干燥,防止感染。

(3) 给予疼痛评估,了解疼痛程度、性质及持续时间,选择缓慢呼吸、放松全身肌肉、听舒缓的音乐,进行合理运动,同时遵医嘱实施中药熏洗,时间为 30~40 min,缓解肛周疼痛。

(4) 根据患者病情,予以辨证施膳指导,饮食宜清淡、易消化,忌食辛辣、油腻、海鲜、生冷瓜果,保持大便通畅,养成定时排便的习惯,大便难解者予以中药经直肠滴入。

(5) 注意休息,按时作息,避免劳累熬夜等。

【针灸护理技术】

1. 耳穴贴压 每日至少按摩 3 次,每次每穴 1~2 min。取穴:脾、胃、肾、神皮、内分泌、三焦。

选穴依据:采用耳穴贴压法,刺激相应穴位,脾、胃穴可健脾和胃、益气养血;肾穴温阳散寒以除阴结;神皮、内分泌、三焦可改善脏腑功能、疏通经络、调和气血、调节内分泌,从而达到镇静止痛的目的。

2. 隔姜灸 取穴:关元、中极、气海、三阴交、足三里等。

选穴依据:关元、中极、气海是任脉的主要穴位,艾灸这些穴位有助于行气活血,解除疼痛引起的经脉瘀滞、尿道挛缩,促进尿液排出。三阴交是足太阴、厥阴、少阴经的交会穴,有补脾益肾、调和气血、促进膀胱气化之作用,艾灸此穴可帮助导尿。足三里是足阳明胃经的主穴之一,有疏风化湿、扶正祛邪之功能,可以增强膀胱逼尿肌的收缩能力,艾灸此穴能调理三焦、温补下元、鼓舞膀胱气化,以达启闭通便之功效。

【健康教育】

1. 生活起居 保持排便通畅,养成定时排便的习惯,避免久站、久坐、久蹲;康复期指导其做提肛运动;注意病愈初期的休养,避免过劳,适当进行室内活动,注意保暖防寒,根据自身条件适当进行体育锻炼,增强体质。

2. 饮食护理 宜食健脾利湿的食物,如菜花、扁豆、冬瓜、粟米等,食疗方为粟米粥,饮食宜清淡、富含维生素,忌辛辣、刺激、海腥、肥甘之品,戒烟酒。

3. 情志调理 加强沟通,保持心情舒畅,向患者讲解疾病的发生、发展及转归,坚持按摩耳穴贴压穴位,睡前或疼痛时随时按压,以转移其注意力,缓解疼痛,并耐心坚持治疗至治愈为止。

【护理评价】

治疗后患者诉肛周肿痛明显缓解。

【编者按】

正虚邪恋证的患者,可艾灸气海、关元、足三里、肾俞、命门等穴位。阴液亏虚证的患者,可按摩气海、关元、足三里、阴陵泉、三阴交、涌泉、太溪等穴位以滋阴补液。

第三节　肛　　痈

患者，肖某，男，27岁。因进食海鲜夜宵后，次日感肛周肿痛不适而就诊。症见：肛周肿痛，精神状态良好，无恶寒发热，夜寐安，纳可，体重无明显变化，大便正常，小便正常。舌红，苔黄腻，脉弦数。

【护理评估】

病因：内生湿邪。病位：主要在脾、胃。病机：内湿多由饮食不节，损伤脾胃，脾失运化，湿自内生，湿热蕴阻肛门，经络阻隔，气血凝滞，热盛肉腐而成肛痈。时处长夏之季，此患者为内生湿邪致痈。

【医疗诊断】

1. 中医诊断　肛痈(湿热下注证)。

2. 西医诊断　肛周脓肿。

【护理措施】

(1) 密切观察患者肛周肿痛程度、时间、部位、性质及有无破溃，注意体温、脉搏、呼吸、血压、神志变化，防止变证的发生。

(2) 保持会阴部及肛周部皮肤清洁干燥，穿宽松柔软的衣物，每次排便后应用参黄洗液行中药坐浴，坐浴时间为5～10 min，后行中药换药，保持伤口敷料清洁干燥，防止感染。

(3) 给予疼痛评估，了解疼痛程度、性质及持续时间，选择缓慢呼吸、放松全身肌肉、听舒缓的音乐，进行合理运动，同时遵医嘱实施中药熏洗30～40 min，耳穴贴压缓解肛周疼痛。

(4) 根据患者病情，予辨证施膳指导，饮食宜清淡、易消化，含高热量、高维生素，忌食辛辣、油腻、海鲜、生冷瓜果，保持大便通畅，养成定时排便习惯，大便难解者予以中药经直肠滴入。

(5) 注意休息，按时作息，避免劳累熬夜等。

【针灸护理技术】

1. 耳穴贴压　每日至少按摩3次，每次每穴1～2 min。取穴：脾、胃、直肠、肛门、神皮、内分泌、三焦。

选穴依据：脾、胃穴可健脾和胃、益气养血；直肠、肛门穴是相对应的脏腑穴位，具有止痛和调理脏腑功能的作用，解决肛周肿痛症状；神皮、内分泌、三焦穴可改善脏腑功能、疏通经络、调和气血、调节内分泌，从而达到镇静止痛的目的。

2. 中药熏洗法　按照肛痈的处方将药物按一定浓度比例，配制成药液，倒入盆内，患者将臀部蹲坐在药盆上方，先熏浴，待药液不烫手时，再将臀部浸泡在盆中坐浴。一般以10～20 min为宜。坐浴后切记应将肛门局部擦干，保持肛门局部干爽。

【健康教育】

1. 生活起居　保持大便通畅，养成定时排便的习惯，避免久站、久坐、久蹲；康复期指导其做提肛运动；注意病愈初期的休养，避免过劳，适当室内活动，注意保暖防寒，根据自身条件适当进行体育锻炼，增强体质。

2. 饮食护理　宜食健脾利湿的食品，如山药、薏米、冬瓜、小米等，食疗方：小米粥，饮食宜清淡、富含维生素，忌辛辣、刺激、海腥、肥甘之品，戒烟酒。

3. 情志调理 加强沟通，保持心情舒畅，向患者讲解疾病的发生、发展及转归，坚持按摩耳穴贴压穴位，睡前或疼痛时随时按压，以转移其注意力，缓解疼痛，并耐心坚持治疗至治愈为止。

【护理评价】

经治疗后患者诉肛门部疼痛明显缓解。

【编者按】

火毒蕴结证、热毒炽盛证的患者，可行穴位按摩，取大椎、曲池、合谷、外关等穴位。阴虚毒恋证的患者，可行刮痧，取神阙、气海、关元、足三里、阴陵泉、三阴交、涌泉、太溪等穴位。

此类病证还可予以红外线照射肛周局部，每日 2 次，每次 20 min，以促进伤口分泌物吸收，加快伤口愈合。

第四节 痔 病

患者，李某，女，38 岁。因大便时肛内有肿物脱出并伴间断滴鲜血而就诊。症见：肛门部疼痛，患者精神状态良好，无恶寒发热，饮食正常，夜寐安，体重无明显变化，平日大便干燥难解，小便正常，舌淡，苔黄腻，脉弦。

【护理评估】

病因：外感湿邪。病位：主要在肛门、直肠、脾、胃。病机：湿性重浊，常先伤于下，湿与热结，下注肛门，致肛门部气血纵横、筋脉交错而发内痔便血；时处夏季，此患者为湿热致病。

【医疗诊断】

1. 中医诊断 痔病(湿热下注证)。

2. 西医诊断 混合痔。

【护理措施】

(1) 密切观察患者肛内肿物能否自行回纳，大便次数、性状及便血的颜色、质量，注意体温、脉搏、呼吸、血压、神志变化，防止病情变化。

(2) 保持会阴部及肛周部皮肤清洁干燥，穿宽松柔软的棉质衣物，每次排便后应用参黄洗液行中药坐浴，坐浴时间为 5～10 min，后行中药换药，保持伤口敷料清洁干燥，防止感染。

(3) 给予疼痛评估，了解疼痛程度、性质及持续时间，选择缓慢呼吸、放松全身肌肉、听舒缓的音乐，取长强、阿是穴予以中医定向透药缓解疼痛。

(4) 根据患者病情，合理安排饮食，宜进高热量、高维生素、清淡易消化的饮食，忌食辛辣、油腻、海鲜、生冷瓜果。

(5) 注意休息，按时作息，避免劳累熬夜等。

【针灸护理技术】

1. 艾灸 ①温和灸，每穴灸 10～20 min，每日 1 次，10 次为一个疗程；②直接灸：艾炷如麦粒大，每穴 7 壮，每日 1 次，30 次为一个疗程。取穴：神阙、天枢、大横。

选穴依据：灸神阙可提升元气。痔病患者常对神阙进行保健灸疗，可以使人体真气充盈、精神饱满、体力充沛、改善睡眠情况，并且对改善肛门肿痛、便血、外物脱出等有独特的疗效。天枢是大肠之募穴，是阳明经气所发，主疏调肠腑、理气行滞、消食，能改善肠腑功能，减轻肛门肿胀感和便血，治疗大便干燥，缓解便秘，消除或减轻肠道功能失常而导致的各种证候。大横属足太阴脾经，灸此穴有助于转运脾经水湿、健脾利湿、促进身体营养吸收和水谷运化，缓解大便干燥难解的情况。

2. 耳穴贴压　每日至少按摩3次，每次每穴1～2 min。取穴：脾、胃、肾、神门、大肠、直肠下段、皮质下、便秘点。

选穴依据：脾、胃穴可健脾和胃、益气养血、升阳举陷，减轻痔疮脱出程度；肾穴可以补肾阳、提中气、减轻痔疮脱出；神门起到消炎、止痛的作用；大肠、直肠下段、皮质下、便秘点可疏通大肠腑气，协调大肠传导功能，采用耳穴贴压法，刺激相应穴位，通过经络作用于脏腑，可清热润肠、行气导滞、益气养血、温阳散寒，而使脏气通畅。

3. 穴位贴敷　取穴：神阙、天枢、中脘、曲池、合谷。

选穴依据：神阙属任脉，任督二脉贯通，又与冲脉会于脐下，冲、任、督三脉"一源而三歧"，皆交汇于脐。足阳明胃经挟任脉而上，足太阴脾经之筋结于脐；足少阴肾经之筋下系于脐，神阙通百脉，内联五脏六腑，外达四肢百骸，能调理脏腑，扶正祛邪；天枢是大肠之募穴，也是人体气机的枢纽，能疏通大肠腑气，使津生而便通；中脘是胃之募穴，亦是八会穴之腑会，善治腹泻、腹痛、便秘等消化道疾病；曲池为手阳明大肠经之合穴；合谷为手阳明大肠经之原穴，可活血行气、解热散结、散瘀止痛。

【健康教育】

1. 生活起居　保持排便通畅，养成定时排便的习惯，避免久站、久坐、久蹲；康复期指导其做提肛运动；注意病愈初期的休养，避免过劳，适当进行室内活动，注意保暖防寒，根据自身条件适当进行体育锻炼，增强体质。

2. 饮食护理　宜食清热利湿的食品，如绿豆、薏米、赤小豆、小米等，食疗方：薏米红豆粥，饮食宜清淡、富含维生素，忌辛辣、刺激、海腥、肥甘之品，戒烟酒。

3. 情志调理　加强沟通，保持心情舒畅，向患者讲解疾病的发生、发展及转归，坚持按摩耳穴贴压穴位，睡前或疼痛时随时按压，以转移其注意力，缓解疼痛，并耐心坚持治疗至治愈为止。

【护理评价】

经1次治疗后，次日，患者排大便一次，肛内肿物自行回纳。连续治疗3次后，大便正常，不干燥，无出血。

【编者按】

风伤肠络证的患者，可行耳穴贴压治疗，取风溪、脾、膈、肾上腺、缘中、便秘点、肝、肺等；气滞血瘀证的患者，可行刮痧，以太冲、三阴交、天枢、肝俞、脾俞、足三里、上巨虚为主；脾虚气陷证的患者，可艾灸中脘、肾俞、命门、脾俞、足三里、气海、关元等穴位。

第五节　大瘕泄

患者，岳某，女，53岁。因肛门坠胀、腹痛腹泻而就诊。症见：腹痛、腹泻，一日排便4～5次，质稀，伴黏液便，全身乏力，精神状态较差，自觉肛门坠胀，无恶寒发热，夜寐安，纳可，体重无明显变化，小便正常。舌红，苔黄腻，脉弦数。

【护理评估】

病因：湿热致病。病位：主要在大肠。病机：湿热之邪壅滞肠中，气机不畅，传导失司，湿热下注，熏灼肠道，肠络受伤，气滞血瘀，病程日久，伤及脾胃而致病；时处冬季，此患者为湿热致病。

【医疗诊断】

1. 中医诊断 大瘕泄(湿热下注证)。

2. 西医诊断 溃疡性结肠炎。

【护理措施】

(1) 密切观察患者腹痛程度，大便次数及颜色、质量，注意体温、脉搏、呼吸、血压、神志变化，防止变证的发生。

(2) 给予疼痛评估，了解疼痛程度、性质及持续时间，选择缓慢呼吸、放松全身肌肉、听舒缓的音乐，进行合理运动，耳穴贴压缓解肛周疼痛。

(3) 根据患者病情，予以辨证施膳指导，饮食宜清淡，含高热量、高维生素，忌食辛辣、油腻、海鲜、生冷瓜果。

(4) 起居有常，饮食有节，按时作息，注意休息保暖，避免劳累熬夜等。

【针灸护理技术】

1. 艾灸 ①温和灸：每穴灸 10～20 min，每日 1 次，10 次为一个疗程；②直接灸：艾炷如麦粒大，每穴 7 壮，每日 1 次，30 次为一个疗程。穴位：神阙、天枢。

选穴依据：中医称肚脐为神阙，在这个穴位上进行隔盐灸可提升元气。直肠炎患者常对神阙进行保健灸疗，可以使人体真气充盈、精神饱满、体力充沛、对腹疼肠鸣、水肿膨胀、泻痢脱肛等有独特的疗效。天枢是大肠之募穴，是阳明经气所发，主疏调肠腑、理气行滞、消食，是腹部要穴，艾灸天枢对于改善肠腑功能，改善肛门坠胀感，减轻腹痛腹泻，减轻或消除肠道功能失常而导致的各种病证。

2. 中药热奄包 取穴：神阙、天枢、上脘、中脘。

选穴依据：大瘕泄患者初期脾虚为发病之本，湿热为致病之标，气滞、血瘀为局部病理变化，因病势缠绵，日久难愈，反复发作由脾及肾，可见脾肾阳虚，而湿热仍留恋不去，其中湿热为标，脾肾阳虚为本，采用中药热奄包，敷于神阙、天枢、上脘、中脘等穴位。神阙属任脉之要穴，其与督脉相表里，与命门相呼应，具有调整阴阳气血平衡、健脾、培补元气的作用。天枢、上脘、中脘等穴位，具有健脾理气、止痛、顺气导滞的功能，粗海盐有保持温度的作用，中药热奄包外敷在这些穴位上刺激了穴位本身，激发了经气，调动了经络脏腑的功能，使之更好地发挥行气血、营阴阳的调整作用，从而达到治疗的目的。

【健康教育】

1. 生活起居 注意病愈初期的休养，避免过劳，适当进行室内活动，注意保暖防寒，根据自身条件适当进行体育锻炼，增强体质。

2. 饮食护理 宜食清热利湿热的食物，如白萝卜、蒲公英、百合、马齿苋等，饮食宜清淡、富含维生素，忌辛辣、刺激、海腥、肥甘之品，戒烟酒。

3. 情志调理 加强与患者的沟通，保持心情舒畅，向患者讲解疾病的发生、发展及转归，并耐心坚持治疗至治愈为止。

【护理评价】

治疗 1 次后患者诉腹痛明显缓解，治疗 5 日后，大便成形，每日 1～2 次。

【编者按】

肠道瘀滞证的患者，可行刮痧，以督脉、足厥阴肝经、足阳明胃经的腧穴为主；脾肾阳虚证的患者，可行盘龙周天灸，1 周 1 次，3～5 次为一个疗程。

第十五章　皮肤科针灸护理案例

第一节　湿　　疮

患者，谢某，女，69岁。因颈部起红斑、丘疹，伴剧烈瘙痒4个月而就诊。颈部可见红斑、丘疹，伴瘙痒，局部皮肤干燥、变厚，可见大小不一的结节，有抓痕，患者精神差，偶有胸闷，小便可，大便干结，纳可，夜寐差，舌淡，苔薄白，脉弦细。

【护理评估】

病因：湿热蕴久，耗伤阴血，化燥生风而致血虚风燥。病位：在肌表。病机：肌表瘙痒，为风邪所致；皮肤干燥、变厚，大便干结，此为血虚风燥。

【医疗诊断】

1. 中医诊断　湿疮（血虚风燥证）。

2. 西医诊断　湿疹。

【护理措施】

（1）保持室内空气清新、安静舒适、光线柔和、温湿度适宜；衣被穿盖不宜过暖；避免一切异常气味及粉尘刺激，切断过敏原。

（2）饮食宜清淡、易消化，多吃百合、银耳等滋阴润燥之品，忌鸡、牛肉、海鲜等动风发物。

（3）保持大便通畅，每日晨起可空腹喝一杯淡盐水或蜂蜜水。

（4）注意皮肤卫生，穿宽松、棉质衣物；忌用热水烫洗及肥皂水等刺激；修剪指甲，避免搔抓皮肤，引发继发感染。

（5）劳逸结合，保证充足睡眠；瘙痒剧烈影响睡眠时，可用听音乐等方式分散注意力，或外涂止痒软膏，也可酌情服用镇静止痒药。

（6）本病病程长，给患者带来痛苦，患者易出现心烦易怒，应做好解释工作，使之情绪稳定，积极配合治疗。

【针灸护理技术】

皮肤针疗法　取阿是穴（皮损部位）、血海、手阳明大肠经。用75%酒精消毒后，以梅花针进行叩刺，采用重度刺激直至出血，以适量为宜，结束后叩刺部位需消毒处理，防止感染，每日1次，治疗14日为一个疗程。

选穴依据：治风先治血，血行风自灭。手阳明大肠经为多气多血之经，气血充盛，与手太阴肺经相表里，肺主气，可输布精微，故阳明经有宣气行血、散结逐瘀、化腐生肌之功效。脾主统血、温五脏。血海为足太阴脉气所发，为气血归聚之海，故又名血郄，具有活血化瘀、健脾利湿之效。

【健康教育】

1. 生活起居 避免接触可能的致病因素，如食物、药物、外界刺激等；养成规律的作息时间，每日保证充足的睡眠，以利机体恢复；适当锻炼，劳逸结合，增强体质，提高免疫力。

2. 饮食护理 饮食宜营养丰富、养血祛风，可食用黑芝麻、松子仁等；忌食榴梿、芒果等热性水果，以免加重病情。

3. 情志调理 加强护患沟通，向患者讲解疾病相关知识；保持情志舒畅，避免忧思过度，导致疾病复发。

4. 用药护理 遵医嘱用药，避免滥用药物。

5. 定期复诊 本病为慢性复发性疾病，需定期复查，如皮疹增多，渗出、瘙痒加剧时，应及时就诊。

【护理评价】

经 3 次治疗后，患者皮肤结节痂皮部分脱落，瘙痒稍缓解。连续治疗 2 周后，患者皮肤结节消退，基本恢复正常，瘙痒消退。

【编者按】

此类患者还可采用自血疗法，抽取患者自体静脉血 2～3 mL，注入一侧足三里和手三里，每 3 天 1 次，双侧交替注射。

第二节 蛇 串 疮

患者，覃某，女，82 岁。因右侧腹股沟区疼痛 1 个月余，加重 10 天而入院。症见：右侧腹股沟皮肤有少许散在性浅褐色痂斑，右侧腹股沟及臀部、右下肢有牵扯样疼痛，伴麻木，有烧灼感，精神稍差，小便短少，夜寐不安，舌暗红，苔白，脉弦。

【护理评估】

病因：正虚血瘀兼夹湿邪。病位：在右侧腹股沟。病机：患者年老体弱，因病程长而正气虚衰，余邪留滞，气血不足，循行不畅，脉络瘀阻，凝滞肌肤以致疼痛不止。

【医疗诊断】

1. 中医诊断 蛇串疮（气滞血瘀证）。

2. 西医诊断 带状疱疹。

【护理措施】

（1）观察疼痛部位、性质及持续时间，协助患者采取健侧卧位以减轻疼痛；疼痛剧烈时，遵医嘱使用止痛药，并观察用药后疗效。

（2）饮食宜清淡、易消化，多吃丝瓜、陈皮等行气通络之品，忌辛辣、油腻、海鲜发物等。

（3）保持室内空气清新、安静舒适、光线柔和、温湿度适宜，集中治疗和护理，为患者提供良好的休息环境。

（4）嘱患者劳逸结合，保证有充足睡眠；疼痛剧烈影响睡眠时，可用听音乐等方式分散注意力来减轻疼痛知觉，也可酌情服用镇静催眠药。

(5) 保持心情舒畅，精神愉快，心气调和。

【针灸护理技术】

艾灸　艾灸阿是穴(皮损部位)及足三里、血海，每次 30 min，每日 1 次，7 日为一个疗程。

选穴依据：艾灸可温经散寒、行气通络、活血止痛、调节机体免疫力等。足三里为多气多血的保健要穴，具有补中益气、扶正祛邪的作用；血海是足少阴脾经上的穴位，有活血化瘀、补血养血、引血归经之效。

【健康教育】

1. 生活起居　疾病初愈，保持充足睡眠，避免过度劳累，后期可适当活动，增强体质，提高免疫力。

2. 饮食护理　饮食以清淡易消化的高维生素、高蛋白质、高热量、低脂饮食为主，如瘦肉、大豆等；适当增加丝瓜、陈皮等行气通络之品的摄入；忌辛辣刺激、海鲜发物，如油煎食品、油炸食品、牛肉、羊肉、鱼肉、虾蟹等。

3. 情志调理　加强护患沟通，向患者讲解疾病相关知识；保持心情愉悦，防止情志抑郁，加重病情。

4. 用药护理　严格按照医嘱的剂量、时间、方法服药，不可随意停药，观察用药疗效和反应；在服药期间若出现恶心、呕吐等不良反应时，及时报告医生。

【护理评价】

经 1 次治疗后，次日患者疼痛稍减轻。连续治疗一周后，疼痛明显减轻。

【编者按】

此类患者还可采用叩刺拔罐疗法：用皮肤针叩刺阿是穴和皮损区相应节段夹脊穴部位，采用重度刺激直至出血；叩刺部位留罐 5～10 min，每罐出血以 3～5 mL 为宜。

第三节　瘾　　疹

患者，吴某，女，22 岁。因全身皮肤瘙痒 1 天而就诊。症见：全身皮肤出现大小不等、形状不一的红色风团，灼热剧痒，面部尤甚，遇热加重，喉咙肿痛，小便色黄，大便稍干，纳可，夜寐差，舌红，苔薄黄，脉浮数。

【护理评估】

病因：外感风热。病位：在肌表。病机：风热之邪客于肌肤，外不得透达，内不得疏泄，故风团鲜红、灼热，遇热则皮损加重；风盛则剧痒；风热壅肺即咽喉肿痛。

【医疗诊断】

1. 中医诊断　瘾疹(风热犯表证)。

2. 西医诊断　荨麻疹。

【护理措施】

(1) 寻找致病因素，避免接触过敏原。

(2) 饮食宜清淡、易消化，多吃苦瓜、西瓜等清热疏风之品，忌辛辣、油腻、海鲜发物等。

(3) 保持室内空气清新、安静舒适、光线柔和、温湿度适，防治风热侵袭。

(4) 注意皮肤卫生，穿宽松、棉质衣物；修剪指甲，避免搔抓皮肤。

(5) 劳逸结合，保证有充足睡眠；瘙痒剧烈影响睡眠时，可用听音乐等方式分散注意力，也可酌情服用镇静止痒药。

(6) 患者发生喉头水肿时，立即配合医生进行急救。

【针灸护理技术】

耳尖刺络法 揉按耳郭，使局部充血，用75%酒精消毒后，以无菌注射器针头快速点刺双侧耳尖，挤压放血，放血量根据患者病情、体质而定，一般每侧放8～10滴，隔日1次，10日为一个疗程。

选穴依据：耳部是全身经络汇聚之处，耳尖在耳郭微经络中为肝经所主，经脉所过，主治所及，耳尖点刺放血使邪有出路、邪热外泄，有消肿止痛、祛风止痒、开窍泄热、调和阴阳之功效。

【健康教育】

1. 生活起居 生活规律，保证睡眠；勤更换衣物，保持个人卫生；加强锻炼，增强体质，提高免疫力。

2. 饮食护理 饮食宜清淡、易消化，忌辛辣刺激、海鲜发物，如油煎食品、油炸食品、牛肉、羊肉、鱼肉、虾蟹等；多吃新鲜水果蔬菜。

3. 情志调理 开展相关知识讲座，使患者了解疾病的发展、转归，缓解其紧张焦虑情绪，保持健康心态。

4. 用药护理 在医生指导下用药，避免滥用药物；瘙痒严重时，可遵医嘱外用抗过敏药。

5. 疾病预防 积极寻找过敏原，避免诱发因素。避免接触花粉、灰尘、油漆等物品，少养宠物，注意天气变化，适时增减衣物。

【护理评价】

经1次治疗后，患者皮肤灼热瘙痒稍减轻，喉咙肿痛有所缓解。连续治疗5次后，患者症状明显减轻。

【编者按】

此类患者可采用放血疗法，选取大椎，留罐5 min，隔日1次。

第十六章　骨科针灸护理案例

第一节　肩　　痹

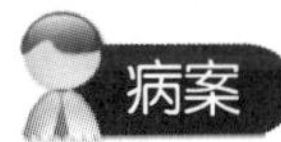

患者，李某，女，52岁。因肩关节疼痛，活动受限3天收入院。入院时患者神志清楚，精神可，诉左肩部疼痛，活动受限，查舌红，苔白，脉弦。

【护理评估】

病因：风寒侵袭。病位：左肩部。病机：患者肩部遇风寒湿邪侵袭，或因久居湿地，风雨露宿，睡卧时露肩当风，以致风寒湿邪客于血脉筋肉，血行不畅而脉络拘急疼痛，寒湿之邪淫溢于筋肉则屈而不能伸，痿而不用。

【医疗诊断】

1. 中医诊断　肩痹(风寒湿痹证)。

2. 西医诊断　肩关节周围炎。

【护理措施】

(1) 保证病室环境安静舒适、温湿度适宜、空气新鲜，注意肩关节保暖，避免风寒湿邪侵袭。

(2) 协助患者做好生活护理，如穿针、梳头、系腰带。

(3) 做好心理护理，护士应及时把握患者的心理变化，给予针对性的解释和安慰，以稳定其情绪。介绍治疗成功案例，让患者相互交流，减少患者顾虑和担心，帮助其树立战胜疾病的信心。

(4) 加强功能锻炼，将骨伤科“动静结合”的重要意义、锻炼方法、注意事项等相关内容告知患者，并指导和协助患者进行及时有效的锻炼，促使肢体功能早日恢复。

(5) 饮食以清淡、易消化为原则，可食新鲜水果、蔬菜，也可食用养肝壮筋的食物，如动物肝、肾、骨头汤，忌辛辣，禁烟酒。

(6) 消炎贴(散)外敷肩关节，每日1次。每次贴敷6～8 h，最长不超过24 h。一般5～7天为一个疗程。

【针灸护理技术】

1. 艾灸　取穴：肩髃、大椎、肩井、曲池、合谷、阿是穴，每日1次，每次20～30 min。

选穴依据：选取督脉、足少阳胆经、手阳明大肠经上的穴位，通过艾灸可疏经通络、活血化瘀、扶正固本。肩髃、肩井能治疗肩关节痛、肘臂疼痛、颈椎痛及上肢麻木、落枕，大椎能治疗项背疼痛。

2. 穴位注射 在肩部穴位注射10%葡萄糖注射液、维生素B_1注射液，每穴位0.5 mL，隔日一次。通常选取肩髃、肩前、肩髎、肩井、肩贞、天宗等穴位。

选穴依据：肩髃、肩井、肩前、肩髎能治疗肩关节痛、肘臂疼痛、颈椎痛及上肢麻木，天宗、肩贞为治疗肩背疼痛的要穴，有散风、舒筋、止痛之效。

3. 刺络拔罐法 用皮肤针中、强度叩刺患部及在压痛点刺络出血，加拔火罐，每周2次。

【健康教育】

1. 生活起居 注意休息，劳逸结合，不能用患肢提重物，以免加重病情。夜间注意局部保暖，不要让风直接吹向肩部，防止外感寒湿，引起肩关节疼痛。注意加强身体锻炼，以增强体质。

2. 饮食护理 饮食宜清淡、营养丰富、易消化，适当补充养肝壮筋、补益气血之品，如红枣、动物的肝肾、骨头等。

3. 情志调理 加强与患者沟通，避免不良情绪，保持心情舒畅，怡养情操，利于康复。

4. 功能锻炼 坚持做肩部的各种功能锻炼，如弯腰晃肩、爬墙运动、体后拉手、外旋锻炼、甩手、双肩内收外展等，制订锻炼计划，要循序渐进，量力而行，避免强行活动。

【护理评价】

经一次治疗后，患者腰部疼痛稍缓解。连续治疗一周后，患者疼痛症状基本消失。

【编者按】

气滞血瘀证的患者，可艾灸肩髃、肩髎、肩贞、阳陵泉、内关、膈俞、阿是穴等穴位；气血亏虚证的患者，可艾灸肩髃、足三里、气海等穴位。

第二节 项 痹

患者，刘某，男，58岁。因颈肩部疼痛1年，加重2个月而就诊。1年前无明显诱因出现颈肩部疼痛不适，2个月前颈肩、右上肢刺痛，痛处固定，右上肢有麻木感，纳可，二便调，夜寐欠安。喜卧高枕，长期在电脑前伏案工作。舌暗，苔薄白，脉弦。

【护理评估】

病因：颈椎劳损及不良睡姿。病位：颈肩及右上肢。病机：患者颈椎劳损伤及筋骨、气血经络所致。

【医疗诊断】

1. 中医诊断 项痹(气滞血瘀证)。

2. 西医诊断 颈椎病。

【护理措施】

(1) 保持病室空气新鲜、环境安静舒适、温湿度适宜。卧硬板床，睡眠时枕头不宜过高或过低，应选择柔软的圆枕，宽度宜超过肩宽10～20 cm，高度以压缩后实际10～15 cm为宜。睡枕的位置应放在颈部的后方，不宜放在后枕部。保持颈部良好姿态，患者不宜多做颈部旋转动作，不做长时间的低头工作。注意颈部的保暖。

(2) 向患者做好疾病宣讲，取得患者的配合，保持良好的心态。

(3) 饮食宜清淡、易消化，可适当食用桃仁、黑豆、金针菇等活血化瘀之物，忌生冷、肥腻、发物，禁烟酒。

(4) 密切观察患者疾病的症状和体征，了解病变部位、受压组织及压迫的程度等。

(5) 物理治疗：特大中药封包(痛型)、中医定向透药治疗(活血止痛中药方)。每日 2 次，每次 30 min。

(6) 颈椎牵引：枕颌带牵引，每天超过 4 h。

【针灸护理技术】

穴位按摩　根据局部取穴、循经取穴、对症取穴等方法，交替按摩穴位。取穴：夹脊、曲池、足三里、内关、手三里、风池、肾俞、肩髎、肩井等，并配合艾灸。每日 1 次，每次 20～30 min。

选穴依据：选取手阳明大肠经、足太阳膀胱经、手厥阴心包经、足少阳胆经、足阳明胃经及经外奇穴。夹脊能缓解疼痛和肢体痿痹；按摩内关、曲池、手三里能缓解患者上肢疼痛、麻木及肘臂疼痛；足三里为阳明经合穴，可以强身健体；风池可以缓解头痛症状；肾俞可温阳、活血通络；肩髎、肩井可活络消肿，缓解颈椎病引起的肩背疼痛、上肢不遂、落枕、颈部肌肉痉挛等症状。

【健康教育】

1. 生活起居　睡眠时枕头高低、软硬适宜，以项后部垫高、垫实、头略后仰为宜，保持颈椎正常生理曲度，密切观察病情变化，避免疾病的复发。掌握日常生活活动的原则，并坚持做颈椎自我保健操，避免持续长时间低头工作或保持某一姿势太久，注意颈肩部保暖。

2. 饮食护理　饮食宜清淡、易消化，可适当食用活血化瘀之品。

3. 情志调理　加强与患者沟通，避免不良情绪，保持心情舒畅。

【护理评价】

经一次治疗后，患者颈部疼痛稍缓解。连续治疗一周后，患者疼痛症状基本消失，右上肢麻木症状消失，睡眠也明显好转。

【编者按】

若为肝肾不足型，则按摩加大椎、肾俞、足三里等穴位。

第三节　膝　　痹

患者，女，42 岁。因摔伤致双膝关节疼痛肿胀伴活动受限 2 天由门诊收入院。入院时见患者神志清楚，精神可，诉双膝肿痛，乏力，活动受限，纳可，二便调，夜寐安。舌暗红，苔薄白，脉弦。

【护理评估】

病因：摔伤。病位：双膝。病机：患者跌仆闪挫，伤及节窍，气血瘀滞，瘀阻于窍则节肿，筋络受损则痛，痛处固定，局部有僵硬感。

【医疗诊断】

1. 中医诊断 膝痹(气滞血瘀证)。

2. 西医诊断 膝关节骨性关节炎。

【护理措施】

(1) 保持病室空气新鲜,适当调节室温及光线。

(2) 急性期应卧床休息,协助患者满足日常生活需要,帮助患者取舒适体位,并保持关节的功能位。注意关节的保暖,防止受凉。

(3) 指导患者开展读报、听音乐、与人聊天转移注意力的活动。对焦虑患者采取暗示疗法以缓解其不良情绪。

(4) 加强关节的功能练习,进行适量的体育活动,利于改善关节软骨的营养,增强关节周围的肌力,改善关节的稳定性,但应适度,并应防止关节承受不恰当的应力,适当进行户外活动,接触阳光,利于康复,注意保暖,防止过度疲劳,避免频繁发作。

(5) 饮食以清淡、营养丰富、易消化为原则,多食活血通络、温经壮阳的食物,如山楂、木耳、黑豆、核桃等食物,忌辛辣、肥甘厚腻之品,如烤肉、肥肉等。

(6) 封闭治疗:封闭后嘱患者注意休息,局部制动,并密切观察治疗后有无不适、局部肿胀疼痛是否加剧,发现不适及时告知医生并配合处理。

(7) 物理治疗:用红外线局部照射,时间为 30 min。

(8) 用消炎散外敷膝关节,每日 1 次。每次贴敷 6～8 h,最长不超过 24 h。一般 5～7 日为一个疗程。

【针灸护理技术】

1. 穴位按摩 取穴:阳陵泉、足三里、阴陵泉、三阴交、解溪、血海、内膝眼、外膝眼、阿是穴,每日 1 次,每次 20～30 min。

选穴依据:穴位按摩可刺激经络传导,以活血化瘀、通络止痛。选取足阳明胃经、足太阴脾经、足少阳胆经上的穴位。阴陵泉用于缓解膝痛;足三里为足阳明胃经穴,可以强身健体,为保健穴之一;解溪用于缓解下肢痿痹。

2. 刺络拔罐法 用皮肤针中、强度叩刺患部及在压痛点刺络出血,加拔火罐,每周 2 次。

【健康教育】

1. 生活起居 避风寒湿邪入侵,注意关节保暖,亦可戴护膝保暖,教会患者掌握一些自我护理的知识和功能锻炼的方法,养成良好的生活习惯,每天有计划地进行锻炼,维持关节的功能,防止废用综合征。患肢可垫软枕抬高,避免引起疼痛的动作,如上下楼梯、长时间行走,以免关节过度负重。

2. 饮食护理 饮食宜清淡、营养丰富、易消化,可适当摄入活血通络、温经壮阳的食物。

3. 情志调理 消除焦虑,保持心情乐观、豁达。

【护理评价】

经 2 次治疗后,患者疼痛较前减轻,连续治疗一周后,患者双膝肿痛明显好转。

【编者按】

寒湿痹阻证的患者,可艾灸犊鼻、膝眼、腰阳关、涌泉、阳陵泉、阴陵泉、足三里等穴位;肝肾亏虚证的患者:可艾灸膝眼、肾俞、三阴交等穴位。

第四节　腰　　痛

患者，崔某，女，77岁。因腰痛2年而就诊。2年前出现腰痛伴右下肢胀痛，间歇性跛行，腰部活动时疼痛加剧，腰部疼痛拒按，卧则减轻。纳可，二便调，夜寐差。舌质淡，少苔或无苔，脉沉细。

【护理评估】

病因：长期腰椎劳损。病位：在腰部。病机：患者年老体弱、正气亏损，肾气不足，受风邪之所为，劳伤则肾虚所致。

【医疗诊断】

1. 中医诊断　腰痛（肝肾亏虚证）。

2. 西医诊断　腰椎间盘突出症。

【护理措施】

(1) 保持病室空气新鲜，环境安静舒适，温湿度适宜。卧硬板床，急性期宜卧床休息1～3周，缓解期间下床活动时宜佩戴腰围，对腰部进行保护。下床时宜采取侧卧体位下床。注意腰部的保暖。不做屈腰活动、不提重物。

(2) 向患者做好疾病宣讲工作，取得患者的配合，给予安慰，缓解其紧张情绪，帮助其保持良好的心态。指导其缓解疼痛的方法。

(3) 饮食高蛋白质、高纤维素、易消化的食物，可适当食用动物肝、肾、核桃、枸杞子等滋补肝肾之物，以及牛奶、鸡蛋、鱼肉、牛肉等含钙丰富的食物，忌生冷、肥腻、荤腥发物，禁烟酒及兴奋性饮料如咖啡、浓茶等。

(4) 密切观察患者疾病的症状和体征，了解病变部位、受压组织及压迫的程度等。

(5) 物理治疗：特大中药封包（健骨型）、中医定向透药治疗（滋补肝肾中药方）。每天2次，每次30 min。

【针灸护理技术】

1. 穴位按摩　根据局部取穴、对症取穴等方法，交替选取穴位：夹脊、肾俞、大肠俞、腰阳关、环跳、委中、承山、阿是穴等，并配合艾灸。每日1次，每次20～30 min。

选穴依据：选取足太阳膀胱经、足少阳胆经、督脉穴及经外奇穴。夹脊能缓解疼痛和肢体痿痹；肾俞、大肠俞可以缓解腰部疼痛；环跳能疏经通络、活血止痛，治疗腰胯疼痛，强健腰膝。委中、承山可以缓解腰腿痛及腰扭伤、腓肠肌痉挛、坐骨神经痛、下肢痿痹；腰阳关为督脉穴位，督脉为阳脉之海，通调督脉经气可强筋壮骨、通利关节、调理诸经功能，治疗邪滞腰部所致的腰骶部疼痛、下肢痿痹。

2. 穴位注射　维生素B_1 100 mg与维生素B_{12} 100 μg混合液，选择足三里等穴位，每天一次。

选穴依据：足三里为多气多血之阳明经合穴，又是强壮要穴，穴位注射可增强机体抵抗力、调和气血。

【健康教育】

1. 生活起居　掌握日常生活活动的原则，急性期卧硬板床休息，不持重，减少腰部活动，必要时佩戴腰围保护；缓解期适当进行功能锻炼，循序渐进，切勿急于求成。

2. 饮食护理 饮食高蛋白质、高纤维素、易消化的食物，可适当食用滋补肝肾之品。

3. 情志调理 帮助患者了解疾病相关知识，消除其紧张焦虑情绪。

【护理评价】

经一次治疗后，患者腰部疼痛稍缓解。连续治疗一周后，患者疼痛症状明显缓解，睡眠也明显好转。

【编者按】

寒湿痹阻证的患者，可艾灸并配合按摩腰阳关、夹脊、大肠俞、环跳、腰眼、涌泉等穴位，以达到驱寒祛湿的作用；气滞血瘀证的患者，可艾灸腰眼、腰阳关、膈俞、昆仑、阿是穴。

第五节 筋 伤

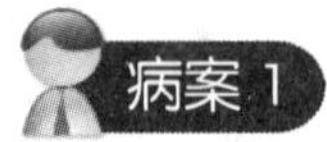

患者，李某，女，32 岁。因腰部疼痛 1 天而就诊。1 天前在家拖地弯腰转身时突然出现腰部疼痛，有灼热感，活动稍受限，活动时疼痛加剧，伴有腹部疼痛。食纳一般，小便调，大便暂未解，夜寐差。舌质红，苔黄腻，脉濡。

【护理评估】

病因：弯腰转身扭转。病位：腰部。病机：患者体位或姿势不当，动作不协调，用力不均匀，身体重心失去平衡，或劳动生活中，腰部肌肉在无准备的情况下突然收缩，超过局部软组织生理负荷，而造成纤维组织不同程度的扭伤及撕裂伤。

【医疗诊断】

1. 中医诊断 筋伤(湿热内蕴证)。

2. 西医诊断 急性腰扭伤。

【护理措施】

(1) 保持病室空气新鲜，环境安静舒适，阳光充足，避免潮湿，保持干爽。卧硬板床一周，坐起或下床时有人搀扶，以防再次受伤。注意腰部的保暖，以免风寒侵袭，引起病情加重。

(2) 向患者做好疾病宣讲，取得患者的配合，保持良好的心态。指导其缓解疼痛的方法。

(3) 饮食含高蛋白质、高纤维素，易消化的食物，可适当食用冬瓜、丝瓜、薏仁粥等去除湿热之物，忌生冷、肥腻、荤腥发物，禁烟酒及兴奋性饮料如咖啡、浓茶等。

(4) 密切观察患者疾病的症状和体征，了解病变部位疼痛、肿胀及活动受限的程度。

(5) 物理治疗：特大中药封包(风痛型)、中医定向透药治疗(活血止痛中药方)。每天 2 次，每次 30 min。

【针灸护理技术】

1. 穴位按摩 根据局部取穴、对症取穴等方法，交替选取穴位：肾俞、腰阳关、腰眼、委中、后溪、阳陵泉、阿是穴等，并配合艾灸。每天 1 次，每次 20 min。

选穴依据：选取足太阳膀胱经、手太阳小肠经、足少阳胆经、督脉。后溪可治疗急性腰扭伤；腰阳关为督脉穴位，能调理诸经功能，振奋一身阳气，治疗下肢痿痹、腰痛；肾俞可温阳、活血通络，缓解腰部疼痛；阳陵泉可以缓解腰部疼痛。委中具有舒筋通络、散瘀活血、清热解毒的作用，可有效缓解腰背部疼痛，是治疗腰背疼痛的要穴，故有“腰背委中求”一说。

2. 耳穴贴压　选腰椎、骶椎、肾、皮质下、神门等穴位进行贴压，每日按压 3～5 次，每次 1～2 min，以达到刺激经络传导、活血止痛的目的。

选穴依据：肾主骨；腰椎、骶椎病变部位，根据痛点部位对应点选穴；皮质下、神门针对疼痛有较好的止痛作用。

【健康教育】

1. 生活起居　卧硬板床休息，避免过劳，注意保暖，慎风寒，防外感，了解疾病相关知识，避免复发。掌握日常生活活动的原则。翻身时注意保持躯干上下一致，切忌脊柱扭转或屈曲。加强劳动保护和防护，在做扛、抬、搬、提等重体力劳动时最好使用腰围，同时避免在弯腰强迫姿势下工作过久。

2. 饮食护理　饮食宜清淡、易消化，可适当食用活血化瘀之品，如桃仁、韭菜、山楂等。

3. 情志调理　加强与患者沟通，避免不良情绪，保持心情舒畅，怡养情操，利于康复。向患者讲解本病的发生、发展及转归。

【护理评价】

经一次治疗后，患者腰部疼痛稍缓解。连续治疗一周后，患者疼痛症状基本消失，睡眠也明显好转。

【编者按】

气滞血瘀证的患者，可艾灸腰痛、委中、大肠俞、水沟、后溪、阿是穴等穴位。

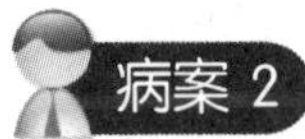

病案 2

患者，张某，女，32 岁。因摔伤致左踝关节疼痛、肿胀，活动受限 1 天收入院。入院时患者神志清楚，精神可，诉左踝部疼痛，肿胀，查舌淡红，苔薄白，脉弦。

【护理评估】

病因：摔伤。病位：左踝部。病机：患者足踝用力不当，经筋膜牵拉损伤，气血离经，血瘀经筋则瘀肿，阳筋拘挛则牵掣，关节运动受限，局部肿胀疼痛。

【医疗诊断】

1. 中医诊断　筋伤(气滞血瘀证)。

2. 西医诊断　踝关节扭伤。

【护理措施】

(1) 保持病室环境安静舒适、温湿度适宜、空气新鲜，注意患肢保暖，避免风寒湿邪侵袭。

(2) 急性期患者应限制活动，抬高患肢，以利肿胀消退，关节损伤早期予冰敷，促进肿胀消退，密切观察局部疼痛、肿胀、活动受限的程度，发现异常及时处理。

(3) 做好心理护理，护士应及时把握患者的心理变化，给予针对性的解释和安慰，以稳定其情绪。

(4) 加强功能锻炼，指导和协助患者进行及时有效的锻炼，促使肢体功能早日恢复。

(5) 饮食以清淡、易消化为原则，急性期瘀血肿胀，可食活血化瘀、利水消肿的食物或者药膳，如赤小豆鲫鱼汤、猪骨冬瓜汤、薏米粥等。

(6) 用消炎散外敷踝关节，每日 1 次。每次贴敷 6～8 h，最长不超过24 h。一般 5～7 日为一个疗程。

【针灸护理技术】

1. 穴位按摩 取穴：阳陵泉、足三里、申脉、解溪、昆仑、照海、太溪、阿是穴，每日 1 次，每次 20～30 min。初期以推、按为主，中后期以点揉、按摩并结合摇摆屈伸活动关节。

选穴依据：选取足阳明胃经、足太阳膀胱经、足少阴肾经、足少阳胆经上的穴位，申脉、照海用于治疗踝关节扭伤引起的疼痛。

2. 耳穴贴压 选取神门、交感、踝点，用王不留行籽贴压，边刺激边活动患肢，促使局部气血宣散，以达到消肿止痛的目的。

选穴依据：踝点是根据痛点部位对应点选穴；交感、神门针对疼痛有较好的止痛作用。

【健康教育】

1. 生活起居 注意休息，劳逸结合，不可过多行走或负重。注意保暖，防止外感寒湿，引起关节酸痛。加强劳动保护和防护，注意安全，尤其在上下楼梯或者路面不平之处行走或者跳跃时，需小心，防止滑倒，平时不要穿高跟鞋，以免再次扭伤。

2. 饮食护理 饮食以清淡、营养、易消化为原则，适当增加补肾、补钙、壮筋骨之食物，如豆类、奶制品、动物的肝肾、鱼虾等。

3. 情志调理 向患者讲解疾病的发生、发展与转归，消除其紧张焦虑情绪。

4. 功能锻炼 坚持做踝部的各种功能锻炼，制订锻炼计划，要循序渐进，量力而行，避免强行活动。

【护理评价】

经一次治疗后，患者疼痛较前减轻，连续治疗三日后，患者肿胀较前明显消退。

【编者按】

气血不足证的患者，可按摩肝俞、肾俞、足三里、阳陵泉、悬钟等穴位，以达到生血养筋、舒筋活络的作用。

第十七章　眼科针灸护理案例

第一节　聚　星　障

患者，吴某，女，59岁。因双眼角膜炎1年余入院。入院见：双眼视物模糊，畏光流泪，纳可，大便次数增多，小便正常，舌红，苔黄腻，脉濡。有“白炎净片剂”过敏史。专科检查：Vod 0.25，J＝0.2，Vos 0.15，J＝0.1，TAod 15 mmHg，TAos 13 mmHg，双侧结膜充血(＋)，双侧角膜面中央可见大片状透明斑翳，无KP，双前房中深，前房闪辉征(Tyndall sign)(－)，双侧虹膜纹理清，双侧瞳孔呈圆形，左眼瞳孔扩大，直径为5 mm，对光反射迟钝；右眼瞳孔大小正常未变形，双侧晶状体在位，呈皮质型混浊，核颜色淡黄，双侧眼底窥不进。

【护理评估】

病因：嗜食煎炸、辛辣肥甘之品。病位：在黑睛，在脏属肝。病机：好食煎炸肥甘之品，脾胃蕴湿热，熏蒸黑睛。

【医疗诊断】

1. 中医诊断　聚星障(湿热蕴蒸证)。

2. 西医诊断　病毒性角膜炎。

【护理措施】

(1) 室内光线宜暗，外出戴有色眼镜，避免强光刺激。

(2) 患者的饮食宜清淡而富有营养，多食富含维生素A的食物，忌鹅、公鸡、葱、蒜、韭菜等辛辣刺激及腥发之物。

(3) 观察角膜混浊的范围、形态、数目，以及病变深浅程度。观察结膜充血、睫状充血的轻重。注意畏光、流泪、疼痛轻重，对视力的影响程度。观察房水有无混浊及瞳孔大小，如有特殊情况及时报告医生。注意全身有无恶寒发热、鼻塞、咽痛、头痛便秘等情况。

(4) 选用清热解毒类中药制剂滴眼液滴眼，如鱼腥草滴眼液，每日4～6次。局部使用抗病毒滴眼液，如阿昔洛韦滴眼液、更昔洛韦凝胶，每日4次。晚间涂抗病毒眼膏，如阿昔洛韦眼膏。病灶扩大加深者，根据病情选用阿托品滴眼液或凝胶，每日3次；或托吡卡胺滴眼液，每日3次。树枝状、地图状角膜病者，禁用糖皮质激素。

(5) 做好心理护理，耐心向患者解释病情及治疗情况，消除患者的焦虑心理，增强其治疗的信心，帮助其保持心情舒畅。

【针灸护理技术】

1. 穴位按摩配合刮痧疗法　常选用风池、风府、曲池、合谷，以达到疏风清热的作用。风热外袭者选太阳、合谷、风池、丝竹空等穴位。配穴:还可选用太冲、血海、睛明等穴位。

选穴依据:合谷、曲池等具有清热利湿之效,风府、风池有散风息风之功,配足厥阴肝经的太冲有理气解郁的作用;加选眼周穴位如睛明、丝竹空、太阳是利用腧穴的近治作用,以使疏风清热之效作用于眼部病变部位,从而达到疏风清热退翳之效。血海在足太阴脾经上,是生血和活血化瘀的要穴,根据"气血同源",选用血海能补足肝气,以利眼部疾病的恢复。

2. 中药熏洗法 用金银花、连翘、蒲公英、大青叶、薄荷、紫草、柴胡、秦皮、黄芩等煎水后熏眼,或用内服药渣煎水熏眼,每日 2 次。中药形成气雾到达眼部及周围皮肤含有相关穴位如睛明、攒竹、鱼腰、丝竹空、承泣、四白等的近治作用,能产生清热退翳的作用。

【健康教育】

1. 生活起居 本病常在机体抵抗力下降的情况下发病,故应注意锻炼身体,如散步、打太极拳,以增强体质,提高机体抗病能力。注意休息,减少用眼,不可长时间阅读及看电视、电脑、手机等,要劳逸结合。注意眼部清洁,流泪时用干净手帕或面纸擦拭,切不可揉眼。注意保暖,预防感冒。感冒发烧时如有眼部不适,及时到医院就诊,做到早期发现,早期治疗。

2. 饮食护理 平时要注意饮食调理适宜,多食蔬菜、水果,保持大便通畅。

3. 情志调理 做好心理护理,耐心向患者解释病情及治疗情况,消除患者的焦虑心理,增强其治疗的信心,帮助其保持心情舒畅。

【护理评价】

治疗后患者视力稳定,疼痛、畏光、流泪、异物感等程度减轻,焦虑减轻,患者对单纯疱疹病毒性角膜炎防治知识的掌握程度加深。

第二节 络损暴盲

患者,男,54 岁。因右眼视力骤降 1 年余,加重 1 周而入院。入院见:神清,精神可,右眼视力骤降,视物不见,纳可,二便调,舌淡红,苔薄白,脉细涩。既往有高血压、高脂血症、焦虑症等病史,无吸烟、饮酒等嗜好。专科检查:Vod 指数/10 cm,Vos 0.5,TAod 15 mmHg,TAos 14 mmHg,双侧结膜无充血,双侧角膜透明,无 KP,双前房中深,前房闪辉征(Tyndall sign)(—),双侧虹膜纹理清,双侧瞳孔呈圆形,直径 3 mm,对光反应灵敏,双侧晶状体在位,核颜色透明,右眼眼底橘红色反光,余窥不进,左眼底可见,视乳头色淡红,界清,C/D=0.3,网膜面尚平伏,黄斑区囊样水肿。

【护理评估】

病因:发病前情绪内郁,肝失疏泄。病位:在瞳神,在脏属肾。病机:七情内郁,肝失疏泄,五志化火,火郁脉络,脉络受损,血溢络外。有一年之久多为虚证。

【医疗诊断】

1. 中医诊断 络损暴盲(气滞血瘀证)。

2. 西医诊断 视网膜静脉阻塞。

【护理措施】

(1) 保持环境安静,室内光线宜暗。

(2) 饮食宜低盐、低脂肪、低胆固醇,以细软、清淡、易消化的理气之物为主,少食壅阻气机之物。忌肥甘厚味及辛辣腥发之品。

(3)观察视力和视觉的改变。注意视网膜静脉阻塞的程度。注意视网膜出血及渗出灶吸收的情况。注意血压和眼压是否正常。注意是否有眼部新生血管及黄斑部囊样水肿形成等。

(4)取尿激酶5000～10000 U,加入0.9%氯化钠注射液250 mL,静脉滴注;或用抗血小板聚集剂,如阿司匹林,口服,每次50～100 mg,每日3次;或双嘧达莫,口服,每次25 mg,每日1次。取复方丹参注射液,每次30 mL,加入0.9%氯化钠注射液250 mL,缓慢静脉滴注。激光治疗适用于有毛细血管无灌注区、黄斑囊样水肿或视网膜新生血管等。

(5)心理护理:关心体贴患者,向患者解释病情及治疗情况。可选播抒情浪漫的背景音乐,以消除患者不良的心理障碍。

【针灸护理技术】

1. 穴位按摩配合刮痧疗法 常用睛明、球后、瞳子髎、承泣、攒竹、太阳、风池、合谷、内关、太冲、命门、肾俞、肝俞等穴位进行穴位按摩配合刮痧治疗。每次选2～4穴,每日1次。

选穴依据:选用睛明、球后、瞳子髎、承泣、攒竹、太阳等眼周穴位是利用腧穴的近治作用,对于阴虚火旺者选用合谷、内关、太冲、命门、肾俞、肝俞等穴位,可改善肾阴不足、心肾不交、水火不济、肝阳上扬或肝郁化火所致的气血经脉不通之效,使心、肝、肾协调做功。

2. 穴位注射法 用复方当归注射液进行穴位注射选睛明、球后、承泣、翳明、合谷、内关等穴位,每次选眼部穴位2个,远端穴位1个,每穴注射0.3～1.0 mL,每日1次。

选穴依据:同上。

【健康教育】

1. 生活起居 保持室内环境安静整洁、空气流通,避免强光刺激。生活有规律,保证睡眠充足,惜用目力,节制性生活。锻炼身体,增强体质。

2. 饮食护理 饮食宜低盐、低脂肪、低胆固醇,以细软、清淡、易消化的理气之物为主,少食壅阻气机之物。忌食肥甘厚味及辛辣腥发之品,保持大便畅通。

3. 情志调理 关心体贴患者,向患者解释病情及治疗情况。可选播抒情浪漫的背景音乐,以消除患者不良的心理障碍。

4. 定期检查,及时治疗 有高脂血症、动脉粥样硬化、心内膜炎、糖尿病等疾病者,应定期检查,及时治疗,消除视网膜静脉阻塞发生的潜在因素。

【护理评价】

经治疗后患者视力稳定,能够描述引起恐惧心理障碍的原因,保持情绪稳定;生活能自理,能够描述预防外伤的措施;对视网膜静脉阻塞防治知识的掌握程度加深;能够描述预防潜在并发症发生的措施。

第三节 青 盲

患者,徐某,女,27岁。因颅咽管肿瘤切除术后视力下降1年余入院。入院见:视物模糊,视力下降,舌淡红,苔薄白,脉弦细。专科检查:戴镜Vod 0.4,Vos 0.5,TAod 18mmHg,TAos 18 mmHg,双侧结膜无充血,双侧角膜透明,无KP,双前房深,前房闪辉征(Tyndall sign)(—)

双侧虹膜纹理清，双侧瞳孔呈圆形，直径为 3 mm，对光反应存在，双侧晶状体在位，核颜色透明，双侧眼底可见：右视盘稍苍白，左视盘颜色淡红，边界清，可见近视弧，网膜面平伏，黄斑区中心凹亮点可见。

【护理评估】

病因：脑部肿瘤压迫目系，久病情志抑郁。病位：在瞳神，在脏属肾。病机：多见瘀证和虚证；外伤或脑部肿瘤者多为实证，久病情志抑郁，肝气不疏，经络瘀滞，目窍郁闭，神光不得发。

【医疗诊断】

1. 中医诊断 青盲(肝郁气滞证)。

2. 西医诊断 视神经萎缩。

【护理措施】

(1) 注意休息，保持环境安静，室内光线宜暗。

(2) 饮食营养：饮食宜低盐、低脂肪、低胆固醇，以细软、清淡、易消化的素食为主。忌肥甘厚味及辛辣腥发的食品。

(3) 病情观察：观察视力和眼压的改变。注意视网膜静脉阻塞的程度。注意血压和眼压是否正常。注意是否有眼部新生血管及黄斑部囊样水肿形成等。

(4) 治疗护理：控制血糖，采用饮食控制或联合应用降糖药物。早期可口服羟苯磺酸钙，改善局部微循环。可行视网膜光凝治疗。玻璃体切割术用于大量玻璃体积血或有机化条带牵拉致视网膜脱离者。

(5) 心理护理：关心体贴患者，向患者解释病情及治疗情况，使其有充分的思想准备，客观对待疾病，保持良好的心理状态。

【针灸护理技术】

1. 穴位按摩配合刮痧疗法 常用睛明、球后、瞳子髎、承泣、攒竹、太阳、风池、合谷、内关、太冲、命门、肾俞、肝俞、三阴交等穴位进行穴位按摩配合刮痧治疗。每次选眼周穴位 2～4 穴和远端穴位各 2 个，每日 1 次。

选穴依据：此病为肝郁气滞证型，涉及肺、脾、肾、肝等脏腑，故选用肺经、大肠经、脾经、胃经、肾经、膀胱经、肝经及眼周穴位来调理脏腑及改善眼部症状。

2. 耳穴贴压 常选神门、肝、肾、肺、眼、目 1、目 2。

选穴依据：此病为肝郁气滞证，常伴有夜寐欠安；另肝经卧则得血，目得血才视，故选用神门、肝、肾；选肺穴是促进气血输布；眼、目 1、目 2 是同名穴。

【健康教育】

1. 生活起居 注意避风寒，起居有常，每日活动量以微微出汗为度。可室内给予太极拳、八段锦练习。

2. 饮食护理 饮食宜低盐、低脂肪、低胆固醇，以细软、清淡、易消化的素食为主。忌肥甘厚味及辛辣腥发的食品。

3. 情志调理 保持身心健康，避免七情过度而影响疗效。

4. 定期检查、及时治疗 指导患者按医嘱用药，并定期复查眼底。告知患者发现异常及时就诊，若出现眼痛、头痛、雾视、虹视、视力突然下降，则可能为新生血管性青光眼。向患者和家属传授糖尿病视网膜病变的预防和治疗知识，强调控制血糖的意义。介绍饮食治疗的目的、意义及具体措施，并监督落实。

【护理评价】

一周后患者诉视物模糊稍有好转，两周后患者症状有所好转，视力得到改善、无并发症发生、患者及家属了解疾病的预防及护理知识。

第四节　消渴目疾

患者，女，64岁。因双眼视物模糊3月余入院。入院见：双眼视物模糊，视力减退，以右眼为甚，眼前有黑影飞舞，纳可，二便调，舌暗红，苔薄白，脉细，专科检查：Vod 0.2，Vos 0.5，TAod 17 mmHg，TAos 18 mmHg，双侧结膜无充血，双侧角膜透明，无KP，双前房深，前房闪辉征(Tyndall sign)(一)，双侧虹膜纹理清，双侧瞳孔呈圆形，直径为3mm，对光反应灵敏，双侧晶状体混浊，核颜色透明，双侧眼底不可窥见。

【护理评估】

病因：年老气血虚弱，因虚致瘀。病位：在瞳神，在脏属肾。病机：因虚致瘀，血络不畅而成内障。

【医疗诊断】

1. 中医诊断　消渴目疾(气虚血瘀证)。

2. 西医诊断　糖尿病性视网膜增厚性视网膜病。

【护理措施】

(1) 保持环境安静，室内光线宜暗。

(2) 饮食宜低盐、低脂肪、低胆固醇，以细软、清淡、易消化的素食为主。忌肥甘厚味及辛辣腥发的食品。

(3) 观察视力和眼压的改变。注意视网膜静脉阻塞的程度。注意血压和眼压是否正常。注意是否有眼部新生血管及黄斑部囊样水肿形成等。

(4) 控制血糖，采用饮食控制或联合应用降糖药物。早期可口服羟苯磺酸钙，改善局部微循环。可行视网膜光凝治疗。玻璃体切割术用于大量玻璃体积血或有机化条带牵拉致视网膜脱离者。

(5) 心理护理：关心体贴患者，向患者解释病情及治疗情况，使其有充分的思想准备，客观对待疾病，保持良好的心理状态。

【针灸护理技术】

穴位按摩配合刮痧疗法　常用睛明、球后、瞳子髎、承泣、攒竹、太阳、风池、合谷、内关、足三里、太冲、命门、肾俞、肝俞等穴位进行穴位按摩配合刮痧治疗。每次选2～4穴，每日1次。

选穴依据：本病的病机特点为因虚致瘀。多涉及肺、脾、肾等脏腑，故选用肺经、大肠经、脾经、胃经、肾经、膀胱经及眼周穴位来调理脏腑及改善眼部症状。

【健康教育】

1. 生活起居　嘱患者避风寒，每日保证适当的运动量，如散步、打太极拳、练习八段锦，以微微出汗为度。

2. 饮食护理　介绍饮食治疗的目的、意义及具体措施，并监督落实。饮食忌辛辣油腻之品。按时按量进食，多食含维生素 C 和维生素 A 的食品。

3. 情志调理 保持身心健康，避免七情过度而影响疗效。

4. 定期检查，及时治疗 指导患者按医嘱用药，并定期复查眼底。告知患者发现异常及时就诊，如出现眼痛、头痛、雾视、虹视、视力突然下降，则可能为新生血管性青光眼。向患者和家属传授糖尿病视网膜病变的预防和治疗知识，强调控制血糖的意义。

【护理评价】

一周后患者诉视物模糊稍有好转，血糖平稳，无并发症发生，患者及家属了解疾病的预防及护理知识。

第十八章　耳、鼻、咽喉科针灸护理案例

第一节　鼻　　渊

患者，姜某，男，21岁。因鼻塞、流黄涕、伴有嗅觉减退两年余而入院，三年前因感冒后出现鼻塞、流黄涕、伴有嗅觉减退，后反复发作，未予以重视及治疗。医院CT提示：全组鼻窦炎。现精神可，鼻塞流黄涕，嗅觉减退，纳可，舌淡红，苔薄白，脉弱，二便调。

【护理评估】

病因：外邪侵表、邪毒滞留。病位：主要在肺、脾、鼻。病机：肺主气而通于鼻，患者受外邪入体，肺气虚，致使肺气宣发肃降功能失职，邪气相胜，气机停滞鼻间而发为鼻渊。病程日久以致肺脾虚湿。

【医疗诊断】

1. 中医诊断　鼻渊(肺脾湿困证)。

2. 西医诊断　鼻窦炎。

【护理措施】

(1) 密切注意观察鼻涕色、味、量、性质等情况。涕黄色浊、味臭量多者，多属实证；涕白量多、质黏稠者，多属虚证。并观察涕多的时间规律。

(2) 患者经常流脓涕、鼻塞等症状明显，故需要注意患者情绪变化，耐心向患者介绍本病相关知识，鼓励患者树立战胜疾病的信心。对患者具体问题做相对应疏导，使其解除忧虑，积极配合治疗。

(3) 指导患者掌握正确鼻腔冲洗及擤鼻的方法，及时清理鼻腔分泌物，勿捏住双侧鼻孔擤鼻，鼻塞严重时，避免强行擤鼻。脓涕较多时，应进行鼻腔冲洗。

(4) 肺脾气虚弱者，可食滋补食物，中药汤剂宜饭前空腹温服，可使其被充分吸收。忌食肥甘厚味，戒烟酒，少食甜食等。

(5) 中药汤剂：采用参苓白术散合苍耳子散，以健脾祛湿、益气通窍。

【针灸护理技术】

1. 穴位贴敷　将中药药粉用醋、姜汁等调制好，贴敷于穴位上。取穴：大椎、肺俞、脾俞、足三里等，每次贴敷时间4～6 h。

选穴依据：选取肺俞、脾俞以健脾益气通窍。足阳明胃经始于鼻，下循鼻外；足三里为多气多血之阳明经的合穴，又是强壮要穴，贴敷该穴能温中健脾、益气利湿。大椎为诸阳之会，通达

一身阳气，属于人体保健要穴，可振奋阳气，抵御外邪。

2. 盘龙周天灸　选灸任督二脉。每次灸 120 min，3 次为一个疗程。

选穴依据：任脉为阴脉之海，对一身阴经脉气具有总揽、总任的作用，对阴经气血有调节作用，故有“总任诸阴”之说。督脉称为阳脉之海，脉如其名，就如同汪洋大海，汇聚了全身经脉的阳气，并把阳气输送、布散到全身体表的肌肤腠理之处，发挥温煦机体、抵御外邪的功能。任脉主血，督脉主气，灸任督二脉可达到调和阴阳、通经活络、固肾壮阳、抵御病邪、强化真元、温通气血、调整虚实、健脾和胃的功效。

3. 中药熏洗法　用苍耳子、荆芥、防风、石菖蒲等加水煎好，放入熏蒸机里，蒸汽入木盆，患者用鼻吸入蒸汽，从口中呼出，反复多次，每次 20～30 min，每日 2 次，7～10 日为一个疗程。病情较重者可酌情增加熏洗次数。

【健康教育】

1. 生活起居　加强体育锻炼，提高机体抵抗力，注意劳逸结合，不要过度劳累而使身体抵抗力下降，积极防治伤风鼻塞。指导正确擤鼻方法，以免邪毒窜入耳窍致病，避免到不洁的水域游泳。

2. 饮食护理　起居有常，饮食有节。少食辛辣厚味，禁食引发邪毒之物，戒烟限酒，以防热毒或湿热内生。

3. 情志调理　加强与患者沟通，避免不良情绪，保持心情舒畅，怡养情操，利于康复。向患者讲解本病的发生、发展及转归。

【护理评价】

经对症处理后，取中药温服，并予中药熏洗、穴位贴敷配合盘龙周天灸 3 次（每周一次）治疗后，患者嗅觉明显恢复，鼻塞流黄涕症状较前好转。

第二节　急　乳　蛾

患者，刘某，男，24 岁。因咽痛 2 天，发热 1 天入院，两天前开始出现咽喉疼痛，痛连耳窍，吞咽时加重，咳黄色稠痰，难咳出，昨日在社区医院就诊，量体温为 39.4 ℃，予以头孢类药物抗感染治疗后无改善。现患者精神较差，乏力，畏寒发热、咽痛剧烈，咳黄色痰液，难咳出，纳差，舌红，苔薄黄，脉浮数，小便黄，大便可。检查见双侧喉核肿大。

【护理评估】

病因：外感风热，火邪上犯。病位：肺、胃、扁桃体。病机：风热外袭。

【医疗诊断】

1. 中医诊断　急乳蛾（风热外袭证）。

2. 西医诊断　急性扁桃体炎。

【护理措施】

（1）休息：嘱患者卧床休息，采取舒适的体位，减少机体的消耗，必要时可吸氧。维持室温在 20～24 ℃、湿度 55%～60%，并经常通风换气，患者宜穿透气、棉质衣服，若有寒战应给予保暖。

（2）高热时，补充营养及水分。鼓励患者进食高热量、高维生素、营养丰富的半流饮食或软食，以补充机体基本需要和因发热所造成的额外消耗。指导患者摄取足够的水分以防止脱水，每天至少 2000 mL，必要时可遵医嘱静脉补液，维持水和电解质平衡。

(3) 给予物理降温，冰敷前额及大血管经过的部位，如颈部、腋窝和腹股沟；有出血倾向者禁用酒精或温水拭浴，以防局部血管扩张而进一步加重出血。必要时，遵医嘱给予药物降温。降温过程中，要密切监测患者体温与脉搏的变化，及时更换衣物，保持皮肤清洁、干燥，防受凉，并观察患者降温后的反应，避免发生虚脱。

(4) 中药汤剂宜温凉服，可含服清热解毒利咽的中药含片，以清咽润燥。加强口腔护理，可予中药口腔护理，每日 1～2 次。

(5) 中药封包，选用清热解毒消肿的药物，调和好贴敷于咽喉部肿胀之处，每日 1～2 次。

【针灸护理技术】

1. 刺络法　若咽部红肿、疼痛剧烈并伴发热者，用三棱针在耳尖、对耳轮六区或按揉肺经后在少商点刺放血。

选穴依据：手太阴经气受阻，少商是手太阴肺经腧穴的末穴，可取此穴点刺出血；耳为宗脉之所聚，耳尖是经外奇穴，具有清热解毒祛风、解痉止痛的作用，采用耳尖放血能泻火、解毒、活血、散瘀及调和阴阳。

2. 拔罐法　可选督脉或膀胱经加手太阴肺经之孔最，可予以坐罐、走罐法。

选穴依据：孔最为手太阴肺经之郄穴，是肺经脉气所发、肺经经气深聚之处，善治肺经肺脏之急重症和相关的血证，具有肃降肺气、清泻肺热、凉血止血之功，故此穴能泻肺热、降肺气、宣窍络，以达到消肿止痛、开音利咽之效。

【健康教育】

1. 生活起居　生活起居有序，劳逸结合，勿过度劳累，适当进行锻炼，增强机体免疫力。注意家居环境清洁卫生，避免刺激性气体及尘埃对咽喉的刺激，顺应四时变化，起居有常，衣着适宜，预防外感。

2. 饮食护理　进食清淡、易消化、富营养的流质或半流质食物，多饮水及清凉饮料如绿豆汤、西瓜汁等，多食蔬菜水果，如海带、苦瓜等，避免辛辣刺激性食物及烟酒。

3. 情志调理　加强情志调摄，注意观察患者心理变化，解释疼痛的原因和治疗效果，分散注意力，调节情绪，多进行心理疏导，使患者保持积极乐观的心态。

4. 疾病调护　保持口腔清洁，尽早治疗本病的原发疾病及相近器官的病变，如感冒，鼻部、口腔、牙齿等部位疾病，以防诱发本病发生。减少和避免过度讲话及咽喉部的活动，以防刺激咽喉黏膜组织而致其充血水肿。嘱患者如有病情变化，不适随诊。

【护理评价】

采用中药封包、耳尖放血、拔罐(膀胱经肺经)配合中药汤剂治疗三天后，患者症状明显减轻，体温正常，咽痛明显减轻，舌尖红，苔黄消失，脉滑。小便黄减轻，大便正常。

第三节　突发性耳聋

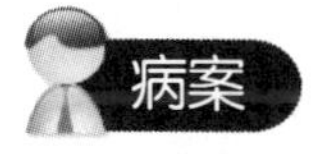

患者，邓某，女，26 岁。患者因听力减退 20 天而入院，自诉 20 天前晨起时出现左耳听力

减退，伴眩晕耳鸣，呈持续性蝉鸣音，夜间更甚，伴耳胀闷感，在当地医院治疗两周效果不佳，转入我院继续治疗，现左耳听力下降，伴持续性耳鸣，无明显眩晕，既往体健，查听力监测左耳全聋，右耳听力正常，声导抗图显示双耳为A型曲线，查左耳外耳道通畅，鼓膜完整，光锥弥散。纳食可，二便如常，夜寐欠安，多梦，舌红，苔薄，脉弦。

【护理评估】

病因：肝肾阴虚，虚火上炎。病位：肝、肾、耳。病机：气滞血瘀。

【医疗诊断】

1. 中医诊断 突发性耳聋(气滞血瘀证)。

2. 西医诊断 耳鸣耳聋。

【护理措施】

(1) 卧床休息，注意避免体位突然改变，可将床头抬高15°～30°，可间接降低内耳迷路内淋巴液的压力。

(2) 保持病房安静，预防感冒，以免增加内耳压力；睡眠质量差是影响突发性耳聋患者康复的重要因素之一，保证病房的安静、整洁、舒适、安全，给患者营造一个良好的休息环境。指导其生活规律，养成早睡早起的习惯，适当运动。

(3) 安慰患者，多进行心理护理与语言沟通，避免在嘈杂的环境中与患者交流，医护人员应主动与患者沟通，及时疏导其不良情绪。

(4) 中药温服，每日两剂，早晚各一剂。服用激素类药物时，应观察患者的胃肠道反应及睡眠情况。服用血管扩张药物时，应注意观察患者的凝血功能情况。避免使用耳毒性药物，如链霉素、氨基糖苷类、化疗药物等。使用耳毒性药物应观察耳部是否有不适表现，若患者出现耳鸣、耳堵塞感、面部麻木、头晕等先兆症状，应立即停药。

(5) 耳鸣耳聋保健操，可每日进行以固肾精、通经络、调气血。若皮肤有损伤者禁用，按摩力度要适中。手法：①营治城郭法：两手接耳轮，一上一下摩擦之，每次可做15 min左右，此法不仅可治疗耳鸣，还可防病健体。②除耳鸣耳功：平坐伸一腿屈一腿，横伸两臂，直竖两掌，向前若推门状，扭头项左右各7次。③鸣天鼓：两手心掩耳，然后用两手的食指、中指和无名指分别轻轻敲击脑后枕骨，发出的声音如同击鼓，所以古人将其称作"鸣天鼓"。坚持每天睡前重复做64次，或者早晚各32次，可以预防和治疗眩晕、耳鸣、耳聋、内耳疾病等。④鼓膜按摩法：以手中指(或食指)置外耳道口，轻轻捺按，两侧各捺按15～30次，每日3次。

【针灸护理技术】

1. 艾盒灸 指导患者按揉双耳后，将艾灸点燃后置于艾灸盒，将艾灸盒放于患者双耳、神阙、足三里、涌泉、肾俞等穴位。

选穴依据：耳为宗脉之所聚，十二经脉均与耳有直接联系。神阙是人体任脉上的要穴，是先天真息的唯一潜藏部位。足三里是人体强壮保健要穴。艾灸涌泉引火归元，可减轻耳鸣，促进入眠。肾俞属足太阳膀胱经，配翳风、耳门治耳鸣、耳聋。

2. 盘龙周天灸 选灸任督二脉。每次灸120 min，3次为一个疗程。

选穴依据：任脉为阴脉之海，对一身阴经脉气具有总揽、总任的作用，对阴经气血有调节作用，故有"总任诸阴"之说。督脉为阳脉之海，脉如其名，就如同汪洋大海，汇聚了全身经脉的阳气，并把阳气输送、布散到全身体表的肌肤腠理之处，发挥温煦机体、抵御外邪的功能。任脉主血，督脉主气，灸任督二脉可达到调和阴阳、通经活络、固肾壮阳、抵御病邪、强化真元、温通气血、调整虚实、健脾和胃的功效。

3. 刮痧疗法　选取肝胆经、膀胱经，采用徐而和的手法进行刮痧。

选穴依据：选取肝胆经、膀胱经刮痧可以疏通经络、活血化瘀，使气血运行通畅、调节情志而改善耳鸣耳聋症状。

【健康教育】

1. 生活起居　避风寒，避免雨淋、暴晒，预防感冒，注意保暖。注意劳逸结合，不要熬夜，避免过度紧张、情绪激动。避免噪声的刺激，避免滥用耳毒性药物，注意交通安全意识与劳动安全意识的教育、饮食生活习惯的调理。

2. 饮食护理　饮食宜清淡，忌辛辣燥热之品，切忌过量饮酒。临床上实证型耳聋者早期药膳多以活血通窍为主，避免补益、燥火、升阳之品，如当归、人参、黄芪等。慢性虚证者药膳多以补益脾、肝、肾、气血为主，如党参、枸杞煲羊肉、磨盘草煲猪尾。不宜进食寒凉、生冷之品。忌饮用咖啡、浓茶等刺激性饮料，可用热水泡脚，或以手用力按摩两足底涌泉，引火归元，减轻耳鸣，促进入睡。

3. 情志调理　加强心理护理，突发性耳聋患者多存有抑郁和焦虑，应积极主动和患者交流，协助其了解相关知识及治疗效果，保持心情舒畅、身心愉悦。

4. 疾病调护　勿挖耳，保持耳部的清洁干爽，洗头沐浴时用干棉球堵塞外耳道口，防止污水进入耳内，若有应及时擦干。治疗期间，严密监测听力变化。

【护理评价】

服中药汤剂 14 剂，每日对耳部进行推拿按摩 2～3 次，刮痧肝胆膀胱经，艾灸双耳、神阙、肾俞、足三里 7 次，配合盘龙周天灸 2 次后，患者诉耳堵闷感明显减轻，耳鸣声音减小。

第十九章　肿瘤科针灸护理案例

第一节　肺癌咳嗽

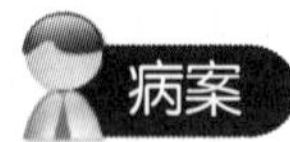

患者，女，70岁。因肺癌化疗后1月余，呼吸困难加重1天入院。症见：精神一般，呼吸困难，活动后加重，夜间难以平卧，时有咳嗽，咳白痰，质稠，量不多，食欲欠佳，大便质稀色黑，每日3～4次，小便可，寐欠安。舌淡红少津，苔薄黄，脉细数。

【护理评估】

病因：正气亏虚。病位：在肺、脾。病机：患者化疗后正气虚损，阴阳失调，抵抗力降低，邪毒乘虚入肺，肺宣降失司，故咳嗽，脏腑功能发生障碍，脾失健运，肺气郁则气机不利，故聚津为痰。

【医疗诊断】

1. 中医诊断　肺岩(气阴两虚证)；咳嗽(肺脾气虚证)。

2. 西医诊断　肺癌咳嗽。

【护理措施】

(1) 密切观察患者咳嗽的次数、频率，痰液的色、质、量，并做好记录。

(2) 胸闷气促时卧床休息，减少活动，取端坐位或半卧位，遵医嘱给予2～4 L/min氧气吸入。

(3) 保持室内安静、整洁，并经常通风换气。

(4) 补充营养及水分：气阴两虚、气短者给予大枣10枚、北杏20 g、粳米150 g煮粥，以益气化痰止咳。指导患者摄取足够的水分，每天至少2000 mL。

(5) 加强情志调理，宜开导劝慰患者保持心平气和，予倾听五音中的商调音乐，抒发情感，缓解紧张焦虑的心态，达到调节气血阴阳的作用。

【针灸护理技术】

1. 耳穴贴压　取耳穴：肺、脾、气管、大肠、神门、枕、皮质下，每日1次，双耳交替，每日按压3次，每次2 min。

选穴依据：肺宣通肺气，益肺化痰；脾健脾化湿、补益肺气，配肺补土生金，可取标本同治之效；气管宣肺解表、下气平喘；大肠与肺相表里，可改善咳嗽；神门、枕能宁心安神、镇咳平喘、止泻；皮质下调节大脑皮质功能。

2. 穴位按摩　取穴：肺俞、脾俞、定喘、中府、列缺、太渊，每日2次，每次每个部位按摩

5 min。

选穴依据：肺俞调节肺气，宣肺平喘；中府肃降肺气、止咳平喘、健脾补气；列缺与肺俞相配能宣通肺气；太渊调动肺经元气，以宣肺化痰；定喘、肺俞、脾俞为强壮穴，调理脏腑机能，补肺健脾、宽胸理气、化痰止咳。

3. 艾灸　取肺俞、中府、天突、膻中、列缺、太渊、脾俞、肾俞、关元、足三里等穴位。

选穴依据：肺俞、中府为募俞配，调理肺脏气机、宣肺化痰；天突为任脉上的腧穴，灸此穴可以祛痰止咳、通肺气；膻中为八会穴的气会，可通降肺气而止咳；太渊为肺经原穴，列缺为络穴，配肺俞可宣肺化痰；加脾俞、肾俞、关元、足三里培补脾肾、宣肺健脾。

【健康教育】

1. 生活起居　劳逸结合，根据具体情况，适当参加一些体育运动，如晨起散步、做操、打太极拳、练八段锦等，以增强自身抵抗力。

2. 饮食护理　宜进易于消化而富有营养的食物，禁食辛辣腌炸、海鲜发物。

3. 情志调理　保持心情愉快，避免不良情绪，向患者讲解本病的发生、发展及转归。

【护理评价】

治疗1个疗程后，患者咳嗽明显减轻，腹泻缓解。

【编者按】

此类患者还可以采用穴位贴敷。取穴：天突、大椎、定喘、孔最、肺俞、云门、中府。方剂为自拟方中药打粉调和麻油（麻黄5 g、白芍5 g、半夏5 g、桔梗5 g、杏仁5 g、百部5 g，炙甘草3 g、干姜3 g、细辛3 g、五味子3 g）敷于各穴位处，每处3 g，每日一次，每次6～8 h。

第二节　肝 癌 腹 痛

患者，女，73岁。因发现肝脏占位1年余，腹部胀痛2个月入院。症见：精神差，腹胀痛，进食少，每日进食极少量蛋白粉，恶心欲呕稍有好转，全身乏力，双下肢中度水肿，偶有胸闷气促，寐差，小便黄，量少，可解少量黄色便，舌暗红，苔薄黄，脉弦细。

【护理评估】

病因：过度劳累，情志内伤。病位：在肝。病机：患者正气亏虚，气机升降失常，肝气郁结，失于疏泄，郁久则气血瘀滞，肝郁伤脾，脾虚失运，经络瘀阻，气血不通则痛。

【医疗诊断】

1. 中医诊断　肝癌（气阴两虚证）；腹痛（瘀毒内结证）。

2. 西医诊断　肝癌腹痛。

【护理措施】

(1) 密切观察患者腹痛、腹胀的部位、程度、性质、腹肌紧张度等。

(2) 根据病情安排休息与活动，病情较重时，应卧床休息，避免活动，长期卧床者，应定时翻身，保持皮肤的清洁、干燥，预防压疮。

(3) 肝癌脾虚者，病房宜温暖向阳，多备衣被，防止受寒。

(4) 饮食宜摄入健脾益气、疏肝软坚之品，如茯苓、白术、山药、太子参泡水饮等，药膳如党参黄芪粥、茯苓粥、金橘山药粟米粥等。

【针灸护理技术】

1. 穴位贴敷 用中药打粉调和麻油，选择章门、期门、阿是穴等穴位，每日1次，每次6～8 h。

选穴依据：章门、期门为足厥阴肝经之要穴。章门是连接五脏的门户，可以通达五脏、调节五脏、理气散结、降逆平喘。期门健脾疏肝，理气活血。

2. 腕踝针 根据患者疼痛部位和原发灶部位按腕踝针选区原则进行定位。如肝疼痛伴剑突下疼痛明显的选右上1和上2(双)；如右胁肋部疼痛选右上3和上4；放射至右肩背部痛的选右上2和上5；腹膜后淋巴结转移引起的腰背痛以带脉划分，带脉以上的腰背痛根据疼痛的范围选上6和上5，带脉以下选下6和下5。针刺完毕后固定10～12 h，每日或隔日一次，10日为一个疗程。

注：腕踝针分区详见第八章第三节。

【健康教育】

1. 生活起居 起居有常，注意防寒保暖，保证充足的休息和睡眠。

2. 饮食护理 改变不良饮食习惯，宜清淡、少油腻、易消化，忌食辛辣、油腻之品，忌烟酒。保证营养，多进食水果、蔬菜及富含维生素的食品。

3. 情志调理 解除思想顾虑，树立同疾病做斗争的信心，避免抑郁恼怒，保持乐观的情绪，使肝气舒畅。

【护理评价】

经1周治疗后，患者腹部胀痛症状减轻。

【编者按】

此类患者还可以采用耳穴贴压法。取穴：肝、胆、脾、皮质下，每日一次，双耳交替，每日按压3次，每次2 min。

第三节　乳腺癌化疗后呕吐

患者，女，30岁。因左乳腺癌术前第一次接受AC方案化疗后呕吐就诊。症见：精神一般，倦怠乏力，口淡不渴，纳呆，不喜冷食，稍有不慎即易呕吐，时作时止，脘腹痞闷，面色晄白，四肢不温。舌淡胖，苔白滑，脉沉迟无力。

【护理评估】

病因：化疗药物刺激胃肠道，脏腑虚损。病位：在脾、肝、胃。病机：化疗药物损伤脾胃，脾气失健，胃虚失和，清气不升，浊气上逆，故引起呕吐。

【医疗诊断】

1. 中医诊断 乳岩(气阴两虚、瘀毒内结证)；呕吐(脾胃虚寒证)。

2. 西医诊断 乳腺癌化疗后呕吐。

【护理措施】

(1) 密切观察患者生命体征，注意呕吐的次数，频率，呕吐物的性质、量。呕吐严重时，遵医嘱补充液体。

(2) 嘱患者呕吐时将头转向一侧，以免呕吐物吸入气管，引起窒息。及时清理呕吐物及污染的被服，以免污秽之气刺激引起患者再发呕吐。

(3) 保持口腔清洁，餐前、餐后漱口，增进舒适感，避免口腔异味及不良刺激。

(4) 保持环境安静、清洁，定期通风，室内无鲜花、油烟等异味刺激。虚寒证患者宜多卧床休息以培养正气，保暖，避免感受风寒而加重病情。

(5) 呕吐剧烈者暂禁食，予薄生姜片含入口中或者舌上滴几滴生姜汁，并予内关按压，起到快速缓解剧吐症状的作用。

(6) 饮食予清淡、细软的半流质或流质，补充健脾益胃之品，如山药、莲子、萝卜等。忌生冷、油腻的食物，根据情况可采取两餐制或化疗前 1～2 h 进食。

【针灸护理技术】

1. 艾灸　取中脘、胃俞、神阙、足三里、内关等穴位，化疗当天开始 7—9 时施灸，每日一次，每次 30 min。

选穴依据：中脘为六腑之会，能助胃气行运、和胃健脾、降逆利水、扶正固表，生发气血。胃俞为胃之背俞穴，中脘为胃之募穴，募俞配以和胃止呕。神阙为经气之汇海，乂为先大之本源、后天之根蒂，可调节脾胃气血，增强运化传导、升清降浊。内关宽胸利气、降逆止呕。足三里扶正培本、健脾温胃、降逆止呕。

2. 穴位贴敷　用中药打粉调和生姜汁，选神阙、中脘、足三里、内关，任取两穴或交替进行，灸后进行贴敷，每日一次，每次 4～6 h。

选穴依据：神阙、中脘为任脉上的腧穴，可疏肝养胃、和胃健脾；足三里为足阳明胃经之合穴，可生发胃气、燥化脾湿、健脾和胃、扶正培元；内关和胃降逆、宽中利气。

【健康教育】

1. 生活起居　注意休养，避免过劳，适当活动，注意保暖，慎风寒，以免复感外邪，根据自身条件进行适当的体育锻炼，以增强机体抗病能力。

2. 饮食护理　化疗期间要适当增加蛋白质、糖分摄入，少食高脂肪、高胆固醇的食物，合理安排饮食与化疗的时间，口服化疗药物在饭后半小时服用较好。平素避免食用寒凉的食物，以免损伤脾胃。进食前和进食后尽量少饮水。餐后勿立即躺下，以免食物反流。

3. 情志调理　稳定情绪，鼓励听轻音乐、阅读等来转移注意力。

【护理评价】

经一次治疗后，胃腹部有温热感；次日呕吐次数明显减少，精神明显好转，患者有力气下床走动，第 3 天基本恢复正常。

【编者按】

此类患者还可采用隔姜灸、艾箱灸、耳穴贴压法、穴位按摩法。

(1) 隔姜灸：取穴：足三里、中脘、神阙，每日 1 次，呕吐甚者可每日 2 次，每次 20 min，7 天为一个疗程。

(2)耳穴贴压：取穴：①主穴：神门、胃、交感、皮质下。②配穴：肝、脾。每日 1 次，双耳交替，每日按压 3 次，每次 2 min。

(3) 穴位按摩：取穴：①主穴：中脘、内关、足三里。②配穴：脾俞、胃俞。每日 1 次，每穴各按 3 min。

(4) 艾箱灸：取穴：①主穴：足三里、上脘、中脘、神阙、水分、气海、关元。②配穴：脾俞、胃俞，将穴位分组交替灸，每日一次，每次 20 min，5 日为一个疗程。

参考文献

[1] 梁繁荣,王华.针灸学[M].北京:中国中医药出版社,2016.
[2] 刘明军.针灸推拿与护理[M].2版.北京:人民卫生出版社,2017.
[3] 张月娟,郑萍、李木清.实用专科护士丛书:中医护理分册[M].长沙:湖南科学技术出版社,2012.
[4] 胡利民.常用中医护理操作技术及考核评分标准[M].北京:科学技术文献出版社,2016.
[5] 胡利民,张月娟,蒋谷芬.中医护理"三基"培训指导[M].北京:科学技术文献出版社,2017.
[6] 张月娟,蒋谷芬,李木清.中医护理常规[M].长沙:湖南科学技术出版社,2017.
[7] 孙秋华.中医护理学[M].4版.北京:人民卫生出版社,2017.
[8] 黄丽春.耳穴治疗学[M].2版.北京:科学技术文献出版社,2017.
[9] 李湘授,齐丽珍.特种病刮痧疗法[M].上海:上海科技教育出版社,2002.
[10] 凌昌全,周庆辉,顾伟.腕踝针[M].上海:上海科学技术出版社,2017.
[11] 王启才.针灸治疗学[M].北京:中国中医药出版社,2017.